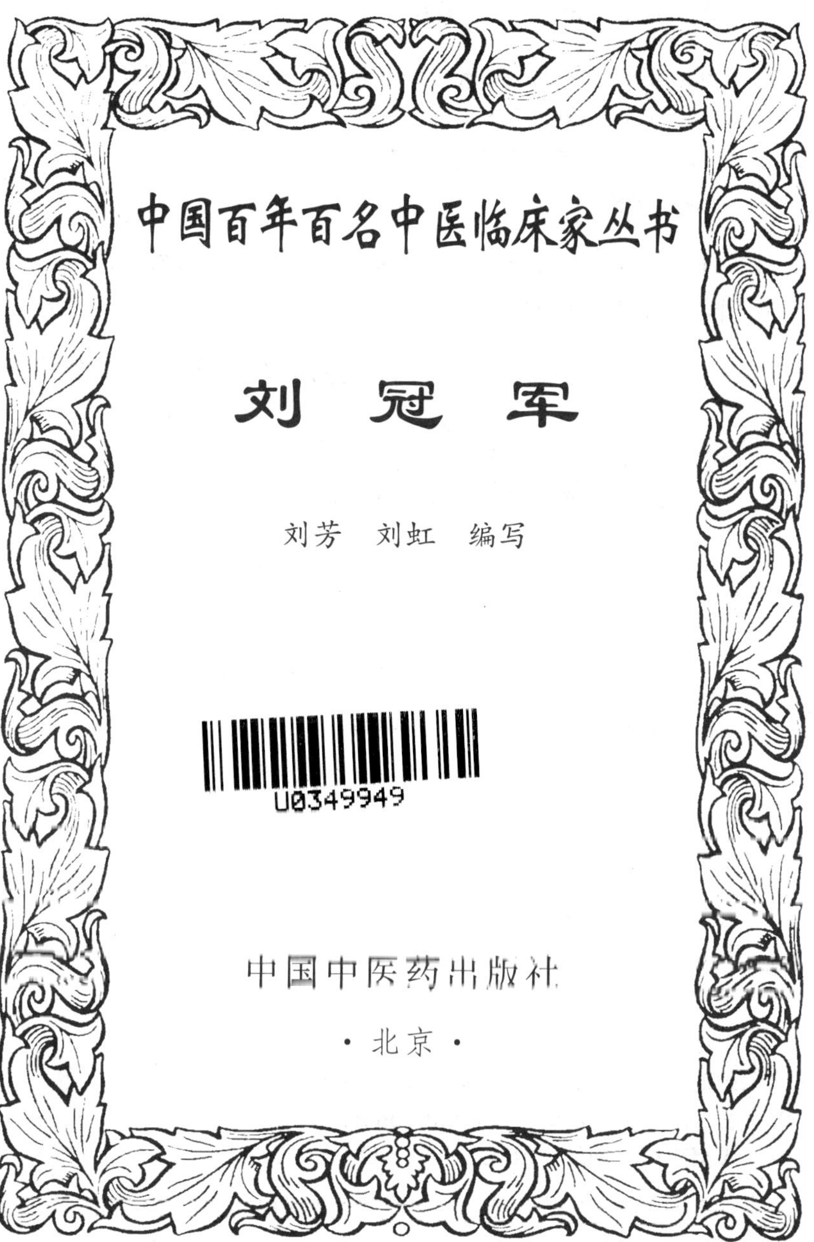

中国百年百名中医临床家丛书

刘冠军

刘芳　刘虹　编写

中国中医药出版社

·北京·

图书在版编目（CIP）数据

刘冠军 / 刘芳，刘虹编写 . -- 北京 : 中国中医药出版社 , 2001.04（2024.7 重印）

（中国百年百名中医临床家丛书）

ISBN 978-7-80156-174-9

Ⅰ . ①刘… Ⅱ . ①刘… ②刘… Ⅲ . ①中医学临床－经验－中国－现代 Ⅳ . ① R249.7

中国版本图书馆 CIP 数据核字 (2001) 第 016296 号

中国中医药出版社出版
北京经济技术开发区科创十三街 31 号院二区 8 号楼
邮政编码　100176
传真　010-64405721
廊坊市佳艺印务有限公司印刷
各地新华书店经销

开本 850 × 1168　1/32　印张 7.625　字数 170 千字
2001 年 4 月第 1 版　2024 年 7 月第 3 次印刷
书号　ISBN 978－7－80156－174－9

定价　29.00 元
网址　www.cptcm.com

服务热线　010-64405510
购书热线　010-89535836
维权打假　010-64405753

微信服务号　zgzyycbs
微商城网址　https：//kdt.im/LIdUGr
官方微博　http：//e.weibo.com/cptcm
天猫旗舰店网址　https：//zgzyycbs.tmall.com

如有印装质量问题请与本社出版部联系（010-64405510）

出版者的话

祖国医学源远流长。昔岐黄、神农，医之源始；汉仲景、华佗，医之圣也。在祖国医学发展的长河中，临床名家辈出，促进了祖国医学的迅猛发展。中国中医药出版社为贯彻卫生部和国家中医药管理局关于继承发扬祖国医药学，继承不泥古、发扬不离宗的精神，在完成了《明清名医全书大成》出版的基础上，又策划了《中国百年百名中医临床家丛书》，以期反映近现代即20世纪，特别是新中国成立50年来中医药发展的历程。我们邀请卫生部张文康部长做本套丛书的主编，卫生部副部长兼国家中医药管理局局长佘靖同志、国家中医药管理局副局长李振吉同志任副主编，他们都欣然同意，并亲自组织几百名中医药专家进行整理。经过几年的艰苦努力，终于在21世纪初正式问世。

顾名思义，《中国百年百名中医临床家丛书》就是要总结在过去的100年历史中，为中医药事业做出过巨大贡献、受到广大群众爱戴的中医临床工作者的丰富经验，把他们的事业发扬光大，让他们优秀的医疗经验代代相传。百年轮回，世纪更替，今天，我们又一次站在世纪之巅，回顾历史，总结经验，为的是更好地发展，更快地创新，使中医药学这座伟大的宝库永远取之不尽、用之不竭，更好地服务于人类，服务于未来。

本套丛书第一批计划出版140种左右，所选医家均系在中医临床方面取得卓越成就，在全国享有崇高威望且具有较高学术造诣的中医临床大家，包括内、外、妇、儿、骨伤、针灸等各科的代表人物。

本套丛书以每位医家独立成册，每册按医家小传、专病论治、诊余漫话、年谱四部分进行编写。其中，医家小传简要介绍医家的生平及成才之路；专病论治意在以病统论、以论统案、以案统话，即将与某病相关的精彩医论、医案、医话加以系统整理，便于临床学习与借鉴；诊余漫话则系读书体会、札记，也可以是习医心得，等等；年谱部分则反映了名医一生中的重大事件或转折点。

本套丛书有两个特点是值得一提的：其一是文前部分，我们尽最大可能收集了医家的照片，包括一些珍贵的生活照、诊疗照，以及医家手迹、名家题字等，这些材料具有极高的文献价值，是历史的真实反映；其二，本套丛书始终强调，必须把笔墨的重点放在医家最擅长治疗的病种上面，而且要大篇幅详细介绍，把医家在用药、用方上的特点予以详尽淋漓地展示，务求写出临床真正有效的内容，也就是说，不是医家擅长的病种大可不写，而且要写出“干货”来，不要让人感觉什么都能治，什么都治不好。

有了以上两大特点，我们相信，《中国百年百名中医临床家丛书》会受到广大中医工作者的青睐，更会对中医事业的发展起到巨大的推动作用。同时，通过对百余位中医临床医家经验的总结，也使近百年中医药学的发展历程清晰地展现在人们面前，因此，本套丛书不仅具有较高的临床参考价值和学术价值，同时还具有前所未有的文献价值，这也是我们组织编写这套丛书的初衷所在。

中国中医药出版社

2000 年 10 月 28 日

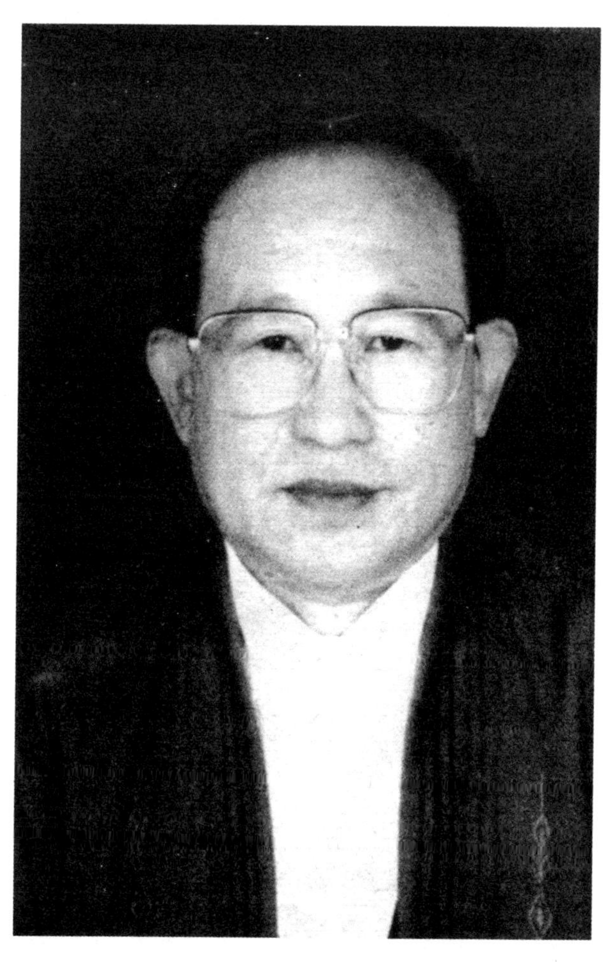

刘冠军先生

内容提要

刘冠军（1930—），吉林辉南县人，幼年即跟随舅父田润周先生及洪哲明先生学医，后执教于长春中医学院，现为长春中医学院终身教授。刘氏业医近50年，学验俱丰，擅长针灸，兼精内科，在脉诊、经络、子午流注的研究方面有独到的见解，曾出版《脉诊》《现代针灸医案选》《子午流注易通》《针灸学》《中医针法集锦》《针灸明理与临证》等书。刘氏临证时，博采众长，私淑仲景，法效东垣，对脑、神志、脾胃病的治疗有独到之处。本书汇集了刘氏诊治疾病的验案及其50年的针灸与用药之经验，由于刘氏尤擅针灸，故于“诊余漫话”中还对“毫针刺法及其临床应用”“按症状取穴法”“穴性归类法”“常见疾病配穴法”等进行了论述。本书既有理论，又有验案，是临床医生、中医院校的青年教师及医学爱好者的一本较好的参考书。

内容提要

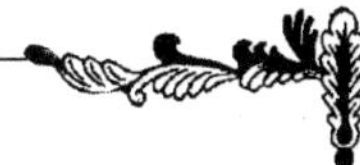

目　录

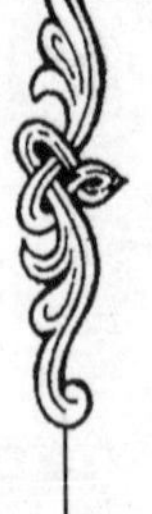

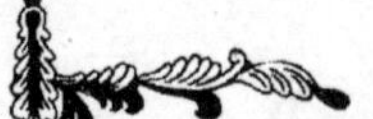

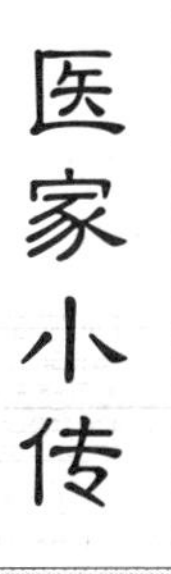

毕生精力献岐黄 发扬国粹功德彰

——刘冠军终身教授事迹述略

刘冠军（1930—），吉林辉南人。弱冠承舅父田润周先生亲授，后就学于辽源《伤寒论》专家洪哲明先生，专攻《内经》《难经》《伤寒论》《针灸甲乙经》诸经。由于他勤奋刻苦，治学严谨，每夜青灯黄卷，六年寒暑不辍，故尽得两家之奥秘。学成执业里郡，活人甚众。于1951年出任辽源市中医门诊部副主任，1953年执教于省中医进修班，1956年调入吉林省中医进修学校执教，1958年被聘执教于长春中医学院，历任温病、针灸教研室主任，1981年晋升为教授。曾任长春中医学院附属医院院长、中华全国中医学会理事、中国针灸学会理事、全国中医基础理论研究会委员、全国中医教材编委、东北针灸经络研究会副会长、吉林省中医学会理事长，还曾被选为省科协常委、市人大代表等职。1979年

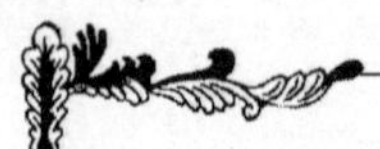

以来连续被评为省、市科技先进工作者、市劳动模范、全国卫生模范工作者，现任终身教授，为振兴中医事业，做了大量工作。刘氏曾赴日本、西欧，传播中国医学，受到外国学者的欢迎，被聘为大阪教育文化研究所顾问，近年被阿根廷中华针灸学会聘为顾问，为促进国际交流作出了贡献。

刘氏业医近50年，学验俱丰，擅长针灸，兼精内科，尤对脉诊、经络、流注的医学研究，成绩卓越，曾先后讲授《金匮要略》《中医诊断学》《温病学》《各家学说》《方剂学》以及《针灸学》等学科。在治学上，主张“博览通读要有韧劲，划地求知要有专劲”。其临床诊疗，多博采众长，私淑仲景，法效东垣，尤主张“继药物之妙，取针灸之巧，综百家之长，走创新之路”，对脑、神志、脾胃病的治疗有独到之处，疗效显著。他研制的“麝香抗栓丸”治疗中风、偏瘫，疗效确切，获省科技进步奖。在景伯舒主任的协助下，研制成人体经络智能模型，曾被选送到日本筑波国际博览会上展出，受到欢迎，并获卫生部、国家科委科技重大成果奖。

刘氏诊病时，重视脉诊，认为诊断不明，很难收效，故而他主张“辨脉证，探求本源”“别异同，揣摩病情”，在长期医疗实践中，积累了丰富经验，认为切脉识病早见《周礼》，是古代医家反复实践所创造的“以常衡变”“以变识病”的一种有效诊断方法。他认为：“西医能听心脏是好的，中医切脉也很好，脉搏与内脏有联系，的确有些道理。他们说左脉与右脉不同，按照这个道理服药治疗就有效。”刘氏潜心研究脉诊，著成《脉诊》一书，以脉位浅深、脉数多少、脉搏强弱、脉幅大小、脉体长短、脉形变化、脉律改变等，分别阐述了脉的形成与形状，并采用对举、比类的方法加以

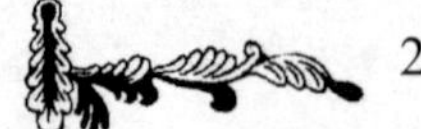

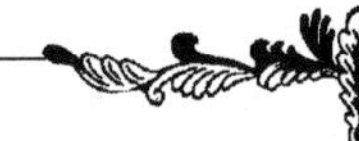

辨认，又绘有脉象模式图，以帮助读者理解和运用。该书内容全面，立论明确，说理透彻，因而是近代一部较全面的脉学专著，发行近20万册，为学习、运用、研究脉法提供了资料，作出了贡献，故深受广大读者之欢迎。美国学者劳波博士据此研制成“脉波仪”，已在西方投入使用，日本学者吉川将《脉诊》译成日文，韩国学者李炳国将该书译成韩文，作为学习脉法的教材，可见该书影响之广泛。

刘氏治学，重视针灸辨证，尤喜流注医学，认为人体五脏之气，要应天时，才能顺应自然，健康无病。而流注医学源于《内经》，它科学地揭示了人体与外界环境的辩证关系及人体内在的有机联系，它与阴阳、五行、脏腑、经络等有关内容密切相关，与天文、地理、星象、生物、历算、经络等有关内容密切相连。然而流注医学内容广泛，运算烦琐，不易掌握，刘氏有见如此，乃根据文献，结合实践，著成《子午流注易通》一书，全面论述了子午流注针法，为研究时间医学提供了宝贵资料，为临床提供了简明开穴方法。后又根据此书原理和方法，研制成“计算机程序”，使流注理论系统化，内容组合规范化，表达形式简明化，为推广流注医学之应用开辟了新途径。

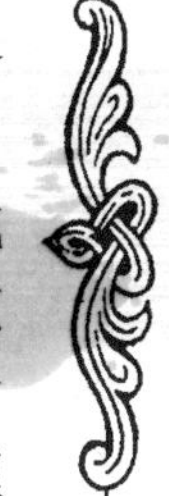

总之，刘氏治学，虽重视前人经验，但师古而不泥守，且勇于实践，敢于立异，故能有所发现，有所创新。然而，他认为，一花独放不是春，百花齐放春满园，随着现代科学与中医事业的飞速发展，要有一支人数众多、力量雄厚的中医队伍，才能完成历史赋予的任务。不过，人生有限，未知无穷，中医事业欲繁荣昌盛，必须精耕细播，滋兰树蕙，这对刘氏来说是责无旁贷。几十年来他的学生在他的培育下，分布全国，成为中西医药教学、医疗、科研的骨干力量，他

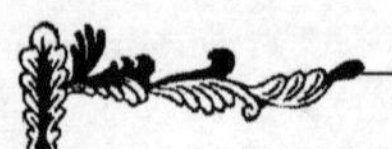

近年指导的研究生，是中医事业的新生群星，在导师的培育下，去实践，去探索，去创新，为迎接21世纪的美好未来而努力奋进。

刘芳　刘虹

2000年5月10日

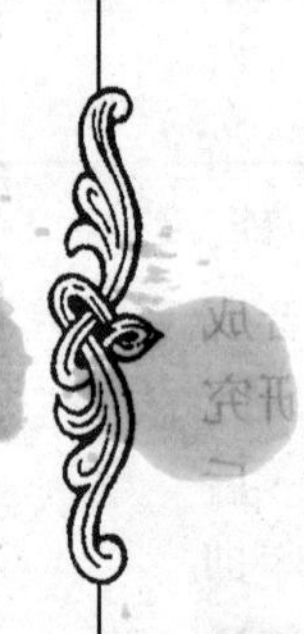

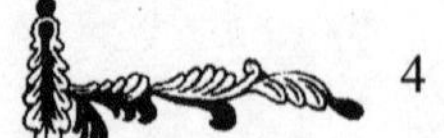

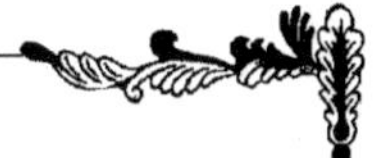

专病论治

内　科

1. 咳嗽（支气管炎）

【案一】杨某，男，38岁，工人，病志号：1763，1976年3月10日诊。

平素嗜酒，近日感寒，咳嗽连声，胸满痞闷，咳吐白痰，纳食不佳。

查：脉来弦滑，舌质淡有白腻苔，知系素有停饮，外受风邪，痰湿盘踞中焦，上扰肺腑乃作咳嗽，治以健脾燥湿、化痰止咳之品，内服：半夏10克、陈皮15克、赤茯苓20克、光杏仁10克、前胡10克、细辛5克、旋覆花10克、白桔梗10克、紫苏叶10克，水煎服，连进3剂，咳嗽胸闷消失而愈。

【案二】金某，女，51岁，病志号：1967，1976年8月

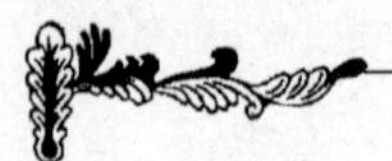

4 日诊。

咳嗽年余，时好时犯，经透视未见异常。近日操劳乏力，自觉咽干口燥，心烦不寐，咳嗽连声无痰，午后时发潮热。

查：脉来细数，舌质殷红光赤，发病时值金秋，燥气当令，知系肺液不足，虚火上炎，非大剂滋阴润肺，不足以止咳，乃投大剂冬贝饮加玄参 15 克、沙参 15 克、五味子 10 克、阿胶 10 克（烊化）、鸡蛋黄一个（后入），连服 6 剂，咽干口燥、心烦不寐均减，唯午后仍时有潮热，原方加青蒿 20 克、白茅根 15 克、女贞子 15 克，又进 4 剂咳止，诸症消失。

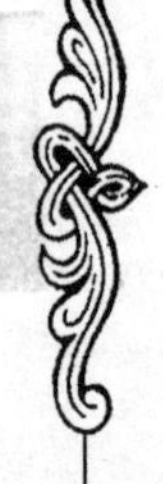

按：咳嗽（支气管炎），主要症状有咳嗽、咳痰，兼有倦怠、头痛、发热以及呼吸不利等症状。

考中医论治，皆认为咳嗽不外外感风寒，肺受其邪，或因内伤饮食、湿浊导致脾胃失和，积生痰浊，皆能令人作咳，所以喻嘉言指出："凡治咳，不分外感、内伤，虚实新久，袭用清凉药，少加疏散者，因乃苟且，贻害实深。"可见治疗咳嗽，必辨外感、内伤以及虚实，分别疗之为宜。

外感咳嗽，初兼表邪，首当宣通肺气，解表散邪，最忌滋润收敛，免遭闭门留寇之弊。余常以止嗽散加减治疗之。若内伤咳嗽，尤须辨别虚热、虚寒，虚寒治以温补阳气，其嗽自减，虚热则肺阴受损，治以甘润养阴，使其肺阴充实则咳自停。尤需审因，针对病因，加以调理，所谓"内伤之咳，治各不同，火盛壮水，金虚崇土，郁甚疏肝，气逆理肺，食积和中，房劳补下"，末后更当理脾，培土生金，以善其后。

总之，咳嗽非独肺所生，须审其因，辨证施治，才能万

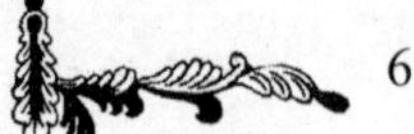

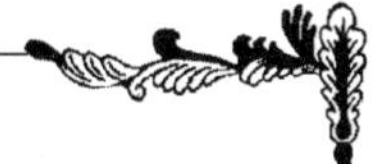

无一失。

一般常用外感咳嗽主方：

麻贝止咳煎：白桔梗10克、陈皮16克、荆芥10克、麻黄10克、半夏10克、川贝母10克、光杏仁10克、前胡10克，水煎服。

凡见初发鼻塞、恶寒、脉浮者，加防风、桔梗。素常体弱气虚者，加党参。发热口渴咽痛，脉滑数者，加生石膏、知母、黄芩。喉有水声，加射干、紫菀、款冬花。湿盛胸脘作闷，苔腻脉濡者，加薏苡仁、赤茯苓、苍术。伤阴而见咽干、脉细数者，加麦冬、沙参，酌减麻黄、半夏。痰多，加蛤蚧粉、海浮石。兼喘，加苏子、白果、桑白皮。恶心，加竹茹、生姜。胸胁胀闷，加枳壳、橘络、旋覆花。喉痛，加牛蒡子、山豆根、射干。胸痛，加薏苡仁、薤白、瓜蒌皮。风热作咳，减麻黄、荆芥，加桑叶、薄荷。火盛作咳，减麻黄、半夏、荆芥，加生石膏、黄芩、大黄。

内伤咳嗽常用：天冬15克、麦冬15克、知母15克、川贝母10克，水煎服。

凡见：痰盛，加海浮石、桑白皮、皂角灰。停饮，加葶苈子、赤茯苓、细辛、桑白皮、皂角灰、半夏。咳血，加白茅根、阿胶、藕节，冲服止血散。脾虚，加党参、白术、陈皮、半夏。阳虚，加淡附子、肉桂、茯苓、白术。肺阴虚，加玄参、沙参、生地黄。内热，加生石膏、黄芩。日久气虚作咳，加人参、黄芪、熟地黄、五味子。肝火作咳，症见口苦胁痛，脉来弦数，加栀子、牡丹皮。

针灸.

取穴：以肺俞（双）、中府（双）、列缺（双）、太渊（双）为上。

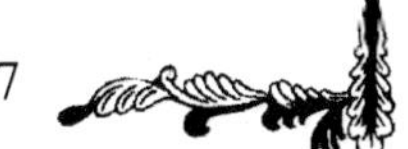

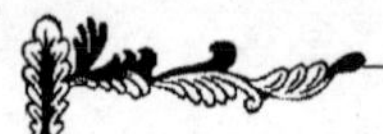

先取肺俞（双），泻不留针，中府泻不留针，最后针列缺（双）、太渊（双），均行泻法，留针15分钟。或拔火罐：风门、肺俞、膏肓、璇玑、华盖，5~10分钟。

若痰多者，加丰隆（双）、天突补不留针；发热者，加曲池（双）、合谷（双）、大椎，均泻；外感风寒，加风门、风府行泻法；湿盛，加商丘（双）、中脘，均泻；若系内伤咳嗽，久嗽不愈，脾肾阳虚者，可灸肺俞（双）、脾俞、肾俞（双）；肾虚，加太溪（双）、三阴交（双）；咽痛，加刺少商出血；燥咳，加尺泽；胁痛，加鱼际、阳陵泉，均一日一次。

2. 哮喘

【案一】王某，男，14岁，学生，病志号：3611，1977年2月15日诊。

患哮喘9年，经多方医治无效，每夏秋稍感寒邪，喘哮必作，喘息抬肩，不能平卧，甚则呕吐浊痰。

查：脉来滑数，舌质殷红，有白腻苔，所咳之痰色浊黄黏稠，每喘发，大便多则三天不解，面淡黄，口唇发绀，诊为痰浊凝结于肺膜，又受寒邪侵扰肺俞，外邪引动伏饮所致实型哮喘。乃为之间日针膻中泻、肺俞（双）泻、气喘穴（双）泻、丰隆（双）泻，次投汤剂：炙麻黄7克、葶苈子7克、白芥子10克、光杏仁10克、川贝母15克、半夏10克、瓜蒌10克，水煎冲服皂贝散。共经服药18剂，针灸22次，咳嗽停止，便解痰涎消失，后又贴遂芥膏3个月，6个月后讯知，再触及风寒，仅感喉痒轻咳，哮喘从未再犯。

【案二】李某，女，39岁，职员，病志号：2981，1976年5月12日诊。

患喘息已经11年之久，每年均有发作，近日发作更为

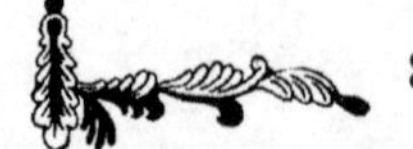

频繁，每次发作，多则延至四五十天，入夜喘促更甚，曾经住院 3 次，用过各种抗敏、止喘中西药物，效果不显，近日因感冒，喘息又发。

查：面色淡黄，稍有浮肿，脉来沉弱，体温 37.5℃，血压 18.9／10.7kPa（140／80mmHg），口唇发绀，端坐呼吸，舌质淡红，有薄白苔，胸廓对称，呈轻度桶形，两肺满布哮鸣音。

根据脉来沉弱，喘息抬肩，少腹已动，遂在喘息发作之时，针膻中（泻）、气海（补），加温针，灸肾俞（双）、脾俞（双），针肺俞（双）泻、丰隆（双）泻，每日 1 次。次投河车定喘丸一粒，喘息好转，又投黑锡丹 4 次，每服 3 克，日 2 次。共经针灸 26 次，喘息完全停止，惟恐再犯，令贴遂芥膏 3 个月，常服枸杞芥子鸡，至年底，得知宿疾未作。

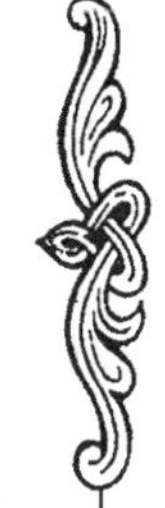

按：哮喘是肺系疾病，由于肺主气，外邪袭肺则肺胀，胀则不利，肺系不利则气道涩，气道涩则气行受阻，哮喘乃发，所以陈修园认为："发时肺俞之寒，与肺膜之浊痰，狼狈相依，阻塞关隘，不容呼吸，而呼吸正气转触其痰，鼾鼻有声"。至于造成哮喘之因，《证治汇补》云："内有壅塞之气，外有非时之感，膈有胶固之痰，三者结合，闭拒气道，搏击有声，发为哮病"，说明哮喘是一种气病，肺主出气，肾主纳气，脾主运化，故咳、痰、喘、哮均不离肺、脾、肾，脾为生痰之源，肺为贮痰之器，肾能接纳肺气，所以说，肺不伤则不作咳，脾不伤则不久嗽，肾不伤则不咳喘，若二脏机能低下，则痰饮留伏，再偶感饮食、劳倦、时令之气，则使痰随气升，气因痰阻，互相搏结，阻塞气道，致使肺气升降不利，从而导致气促、喘息，冲击痰声，产生

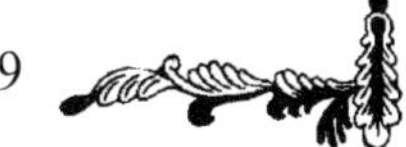

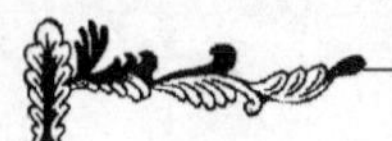

哮喘。另外，人之呼吸，与五脏关系密切，所谓“呼出心与肺，吸入肾与肝”，而脾居中州，转运谷气，且兼脾脉上膈注心，故痰浊上干于肺而作哮喘，水饮凌心亦作喘促。肾失摄纳，气不归元而逆于肺为喘息，由此可见，哮喘病机，不离肺、脾、肾三脏。

治疗之法：凡哮喘发作之时，应急则治其标，以迅速平喘为急务，防止喘促气逆而造成窒息，喘平之后，尤当调健脾肾，纠正气质之偏，扫除肺中之伏邪，兼以节饮食，戒过劳，慎风寒，才能拔除病根，断其复发。所以，秦景明说：“哮病之因，痰饮留伏，结成窠臼，潜伏于内，偶有七情所犯，饮食所伤，或外有时令之风寒，束其肌表，则哮喘之症作矣。”

若哮喘日久，症见气弱、乏力、面白、脉微之虚证表现，虚在脾则痰湿不化，易滞邪而生喘；虚在肾则失摄纳，不能接纳肺气而动则气喘。因此，喘平之后，又应调健肺、脾、肾三脏，使肺得宣降，脾得运化，肾能纳气，才能断其复发，免除后患。根据这一原则，发作之时，应急则治其标，以平喘为急务，可先取定喘穴以平喘，膻中沿皮下透到中庭，用泻法或温灸，使气下降以宽中利气，天突以祛痰，解除气道痉挛，以利气息之出入。

凡症见呼吸急促，喉间痰鸣，声如拽锯，兼见形寒肢冷，咳唾稀痰，面晦滞，口不渴，苔白滑，脉来沉紧者，此为冷哮。多因外感风寒，失于表散，寒入肺俞，聚液生痰，或因过食生冷，寒饮内伏，遇感风寒所发，正如《临证指南医案》中所说：“宿哮沉痼，起病由于寒入肺俞，内入肺系，宿邪阻气阻痰。”治以温肺散寒，豁痰利气，可取手太阴以及背俞、气之会穴为主。还可加肺俞温通肺气，刺肺之络列

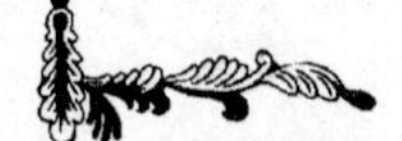

缺解表散邪，灸中脘运脾化痰，灸膏肓培补肺气。针后用遂芥膏涂风门、肺俞、膏肓以逐饮邪（细辛散风寒，甘遂逐水饮，白芥子祛顽痰，皂角、玄胡、沉香行气开郁，各15克为面，醋调成糊状，先用生姜切块擦风门、肺俞、膏肓，使局部皮肤潮红后，涂药加热，使药力透入肌肤，一般涂2小时为宜，能增强机体免疫功能，起到平喘之效）

凡症见呼吸急促，喉间痰鸣，声如拽锯，兼见身热喘满，烦渴引饮，咯痰黏稠，面红赤苔黄厚，脉来滑数者，此系热哮。多由外感化热，热灼肺津，或食辛辣太过，蕴热内生，灼津生痰。肺气不宣，一遇外邪，气郁痰壅则发哮喘，正如何梦瑶在《医碥》中指出："食味酸咸太过，渗透气管，痰入结聚，一遇风寒气郁痰壅即发。"治以宣肺清热，化痰降逆。取手太阴、足阳明以及背俞穴为主，加刺肺俞以清肺脏之蓄热，荥穴鱼际以宣肺之实热，配列缺、少商以加强肺脏肃降宣散之功能，再刺丰隆以和胃化痰。针刺之同时，还可服藕节膏润肺生津以平哮喘（沙参、藕节、白茅根、阿胶、麦冬、白梨，捣汁加糖熬成膏，每服25克，一日3次）。

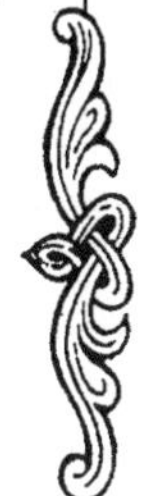

喘平、间歇之时，应缓则治其本，宜调整肺、脾、肾三脏之偏盛，纠正气质之偏，才能拔除病根，断其复发。正如朱丹溪说的："未发以扶正气为主"，这就要分清三脏之孰弱孰强，治以补肺气、健脾气、益肾气为主法。

凡患哮喘之人，平素怯寒自汗，此乃卫阳不固，腠理不密，故易遭外邪侵袭于肺。此系肺虚不足之疾，应固表实卫，以增强卫外之力，可常灸肺俞宣肺气、风门祛风邪，或经常按摩以增加卫外之抵抗力，或常服玉屏风散（黄芪、防风、白术）以防复发。

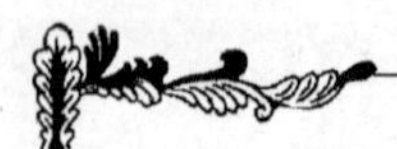

凡是哮喘之人，平素纳少脘闷，咳而多痰，此乃脾失健运，痰湿不化，均易外邪引动伏饮，侵袭于肺而发。治以健脾化痰，以消除痰浊之逆，可常灸脾俞、膏肓、足三里健脾气，化痰浊，或常服芥子鸡（冬虫夏草润肺，白芥子逐饮，放鸡膛内煮吃以健脾），可以扫除肺中之伏邪。

凡患咳喘之人，平素腰酸肢软，动则气喘，此乃肾失摄纳，根本不固，治以封藏肾气，培其本原，可常灸肾俞、气海，以益肾气，使之摄纳有权，针太溪、太渊，以补肺肾之真气，或常服河车肾气丸为宜。

3. 肺痨（肺结核）

【案一】刘某，男，25 岁，职员，病志号：616，1975 年 3 月 5 日诊。

因感冒过劳，经治好转，但经常疲倦乏力，食欲渐减，动辄自汗，夜睡盗汗，胸微隐痛，呛咳，口鼻出血一次，经胸 X 线摄片，发现右上侧第一肋间有疏淡片状阴影，境界不清，诊为右肺浸润性肺结核，投雷米封、链霉素，每日 1 克，连用 15 天，自觉头眩耳鸣，乃转中医诊治。

查：脉来弦数，面潮红，询知每晚经常盗汗，午后潮热，体温时达 37.8℃，舌质淡红尖赤，诊为阴虚内热、肺液不足所致。乃间日取麦粒大艾炷灸肺俞（双）、膏肓（双）5 壮，针足三里（双）、太溪（双）、阴郄（双）、三阴交（双）均补，留针 15 分钟，每晚用五倍子涂脐以止盗汗。内服抗痨汤，加青蒿 20 克、龟板 15 克、地骨皮 20 克、白及 15 克、麦冬 20 克，经治 45 天，潮热、盗汗、咳血均减，胸透肺阴影密度增高，边缘清楚。乃令服抗痨丸 2 个月，病灶稳定，又令服抗痨丸、飞蝗散，经治 6 个月后，胸摄片显示：右肺结核病灶已吸收钙化。

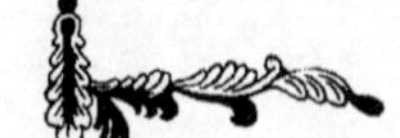

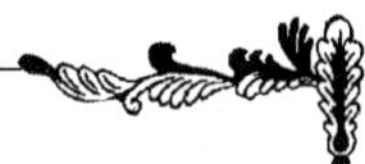

【案二】董某，男，27岁，教师，病志号：869，1975年4月13日诊。

经常感冒，发烧头痛，服解热药不愈。近期自觉疲倦、咳嗽、痰中带血、午后潮热，经市医院胸透摄片，发现双上肺尖有浸润病灶，右肺上叶后段有2cm×4cm大之空洞，痰检结核杆菌（-），乃去九台疗养4个月，体重增加，症状稍减，唯空洞不闭合，时发咳嗽、胸痛，有时痰中带血，遂出院，求治中医。

查：脉来沉弱无力，消瘦体弱，时有阵咳，舌质红，尖赤，此乃正气先虚，肺阴不足，非大剂培补脾胃、滋养肺阴不足以愈病，兼之空洞仍在，久不愈合，周围溃烂，必致咳吐痰血，乃服抗痨汤加白及15克、党参15克、生地黄15克、玄参20克、麦冬20克，水煎服，连进7剂，咳嗽减，潮热退，体力增加，改投抗痨丸，日3次，每服1丸，兼服雄黄丸，日2次，连服48天，服药中间，时有口干舌燥，便秘时，兼服牛黄解毒丸。胸摄片证明两上肺阴影吸收，密度增高，空洞已缩小一半，仅余1.2cm×1.2cm，再进抗痨丸、雄黄丸，兼服飞蝗散①，又治3个月，胸摄片显示：病灶完全吸收，空洞关闭，仍服抗痨丸，令加强营养，随访一年，情况良好，宿疾未发。

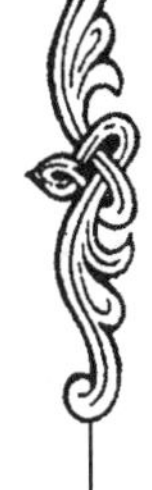

按：肺痨是人体感染结核杆菌所致之慢性虚损性传染病，该病以消瘦、潮热、咳血、咳嗽、盗汗、胸痛等为主症。

① 飞蝗散：适用于肺痨吸收期，有促进吸收、钙化之效果。方由炙百部50克、白及50克、菠菜子50克、炒飞蝗50克、钟乳石粉25克、珍珠母25克、炒鸡内金25克、焦白术25克、草蔻15克，混合为面，分装胶囊，每服5克，日服三次，食前白水送下。

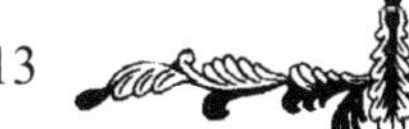

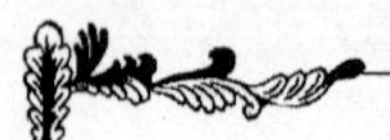

考该病演变过程，以阴虚火旺为主，虽然病由结核杆菌所致，但多由长期劳心劳力，不获休息，精力不支，于是水亏则火愈旺，火旺则肺液受灼，必见咳嗽、咳血、潮热、盗汗、颧红、肤燥、胸痛、消瘦，火旺则肝盛，日久脾土受邪，暗灼肾水，形成恶性循环，可见肺痨非独肺为患，实为肺、肝、脾、肾四脏之疾患。治本“虚有三本，肺脾肾是也。肺为五脏之天，脾为百骸之母，肾为性命之根”，故在杀虫以消其源的基础上，兼以补虚以扶其正，再投以滋阴降火为主法，尤须增强营养，益肾健脾，加强身体锻炼，让体内慢慢增长抵抗力，使达扶正固本之目的，才能最后战而胜之。

余临床常用抗痨丸：乌梢蛇（焙黄）50克、冬虫夏草20克、蛤蚧（酒炙）一对、穿山甲20克、紫河车一具、沙参50克、炙百部50克、百合25克、白及50克、枸杞子50克、黄芩50克、炙鳖甲50克、鸡内金25克、白术25克，混合为面，炼蜜为丸，每服10克，日3次，白水送下。

百部抗痨汤：南沙参10克、冬虫夏草10克、百合20克、炙百部10克、功劳叶15克，水煎服。

凡见潮热，加青蒿、地骨皮、女贞子、石斛、黄芩、炙龟板。盗汗，加浮小麦、山茱萸、牡蛎、黄芪、乌梅。失眠，加五味子、炒酸枣仁、合欢花、茯神、龙骨、牡蛎。咳血，加阿胶（烊化）、白茅根、藕节、白及、大黄炭、代赭石、栀子炭、生地黄炭，兼服止血散[①]。胸痛，加瓜蒌皮、薤

① 止血散：适用于肺痨吸收期，气血不足，体力衰弱者。药有紫河车粉25克、炙鹿茸5克、谷芽25克、炒鸡内金25克、太子参15克、乳香、没药各10克、田三七10克、沙参25克，混合为面，分装胶囊内，每服5克，日3次，白水送下。

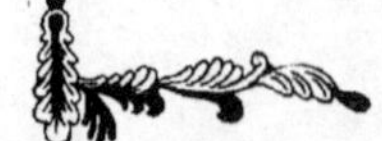
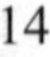

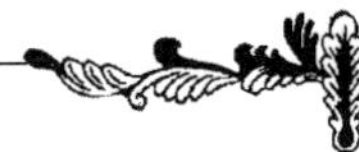

白、郁金、薏苡仁、白芍。纳少，加焦三仙、鸡内金、白术、谷芽、山药、党参。咳嗽，加紫菀、款冬花、川贝母、麦冬、玄参、罂粟壳。遗精，加山茱萸、肉苁蓉、桑螵蛸、芡实、莲须。形成空洞，加白及，兼服雄黄丸①。气血不足，加党参、黄芪、熟地黄、鹿角胶、白术，兼服扶正丸。促进钙化兼服飞蝗散。

针灸取穴：肺俞（双）、膏肓（双）、足三里（双）、太溪（双）中府。

凡肺痨，无论何期，均每日针肺俞（双）补，不留针，膏肓（双）补，不留针，足三里（双）补，太溪（双）补，留针15分钟，中府行泻法，不留针，间在肺俞（双）、膏肓（双）、足三里（双）、太溪（双）行隔药灸法5~10壮。如潮热，加身柱、大椎均泻；盗汗加针阴郄（双）、复溜（双）补；胸痛，加支沟（双）、膻中泻；痰多，加丰隆（双）泻、天突补不留针；咳血，加鱼际（双）、尺泽（双）泻；遗精加志室、三阴交；经闭，加血海、三阴交。一般宜针、灸交替应用，7日为一疗程，休息3天，再行施治。

凡肺痨进展者，可用链霉素在中府、肺俞穴处，行小剂量穴位注射，一日一次，一穴可注入0.2ml（注前应做过敏试验，阴性者可行此法）。

4. 肺痈

【案一】蒋某，女，39岁，工人，病志号：305，1975

---

① 雄黄丸：适用于结核病之空洞者。方由雄黄50克（用萝卜同煮凉干入药）、大风子肉15克（去油）、白矾25克、炙蜈蚣10克、炙全蝎10克、儿茶10克、乳香、没药各25克、血竭15克、白及25克、僵蚕15克、大黄15克、黄芪15克、冬虫夏草25克，研成细面，制成小丸，每服7克，日两次。

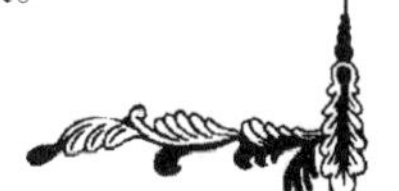

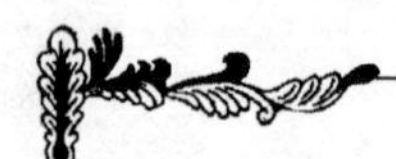

年3月15日诊。

因感冒发热、咳嗽、右侧胸痛、咳臭痰带血入院。现仍咳嗽胸痛，吐泡沫状痰，气急喘促。

查：脉来滑数，体温39.5℃，舌质红，有黄腻苔，小便短赤，大便2日未解。右上肺呼吸音弱，有湿啰音，腹软，肝脾未触及。血象：白细胞15.6×10^9/L，中性0.75，血沉为89mm/h，X光片证明：右上肺有浸润性阴影，中有空洞及液面，诊断为“肺脓疡”。遂投抗生素，3日后，体温降为38.2℃，仍然咳嗽胸痛，咳痰腥臭，时带脓血。中医会诊：认为感寒日久，瘀而化热，肺腑受邪热熏灼所致肺痈。

治疗：根据脉滑数、黄腻苔，治以清热解毒、祛痰排脓之品，投加味犀黄丸一料，每服5克，日3次，引用汤剂：苇茎25克、金银花30克、沙参15克、水牛角25克、白茅根50克、川贝母15克、炙百部15克、黄芩15克、桑白皮10克、葶苈子10克、冬瓜仁25克、鱼腥草25克，连进6剂，咳嗽停止，咳痰减少，脉来缓和，舌苔退，质殷红，知系热退，津伤，肺阴受损，乃投沙参15克、麦冬15克、玄参15克、芦根30克、玉竹20克、百合15克，水煎服以清肺养阴，9日后，X线复查：右上肺脓疡完全吸收而愈。

【案二】李某，男，30岁，工人，病志号：1191，1977年4月18日诊。

因感冒发烧，胸痛咳嗽入院，现右侧胸痛、咳嗽、吐黄痰量多味臭。

查：面赤气粗，舌质红，苔黄，脉沉数，体温39.5℃，右胸上部呈浊音，语颤增强，听到湿啰音，白细胞12.5×10^9/L，中性0.80。胸片显示：右上、中肺大片浸润阴影，内有蛋大空洞，并有液平线存在，诊断为肺痈。治以

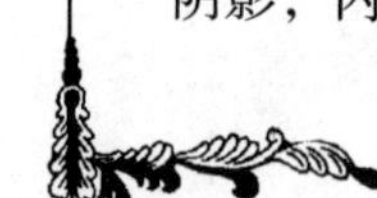

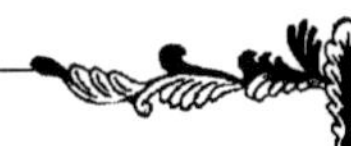

清宣肺气、止咳祛痰、养阴清热为主法。乃针尺泽、肺俞、膻中、太渊、丰隆、大椎，均行泻法，投加味犀黄丸，每服10克，日3次，引用汤剂：苇茎30克、金银花15克、鱼腥草25克、水牛角20克、沙参15克、麦冬15克、瓜蒌15克、贝母15克、白茅根20克，水煎送服犀黄丸，经针5次，投7剂药，咳止，痰少，热退，唯脉细数，舌质红，知邪热去，正虚伤液，原方去水牛角，加黄芪15克、薏苡仁15克、桔梗10克，又进7剂，诸症消失，胸片显示：空洞已闭合，炎症吸收。又连续服丸剂10日，巩固疗效而愈。

按：肺痈多因感受风寒，未经发散，邪留肺腑，日久蕴发成热，或夹湿热、痰浊，蒸淫肺体，形成痈肿脓疡，乃生寒热咳嗽，胸中隐痛，咳吐腥臭痰涎，或吐脓血，甚发气喘咽干之疾，所谓“肺痈者，咳伤肺叶而成也”，“此症系肺脏蕴热，复伤风邪，郁久成痈”。治疗当以“清肺热、保肺气为要旨”，初发尚未成脓者，当先驱其外邪，清其肺腑，进而泻其瘀热，以消其源；如已成脓者，当清热解毒，排脓托里，使其溃烂早期愈合，终则养肺滋阴，补益气血，以善其后，尤须早期治疗，所谓“始萌可救，脓成则死”，说明延误病机，后果不良。余临床常用加味犀黄丸：牛黄2克、犀角5克、乳香20克、儿茶15克、三七20克、没药10克、麝香0.2克、白及25克、白矾10克。混合为面，分装胶囊，每次5～10克，日服3次，白水送服。

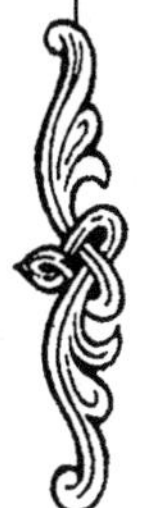

复方苇茎汤：苇茎50克、金银花30克、沙参20克、白桔梗15克、川贝母15克、薏苡仁15克、桃仁10克、冬瓜仁25克，水煎服。

凡见外感，加薄荷、荆芥、桑叶。喘不得卧，加葶苈子、桑白皮。高热渴饮，加生石膏、知母、黄芩、栀子。咳

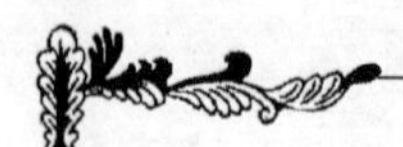

甚，加光杏仁、紫菀、款冬花、炙百部。胸痛，加郁金、防己、瓜蒌皮。潮热，加银柴胡、炙鳖甲、青蒿、地骨皮、功劳叶。伤阴，加麦冬、生地黄、玄参。纳少，加谷芽、白术。咳血，加白及、阿胶、白茅根、藕节。脓血，加鱼腥草、败酱草、黄芪，倍薏苡仁、冬瓜仁。神昏兼服牛黄安宫丸。高热不退，加黄芩、水牛角。

针灸取穴：肺俞（双）、孔最（双）、中府、合谷（双）、丰隆（双）、膻中。

针灸治疗肺痈，为配合疗法，可以减轻咳喘症状。如肺痈初起，肺内瘀热者，可先取肺俞（双）、中府行泻法，不留针，再针合谷（双）、尺泽（双），均行泻法，留针15分钟，以泻肺中之邪热；若气逆喘促者，加膻中、太渊（双）、丰隆（双），均行泻法，以平喘祛痰；凡咳血加孔最以止血，一日一次。

5. 咳血（支气管扩张症）

【案一】张某，女，39岁，教师，病志号：119，1977年3月28日诊。

素患咳嗽，咳血，时好时犯，现又复发，咳痰咳血甚多，经某矿医院内科行支气管碘油造影摄片，确诊为“右侧支气管扩张症”。

查：面白形弱，咳嗽连声，气弱不续，舌质淡红，脉来濡弱，诊为长期咳嗽，肺络受伤，气阴两虚所致病。遂间日针肺俞（双），泻不留针，列缺（双）、尺泽（双）、大椎、肾俞（双）补、太溪（双）补、足三里（双）补，余皆用泻法，留针15分钟。投复方花蕊石散2剂，每服10克，日3次。再诊，咳痰、咳血减少，仍然咳嗽，乃投汤剂，原方加党参20克、山茱萸60克，连进5剂，咳嗽、咳痰、咳血

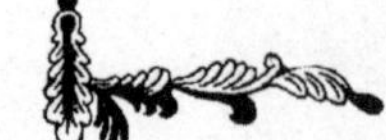

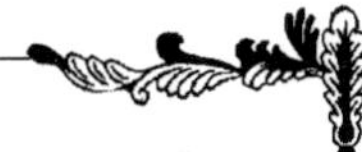

基本控制。虑其久病，不但肺脏受损，脾肾已弱，乃令常服鸡鸣保肺丸（早服）、六味地黄丸（晚服）、人参健脾丸（午服）2 个月，4 个月后复查，面转红润，体重增加，无异常感觉。

【案二】李某，男，56 岁，病志号：298，1977 年 5 月 18 日诊。

素有咳嗽，遇冷咳甚，近日感寒，咳嗽又作，每晨起必咳，吐痰带血，痰量较多，经某医院诊断为“左侧支气管扩张症”，经治效果不显，反复发病。

查：体弱形瘦，面淡黄，苔白薄，脉沉弱，问知便溏，纳少，诊为长期咳嗽，肺络受损，脾阳不能运化痰浊，乃致咳痰血。乃投复方花蕊石散，引用桑白皮 30 克、蜜款冬花 15 克、白及 15 克、半夏 10 克、茯苓 15 克、陈皮 15 克、党参 15 克、白术 15 克，水煎送服散药，连进 3 剂，再诊二便正常，纳食佳，脉沉缓，知脾气得复，唯咳嗽仍然，原方加枇杷叶 15 克、贝母 10 克、紫菀 15 克、海浮石 15 克，水煎冲服复方花蕊石散，又进 3 剂，咳痰减少，亦不带血，后令常服鸡鸣保肺丸 1 个月，巩固疗效而愈。

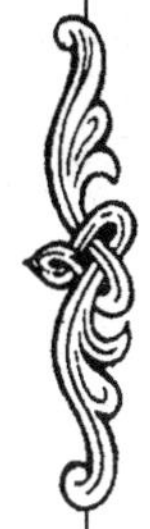

按：咳血（支气管扩张症）以长期咳嗽、咳痰、反复咳血为主症。这种疾病，多因肺胀、喘息、肺痨等肺部疾患所诱发。考肺为娇脏，为脏腑之华盖，当内外之邪干扰肺脏，肺失清宣，气上逆则作咳，久嗽不止，肺气失敛，必然伤及血络，乃至长期咳嗽、咳血、咳痰。肺既为患，必累于脾肾，所以本病其标在肺，其本在肾（脾），兼有肝火偏旺，阴虚火扰，灼伤肺络，应酌佐平肝清肺之品，然在咳血之时，尤当以补络止血为急务，后理脾培源，才能杜绝复发。

余临床常用复方花蕊石散：花蕊石（醋煅）20 克、儿

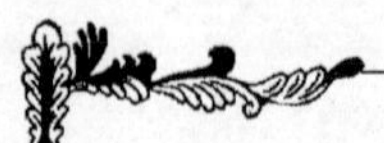

茶20克、白矾20克、白及30克、人中白20克、三七30克、血余炭20克、大黄20克。混合为面，分装胶囊，每服5克，淡盐汤送下，日服4次。

沙参百合汤：沙参20克、百合20克、桑白皮20克、枇杷叶20克、川贝母20克、白及15克、蜜炙款冬花15克，水煎服。

兼表邪，加麻黄、细辛。咳甚，加紫菀、马兜铃。咳血，加白茅根、藕节、白及、阿胶、生地黄炭、牡丹皮炭、大黄炭。痰多，加瓜蒌、海浮石、天竺黄，兼服皂贝散。热盛，加水牛角、知母、生石膏、黄芩。血瘀，加桃仁、牡丹皮、丹参。胸痛，加薤白、郁金、青皮。腰背痛，加桑寄生、杜仲、川续断、巴戟天。气促，加葶苈子、苏子。气虚，加党参、黄芪。阳虚，加淡附子、炮姜。阴虚，加山茱萸、枸杞子，兼服六味地黄丸。肾不纳气，加山茱萸、紫河车、紫石英、蛤蚧尾。喉有水声，加射干、山豆根、牛蒡子。脾虚，兼服六君子汤。病后恢复，常服鸡鸣保肺丸、人参健脾丸，以防复发。

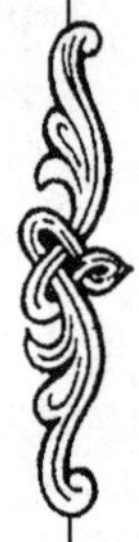

外治：生附子15克、吴茱萸15克，混合为面，用热白酒调，分成2个饼，分别放在两足涌泉穴处，外用热水袋加温，使药力透入肌肤内，连涂4小时后取下。

针灸取穴：大椎、尺泽（双）、孔最（双）、列缺（双）、肺俞（双）、天突、丰隆（双）。

经穴常规消毒，先取大椎、尺泽、孔最、列缺、丰隆，均行泻法，留针15分钟，再取肺俞行补法，天突行泻法，不留针。若日久肾阳不足，加肾俞（双）行补法；肾阴不足，加太溪（双）行补法；内热盛者，加内庭（双）行泻法；脾虚，加脾俞（双）、足三里（双），均行补法，或针后

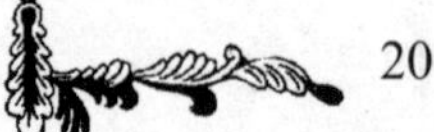

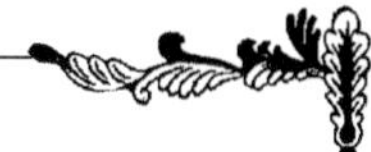

加灸，留针15分钟，间日一次。

食养：病后虚弱，取童子鸡一个，去毛、内脏，加党参30克、川贝母30克、沙参30克、枸杞子20克，放鸡膛腔内，外用丝线缝好，少加油盐煮热，食肉喝汤，连吃3周，以扶正培源。或用白及30克、三七30克、猪肺一个，同煮熟后，连汤食用，适用于咳血，有止血补肺之效。

6. 胃痛（消化道溃疡）

【案一】赵某，男，34岁，技术员，病志号：2168，1977年4月5日诊。

患胃溃疡已经3年之久。现胃脘胀痛，反复发作，每食后吞酸、脘痛、腹胀，入夜尤甚，怕冷喜温，便日行1次，色黑。经X线钡餐检查，证明为十二指肠球部溃疡，壁龛影深度为0.3cm×0.6cm，有明显触痛，便潜血阳性，肝功无变化，诊断为十二指肠溃疡，经多方医治，病仍反复不愈。

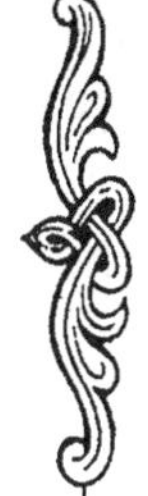

患者面色淡白，舌淡有白腻苔，脉来沉弱，胃痛喜温，此乃因脾胃虚弱、中阳不足所致虚性胃脘痛，乃间日灸脾俞（双）、胃俞（双），针中脘补，足三里（双）、梁丘（双）泻，留针15分钟。内服复方乌贝散，每服5克，日2次，引用汤剂：党参20克、黄芪30克、白芍15克、淡吴茱萸20克、饴糖50克，水煎服，经治42天，针灸27次，服药18剂，诸症均减，体力增加，脉来沉缓，停止治疗，令常服生姜猪胃饮，6个月后复查，再经X线钡餐检查，消化道壁龛消失。

【案二】卢某，男，29岁，农民，病志号：695，1974年3月6日诊。

素常有胃痛病史，于1974年3月4日，突然吐血，约200毫升，经安东市医院X线钡餐检查，证明胃幽门溃疡，

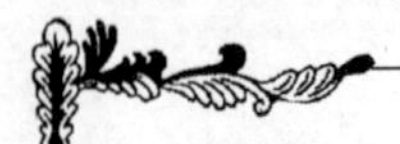

大便潜血（+++），入院治疗，仍然吐血。中医会诊：见其面白，脉细而弱，舌淡无苔，虑其胃伤吐血，必有瘀滞之处，乃先止其出血，后攻其胃痛，遂投复方乌贝散加三七面10克（包煎）、生地黄炭20克、大黄炭20克、炮姜15克、阿胶20克（后入）、仙鹤草15克、生熟地榆各20克、五灵脂炭20克、党参15克，水煎服。连进3剂，吐血停止，唯体弱纳呆，疲倦异常，又投太子参20克、谷芽20克、饴糖10克，水煎服，又进4剂，体力渐增，纳食转佳，继服乌贝散2个月，诸症均减，体健，食欲正常，又经X线钡餐检查，龛影消失，出院休养，又服乌贝散1个月，宿疾未犯。

按：胃痈（消化道溃疡病）指胃中痈疡而言，它以胃疼胀满、灼热吞酸、呕血便黑为主症，兼症常有喜热、怕冷、倦怠、纳呆等脾虚症状，脉搏常见右关损伤，表明胃腑实质缺损，此为溃疡习见脉。正如《外证医案汇编》所载："胃中空虚，两头门户最小，上口为贲门，下口为幽门。胃痈有上下之分，壅于贲门，脘中硬阻成脓，则吐脓血，壅出幽门者，近脐隐痛，成脓则便脓血。"此说明胃痈病变之部位，也道出它的主要症状。该病的发生，常由于饮食失节，恣食辛辣，长期刺激胃肠，清气不得上升，浊气不得下降，营气不从，逆于肉理，日积月累乃致黏膜溃疡，加之情志郁结，久而脾失健运，胃失和降所致病。

治疗之法，首当以疏肝和胃、补络止血为主。余临床常以海螵蛸、凤凰衣以制酸，儿茶、象贝母、甘草、猬皮以护膜，玄胡、没药以镇痛，三七、花蕊石、阿胶、白及以补络止血，兼以参、芪、术、谷调健中州，养胃理脾，尤须调节饮食、情志，坚持治疗，常收显效。

一般内治法：常用复方乌贝散，海螵蛸30克、浙贝母

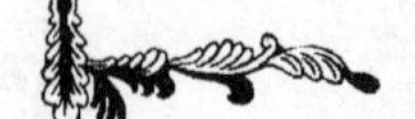

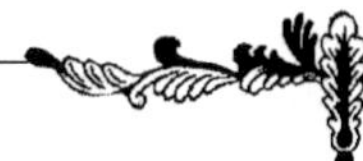

50克、大黄30克、枣炭50克、凤凰衣25克、儿茶25克、白及50克、炒猬皮25克、三七25克、玄胡25克、炒胡桃仁25克、甘草50克。混合为面，分装胶囊，每服3~5克，日服3次，白水送下。

汤剂：加味黄芪健中汤：党参20克、黄芪20克、甘草15克、白术15克、茯苓15克、陈皮10克、白及10克、谷芽10克、饴糖25克，水煎服。

凡见：吞酸兼服左金丸。停水，倍茯苓，加泽泻。湿盛，兼服平胃散。虚寒，加淡附子、炮姜、肉桂。血瘀，加灵脂、蒲黄、丹参。呕吐，加竹茹、半夏、淡吴茱萸、代赭石、旋覆花、生姜。食滞，加炒鸡内金、水红花了、谷芽。呕血，三七为面冲服，适加阿胶、大黄炭、地榆、仙鹤草、生地黄炭、五灵脂炭、代赭石。烧心，加黄连、红蔻。便血，加生熟地榆、槐花、生地黄、灶心土。便秘，加郁李仁、火麻仁。失眠，加炒酸枣仁、合欢花。血虚，加当归、龙眼肉、阿胶、熟地黄、何首乌、鹿茸为面冲服。虚脱，加淡附子、太子参、龙骨、山茱萸。肝气不舒，加青皮、香附。胃脘疼甚，加玄胡、没药、沉香。痛引两胁，加柴胡、郁金、青皮。痛彻心背，加薤白、瓜蒌皮。胃阴不足，加竹茹、麦冬、百合、沙参、石斛。

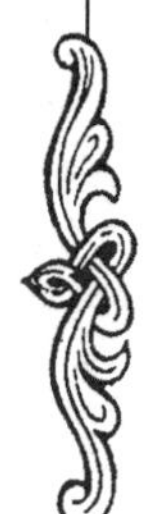

针灸取穴：足三里（双）、梁丘（双）、中脘、梁门、中枢为主。

凡胃脘疼痛时，可先取中脘、梁门，宜浅刺不留针，再取中枢行泻法，使针感向两胁部放散，不留针，最后取足三里（双）、梁丘（双），均行泻法，留针15分钟。若系肝气不舒，加太冲（双）泻、外关（双）补；若系痰饮，加丰隆（双）泻；食积，加公孙（双）泻、章门（双）泻，不留针；

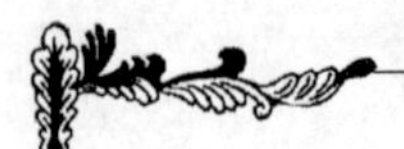

若系寒邪为患，加灸脾俞（双）；胃热，胃俞（双）加陷谷（双）泻、历兑（双）泻；血瘀加脾俞、三阴交（双）、丰隆（双）泻，一日一次。出现穿孔，在配用胃肠减压、常规补液的同时，可取主穴减中枢，加内关（双）行捻转强刺激，留针1小时，每15分钟行针一次，或加电针，连续60分钟，日3~5次，观察10小时后，症状不减者，可转手术治疗。

7. 胃缓（胃下垂）

【案】李某，女，47岁，工人，病志号：896，1977年6月18日诊。

素患胃疾，每饮食之后，过劳伤气，遂发脘胀，时发嗳气、小腹重垂，服健脾养胃之品，时好时犯。近日腹胀重，便时干时稀，纳减，疲乏无力，经钡透证明：胃小弯在脊髂连线下6cm。

诊见：体弱肌薄，面色淡黄，舌苔白薄，脉来沉缓，右关沉弱无力，知由劳倦伤脾，中气益虚，则脾之升清无权所致胃缓、胃下不坚之疾。

治以升阳益气、温运脾阳为主法。乃请患者仰卧屈膝，按顺时针方向按摩腹部20次，然后将拇、食指分开，用虎口从耻骨联合上缘向上推按，使胃底上举；另一术者，取4寸长毫针，从胃上穴（脐上2寸，旁开4寸处）沿皮刺到脐孔处，行温针补法，加电针，再针百合、气海温针，留针20分钟，至腹部胃体感觉上抽后出针。乃行高尾盘卧（仰卧盘膝，头低臀高），行腹式呼吸100次，然后温针脾俞、足三里。

上法连续治疗30天，行针20次，胃胀消失，脉来缓而有力，证明中气得复，脾阳得升，又行钡透证明，胃小弯在

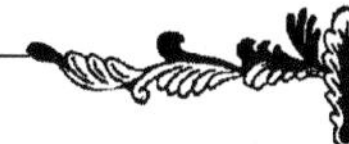

髂脊连线上 2cm，较治疗前提高 8cm，乃嘱少食多餐，避免过劳，随访半年，宿疾已除。

按：胃下垂，古时称为“胃下”“胃缓”。《灵枢·本脏》篇中指出：“胃不坚”则“胃下”。造成胃下的原因,《灵枢·本脏》中认为是“肉䐃小而么者，胃不坚，肉䐃不称身者，胃下”，它的证候则是“下管约不利”。这里说的“䐃”指肠中的脂，实际是分叉的肉，“么”当细小讲，概括地说，胃体不坚，腹壁肌肉松弛，胃肝韧带细弱无力，则致胃不坚而下垂。根据《内经》的阐述，可以说明产生胃下垂的原因在于体弱正虚，中气下陷，胃腹收缩无力所致胃下垂，出现胀、痛、便秘诸疾。

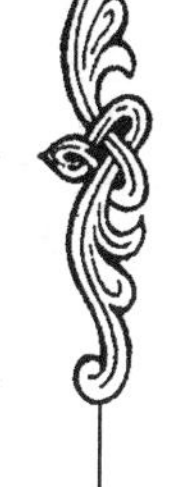

治疗胃下垂，必须提高肝胃韧带以及腹肌的收缩力和紧张性，然后调补中气，扶助正气，以收全功。治疗可取“胃上”穴（脐上 2 寸，下脘旁开 4 寸）。因在 X 线下，针刺此穴可使家兔胃平滑肌张力增强，致使胃体缩小，可见针刺能提高消化道平滑肌张力，增强运动，而使胃的下垂位置上提。从中医角度看，该穴正好位于脾经支脉，从胃直上入膈，针之使脾气健运，升补中气而改善胃下垂的状态。加中脘、气海（为气之海，有补气扶正之力）扶正培本，百会（升提清阳）、脾俞、胃俞、肾俞扶正助阳健脾，具体针刺方法是：先请患者仰卧屈膝，术者一手压在另一手上，在腹部按顺时针从右向左按摩 50 次，然后一手拇食指分开，压在患者的耻骨联合上缘的软组织处，先轻轻按压，寻找胃的下部（下垂的边缘）。然后用掌部推住胃体，徐徐向上推去，至脐孔下，按住不动，按压 5 分钟。这个过程叫作“推位复正法”。这时另一术者（或自己）取 4 寸长、质量好的毫针，从胃上沿皮下肌层，直刺到脐孔，加大捻转、提插，

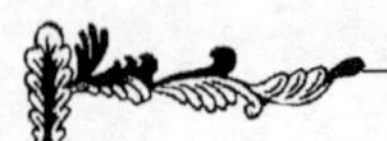

使胃部出现热感、收缩感，即可停针，然后加针中脘、气海（温针）、百会，这时可将手放开，再在胃上穴加电针，由小到大，以患者能忍受为度，留针5分钟。以上方法可提高胃肝韧带及胃部肌肉的收缩力、紧张性，促进胃体上升，这是治标的方法。出针之后，为了加强疗效，可行高尾盘卧（头低臀高），行腹肌运动（一吸三呼，一吸三放），先吸气到丹田，然后使气沉丹田，忍住不动，当不能忍时，再开口呼3次，反复30次，再俯卧灸胃俞、脾俞、肾俞各5壮，此即完成治疗一次。

凡有肝气郁结者（胁痛、善怒、吞酸、脉弦），可加太冲、期门以平肝气、散气郁。凡属虚寒者（胃隐痛喜温、苔白、脉迟），加灸关元、命门以助命火、驱虚寒。凡有停水者（胸脘痞闷，胃有振水声），加三焦俞以消水邪。凡瘀血者（舌紫、脉涩），加膈俞以散瘀滞。凡有胃热（口苦热臭、便结苔黄、脉数）者，加内庭、解溪以清胃火。

胃下垂的原因，主要在于胃不坚，体弱气虚，所以当胃已经上升之后，就要培补中气，防止再发以治本。本在哪里呢？就在于中气不足。针灸培补中气法，可灸百会、神阙、涌泉（《针灸大成》上说此穴能治"男子如蛊，女子如孕"，"因肾为胃之关，故补涌泉可使胃有上提之力"），如灸胃俞、脾俞、肾俞培补中气，可巩固疗效。为加强疗效，还可常吃健脾强胃、促进肝胃韧带肌肉紧张力的补虚助气之品，兼服逐饮消胀之品，才能防止复发。处方是黄芪、升麻、柴胡、枳壳、归尾、炙马钱子（冲）。外用蓖麻子仁、五倍子捣泥状涂百会、神阙，加热30分钟，连涂7天，还要用布带扎紧小腹，不要吃得过饱，且应防止生气，以防肝气横逆，脾气不升，就可以防止复发，此为经验之谈耳。

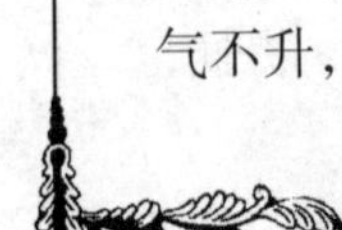

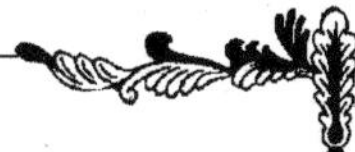

8. 心痛（冠心病）

【案】王某，男，55 岁，病志号：768，1976 年 8 月 18 日诊。

素患冠心病，近日过劳，出现心前区不适，疼痛，胸闷，心悸不安。

查：面色不华，舌淡苔白，脉来沉涩而结，血压 16.0/10.7kPa（120/80mmHg），心电图 ST 段下降，根据上症，诊为胸痹（厥心痛）。遂每日针内关、建里、膻中、厥阴俞，留针 15 分钟。内服参草益心汤加薤白、瓜蒌、赤芍各 15 克，连治 5 日，诸症消失。为巩固疗效，投生山楂 50 克、槐花 25 克、菊花 15 克、陈皮 15 克，水浸频饮而愈。

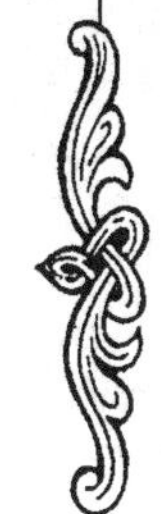

按：冠心病以痛为主症，中医对痛的认识是"不通则痛"，由于它是心病，所以它的病机在于血脉瘀阻，心脉不通，然而导致心脉不通的原因，大致有寒邪侵袭，此所谓"寒气客于脉外则脉寒，脉寒则缩（收缩不能），缩则脉绌急（屈曲紧急状）而痛"。据报道，心绞痛冬季发病占 74.7%，阴雨寒冷等诱发心绞痛占 65.1%；其次，中医认为，情志可使脏腑气血失调，致使浊从中生，阻于脉道，不通则痛；再次，常由膏粱厚味，嗜食美甘，久之造成运化失常，损伤脾胃，痰浊内阻，浸润脉通，闭塞胸阳，气结血凝而作胸痹心痛。

由于心以阴为本，以阳为用，就是说心的运血功能必须靠心气来推动，这体现了气为血帅，气行血亦行的规律。如果心气不足，则血行瘀滞，就会发生心悸、胸闷、绞痛的证候，所以说："手少阴气绝则脉不通，脉不通则血不流"，从而阐明病本在于心阳虚，血瘀不过是病的标，这为治疗提供了依据。

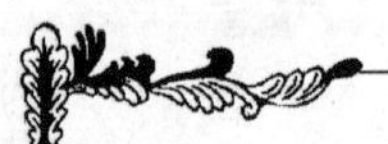

由于冠心病多以气虚为本，所以治疗应以养心益气为主法，助阳通窍、活络宣痹为辅，针灸取穴，以取手厥阴心包经及其背俞穴为主穴。

当绞痛发作时，根据急则治其标的原则，应迅速通阳宣痹以止痛，可速取内关（郄门）配建里，宽胸止痛，膻中（巨阙）、心俞（厥阴俞），其中膻中沿皮向下透到鸠尾，可宽胸理气，以解气急、胸闷之疾。一般情况下，针后2分钟左右，可使心功能改善，达到止痛之目的。

以上四穴，可加强心脏的收缩力，调整心率，改善冠状动脉供血不足的情况，解除引起心绞痛的诱因。

当绞痛停止之后，应根据缓则治本的原则，依据《灵枢经·邪客》中所说“诸邪之在于心者，皆在于心之包络”的思想，可取内关、原穴大陵、心募巨阙、气会膻中，以及心俞、厥阴俞，用补法，每日1次，轮流应用，这六穴与心、心包有关，针之有疏通心气、调理气血、安宁心神之力。

若症见气滞血瘀，出现胸闷、心悸、发绀、舌紫、瘀斑、色青、脉来涩结，治当理气活血，行气止痛，可加行间、太冲、期门疏肝行气。此本“病变于色者取之荥”的原则，再加血海、膈俞行瘀活血，使邪去则心安痛止。

若症见心悸短气，痛彻引背，面色苍白，疲倦无力，苔白舌淡，脉来弦滑者，此为胸阳阻痹，治当温阳通络，豁痰止痛之法。可加胃络丰隆健脾气、化痰浊，脾俞升清阳、助运化，二穴合用，可扶胸阳，除阻塞，凡见短气不足以息者，加太渊以宣通肺气，肺气通则心气利而心痛可止。

若症见胸闷心悸，失眠健忘，纳呆便溏，面色苍白，精神疲乏，舌淡苔白，脉来濡弱或见结代，这是心脾双虚的证候，治当补脾养心、益气安神为主，可加胃之合穴足三里理

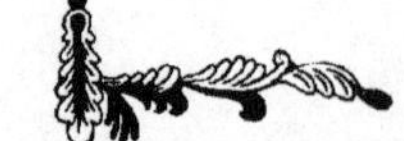

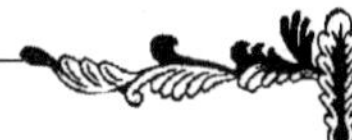

脾胃、调气血、补虚损，脾之要穴三阴交健脾益气。

若症见心悸胸闷，动则气喘，腰脊酸冷，舌胖齿痕，脉来尺弱无力，此乃心肾阳虚之证，当温肾壮阳、补肾养心，可加任脉关元助命火、温肾阳，肾之俞穴肾俞补肾气，足三里理脾胃、补虚损，然谷、太溪以泻肾经上逆之邪气。

若症见胸中痹痛剧烈，反复发作，或持续不休，引起心悸，呼吸困难，初则口唇发绀，继则面色突然转白，冷汗淋漓，四肢厥逆，甚则昏迷不醒，舌紫，脉伏，这是因为心肾阳虚，命门火衰引起的厥逆、阳逆欲脱之疾，当以回阳固脱为急务，可加人中醒神开窍，百会升补清阳，灸关元、气海培补肾元、固本益气，兼刺血会、膈俞以补血化瘀。

以上诸症，出现心动过速加间使以减慢心率；心动过缓加通里、素髎以提高心率；惊恐不安加神门、少府以安神除烦；气喘不休加太渊、鱼际以疏调肺气、宣畅气机，此皆随症灵活施治，以适病情耳。

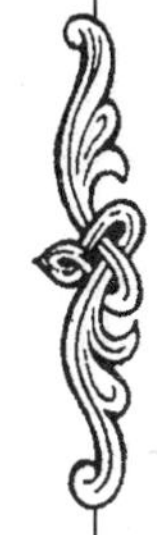

9. 呃逆

【案一】李某，男，41岁，公安员，病志号：786，1976年5月18日诊。

2年前因饱食生气，遂患呃逆，经当地县医院治疗好转，后反复发作，近两月呃逆经常频作，连声不止，兼有胃脘闷胀，纳呆少食，痰涎较多。

查：脉来濡弱，呃声短促而频，知系胃有伏饮，牵动膈肌所致呃逆。遂针取巨阙、足三里，均行泻法，次投丁香10克、半夏10克、沉香10克、苏子13克、旋覆花10克、茯苓15克、党参15克，连进5剂，呃逆渐减，但仍有时发作，详查得知：每呃逆发作之时，便结甚则5日不解。观其舌质殷红，疑为痰浊气阻，腑气受碍，津液受损，故非润燥

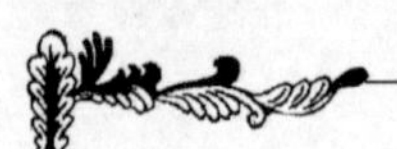

不足以愈病，又虑其胃素不健，苦寒通下必损胃气，乃投橘红15克、桃仁15克、苏子15.克、火麻仁15克、竹茹10克、郁李仁15克、瓜蒌仁15克、枳壳15克、槟榔片10克、旋覆花10克、代赭石20克，水煎服，润下通便，兼祛痰涎，经服3剂，便通，呃逆完全停止，继进2剂，巩固疗效，6个月后讯知，宿疾已半载未作。

【案二】张某，男，20岁，学生，病志号：1189，1977年3月15日诊。

因与同学打闹，说笑，遂即发生呃逆，初不注意，次日饭后又作，呃声响亮，每打呃时周身抖动，除睡眠外，每饭后呃逆连声，连续7日不止。

查：体健，神清，面赤气粗，舌质红，苔黄腻，脉沉数，知系胃气上逆所致呃逆，乃为之针巨阙行泻法，呃遂逐渐缓解，又针太冲、足三里，留针15分钟，呃逆停止。次日饭后又轻微呃逆，又针巨阙、太冲、足三里、肝俞，仅治2次，呃逆停止而愈。

按：呃逆，古称“哕”，俗称“打嗝”，偶然打嗝并非病态，若呃呃连声，甚至不休止者，则为病呃。如声短者，出于中焦，此皆水谷为患；若呃声长者，呃出下焦，此多因虚邪为患。治疗呃逆虽以和胃降逆为主法，应须辨别虚实寒热，分别疗之。所谓“呃逆之大要，亦为三者而已，一曰寒呃，二曰热呃，三曰虚脱之呃。寒呃可温可散，寒去则气自舒也；热呃可降可清，火静阳气自平也；惟虚脱之呃，则诚危殆之症。”此说明久病发呃，恐为胃气将败，调治非易。

一般常用柿蒂丁香饮为主：柿蒂15克、丁香10克、竹茹15克、橘红10克，水煎服。

凡见热呃，加枇杷叶、麦冬、石斛、黄芩，减丁香。寒

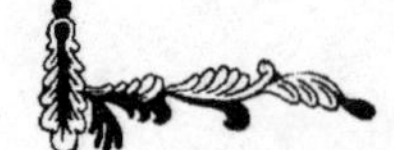

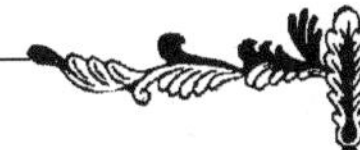

呃，加肉桂、薤白。实呃，加火麻仁、桃仁、郁李仁、苏子、瓜蒌仁。虚呃，加党参。气逆，加代赭石、旋覆花、紫苏梗、沉香、藿梗。痰饮，加半夏、茯苓、旋覆花。血瘀，加红花、桃仁、牛膝。胁痛，加柴胡、白芍、青皮。咽似炙肉，加川厚朴、半夏、紫苏梗、茯苓。

针灸取穴：巨阙、足三里（双）、内关（双）、太冲（双）、膈俞（双）、天突为主。

先取天突、巨阙行泻法，再针足三里（双）、内关（双）、太冲（双），行泻法，留针15分钟，最后针膈俞行泻法，不留针。若寒呃加灸上脘，热呃加陷谷、内庭，行泻法，气滞加期门、支沟，阴虚加太溪、三阴交，久呃加气海、关元。另外可取0.05%阿托品1毫升，注入巨阙、内关穴处，有止呃之效。

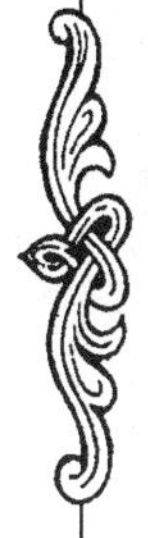

偶然打嗝，可用手指压迫商阳，使之极痛，同时令其闭住呼吸，约半分钟即可止呃。

10. 痢疾

【案一】黄某，男性，32岁，农民，病志号：515，1975年8月3日诊。

饮食不节，误食生冷，遂即腹痛，下痢脓血，日行18次之多，兼有里急后重，口干发热。

查：脉来滑数，舌质红尖赤，有薄白腻苔，问知小便短赤，身热微冷，体温38.5℃，便物肉眼视之粪便极少，多系黏膜、脓血。此系湿热所致之热痢。乃为之针天枢（双）行泻法，大巨（双）、大肠俞（双）、曲池（双）、大椎均行泻法，留针20分钟，投加减芍药汤加葛根20克、紫苏叶15克，连服2剂，针灸4次，腹痛减，便次减为日6次，又投服2剂痢止，后以麦冬20克、白术20克、莲子30克，水

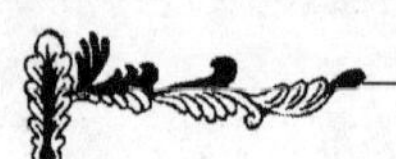

煎服，养胃扶正而痊愈。

【案二】武某，男，35岁，工人，病志号：769，1976年6月3日诊。

自诉去年8月患痢疾已治愈。近日饮食不节，痢疾又作，日行10余次，有严重的腹痛，里急后重，便脓带血，经厂医院镜检粪便发现阿米巴原虫，经治痢止，2周后，痢疾又作，腹痛喜温，便少脓多，赤白兼杂，又经厂医院治疗，效果不显，遂转余诊治。

查：体弱消瘦，面白神疲，脉来沉弱，舌淡无苔，知系暑湿内伏，脾肾阳衰，则病休息痢，非扶脾温肾不足以去疾，乃为之温灸脾俞（双）、肾俞（双）、大肠俞（双），针天枢（双）行泻法，内服加减芍药汤，减黄芩、黄连、苦参、大黄，加诃子15克、熟附子15克、补骨脂15克、党参20克，连进4剂，腹痛停止，便次减为日2次，无脓血，但仍为稀软便，问知经治不但腹无胀感，且自觉腹中宽畅，知得附子、补骨脂之温，寒邪疏散，病去七八，略进扶阳健胃之品以善其后，乃投白术15克、山药15克、莲子15克、茯苓15克、党参15克、熟附子10克、肉桂10克，4次后诸症消失，大便成形，纳食增进而愈。

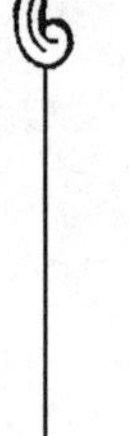

按：痢疾，古称“肠澼”，是夏秋常见的消化系统传染病，它以腹痛、里急后重、下痢脓血为主症。

考痢疾的发生，一为机体先虚，复感暑湿热毒，乱于肠胃，致使肠胃之气血与湿热相搏结；一为饮食不节，恣食生冷，使其寒湿内蕴，肠胃受损，气机受阻皆可作痢。

治痢之法，昔有“行血则便脓自愈，调气则后重自除”的说法；又有后重则宜下，腹痛则宜和，身重则除湿，脉弦则祛风，脓血稠黏以重药揭之，身冷自汗以热药温之，风

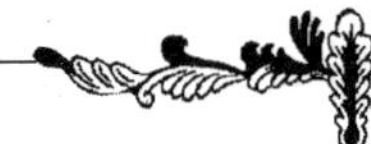

邪外束宜汗之，溏泻以利宜温之，滞则以疏以通，虚则以寒以补等说法，此虽为治痢之大法，然须审证，明辨寒温、湿热、疫毒、噤口、休息五种，余临床常以针药并施之法，治疗痢疾，疗效迅速。

余临床常用散剂：整肠治痢散：粉葛根15克、苦参15克、黄连10克、广木香10克、山楂炭15克、金银花炭15克、白芍10克、莱菔子15克、枳壳15克、马齿苋15克、大黄炭15克。共为细面，每服3~5克，日服4次，白水送下。

汤剂：芍药汤加减：白芍15克、槟榔片15克、当归10克、广木香10克、黄芩10克、苦参15克、白头翁15克、肉桂10克、黄连10克、莱菔子10克、大黄10克、粉葛根10克，水煎服。

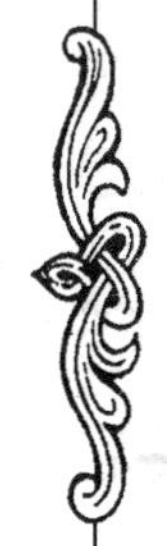

凡见表寒，加荆芥、紫苏叶、桂枝。表湿，加藿香、佩兰、苍术。暑邪，加荷叶、香薷。伤食，加焦三仙、炒鸡内金、川厚朴、枳壳，兼服楂炭散。气滞，加川厚朴、陈皮、香附。红痢，加生熟地榆、槐花、三七、白芍、赤芍。白痢，加苍术、砂仁、干姜、滑石、肉豆蔻，减黄芩、黄连、苦参。气虚下陷，加升麻、白术，减黄芩、黄连、苦参。脾胃阳虚，兼服四神丸。日久滑脱，加赤石脂、石榴皮、诃子肉、罂粟壳，减黄芩、黄连、苦参。胃弱不食（噤口），加谷芽、砂仁、莲子、石斛、麦冬、白术、沙参，减黄芩、黄连、苦参。胃阴不足，加石斛、麦冬、西洋参、沙参。阳衰心弱，加人参、麦冬、五味子、炙甘草、熟附片。疫毒发热，倍葛根，加金银花、犀角、玄参、生地黄、石膏。疫痢神昏，兼服黄连阿胶汤、牛黄安宫丸。原虫痢（休息痢），另服鸦胆子仁20粒，外用龙眼肉包好吞服，兼服冷痢椿

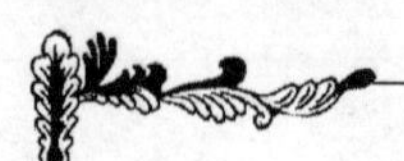

皮煎。

外治：

药物填脐灸疗法之一：取木鳖子仁1个、丁香4粒、麝香少许，为面和丸，塞入脐中，外盖姜片，加灸10~15壮，去姜片，外盖胶布即可，适用于下痢赤白、里急后重之寒性者。

药物填脐灸法之二：取行军散2分，放脐中，外用姜片盖之，加灸5~10壮，去姜片外盖胶布即可，适用于泄泻、热痢。

保留灌肠疗法：将上方药煎好，过滤，取50~80毫升，注入肛中，作保留灌肠。

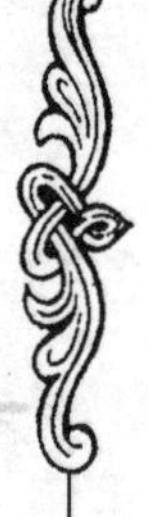

涂剂：雄黄、巴豆霜、朱砂、蓖麻子仁各10克，大蒜捣膏与药混合，涂贴印堂穴，2小时后取下。

噤口痢：高热、抽、惊厥者，取僵蚕7个、麝香少许、冰片1克、雄黄1克、朱砂1克、全蝎7个，为面，先取鸡蛋一个煮熟，切开去蛋黄及蛋白，趁热将药放入蛋壳内，立即盖在脐孔上，蛋壳外部加热，2~4小时取下，此法可排除肠中之秽浊。

针灸取穴：上巨虚（双）、天枢（双）、合谷（双）、足三里（双）、大肠俞（双）。先取上巨虚（双）、天枢（双）、合谷（双），均行泻法，再针足三里（双）、大肠俞（双），行泻法，留针20分钟。若系赤痢，加大椎、内庭（双）、曲池（双），均行泻法；若系白痢，加阴陵泉（双）、气海，均行补法；若系虚寒，加灸脾俞（双）、肾俞（双），后重加长强；若系疫毒昏睡，加曲泽、委中放血，少商、中冲点刺出血，人中、尺泽、印堂行泻法；呕吐加内关、中脘，亦可行背、胸、肘部刮痧；抽搐加人中、身柱，每日1次，

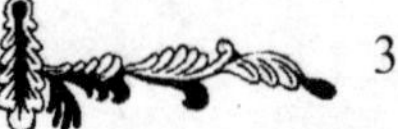

或2次。

11. 霍乱

【案一】齐某，男，37岁，工人，病志号：2161，1976年8月18日诊。

夏暑恶热，过食生冷，油腻，随即吐泻交作，心中烦乱，口渴引饮，小便短赤。

查：脉来滑数，体温37.8℃，问知恶寒发热，视诊：舌质淡红有白腻苔，知系内伤生冷，外受暑湿，寒热错杂，乱于胃肠，乃致热性吐泻。针曲泽（双）、委中（双）、十宣放血，即觉心烦渐减，复刺金津、玉液出血，针内关（双）、天枢（双）、足三里（双）、大椎，均行泻法，内服黄金丹，每服5~10克，白水送下，4小时服1次，引用藿香15克、紫苏叶15克、滑石20克、竹茹15克、佩兰15克，经治2日，吐泻停止，继服黄金丹4次而愈。

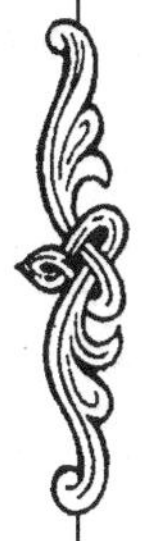

【案二】衣某，男，农民，病志号：2577，1976年8月29日诊。

时逢夏暑，阴雨连绵，霍乱流行，因误伤生冷，至夜吐泻交作，心胸烦乱。

查：脉来沉细，面色淡白，眼凹螺瘪，吐泻清冷，四肢手足厥逆，渴欲饮而不下，知系中阳不足、寒湿内停所致之寒性霍乱，乃投服黄金丹，每服10克，每4小时服一次，引用淡附子15克、吴茱萸10克、党参15克、连翘10克、桃仁10克、炙甘草15克、炮姜10克，连进4剂，吐泻停止，脉起肢温，后服六君子汤2剂而收功。

按：45年仲夏秋，正值湿气司天，阴雨较多，气候偏湿，东北各地霍乱流行甚多，其症吐泻交作，不能服药，余和舅父田润周老医师，奔走邻里，均先刺十宣、委中、曲泽

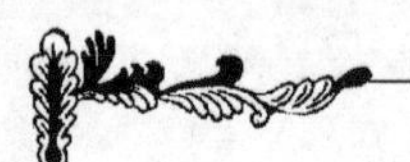

出血，外泄毒气，次服“黄金丹”，活人不可数计。黄金丹药虽平常，然疗效佳，不可轻视。

考霍乱以起病急骤，猝然发病，上吐下泻，挥霍撩乱故名。此多因病人夏秋之时，感受秽浊，加之内伤生冷，外受暑湿，使其清浊不分，乱于肠胃，乃心中扰乱，吐泻交作，甚则形脱、目陷、螺瘪、两腿转筋，正如《医碥》所载：“大抵夏秋之交最多此证，盖夏日人多食冷饮水，其寒湿之气与暑热之气交搏胃中，是为寒热不和，即无所郁遏，亦将火而发病。”

中医论治分寒、热、干霍乱三者。热邪为患，必兼有恶热喜冷，吐泻腥臭，脉数口渴，小便短赤诸疾；寒邪为患，兼症则见身冷脉伏，小便清白，吐泻清冷，腹痛口和诸疾；若系干霍乱，多突然腹痛，欲吐不能，欲泻不得，心胃烦乱，脉伏肢厥，面青舌淡。虽然霍乱分寒、热、干三者，临床每多寒热错杂，余早年临床每遇此疾，多本王孟英“芩连效在邪胜之时，姜附效在正虚之体，亦有服药终不效，从针刺而得愈者”的法则，曾采用“黄金丹”加减治疗寒热霍乱，兼以针灸、刮痧，收效颇速！吐泻停止，尤当注意亡阴、亡阳，加以调治，斯不致害。余临床常用黄金丹：春阳砂 30 克、荜茇 30 克、黄连 20 克、炮干姜 30 克、陈皮 20 克、麦芽 20 克、车前子 30 克、荆芥穗 30 克、黄芩 30 克、丁香 30 克。混合为面，每服 3~5 克，冷开水冲服，每 4 小时一次。

偏热，引以黄芩、蒲公英、滑石、佩兰、竹茹、白葱皮，兼服卫生宝丹。偏湿，引用藿香、紫苏叶、苍术，兼服藿香正气丸。偏寒，引用淡附子、干姜、人参、炙甘草。血瘀，引用桃仁、红花、赤芍、连翘。转筋，引用木瓜、薏苡

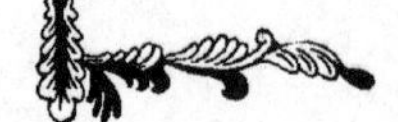

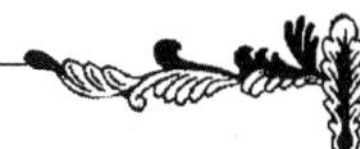

仁、丝瓜络。吐泻不能，兼服玉枢丹，另取行军散少许吹鼻。气虚脱，加党参、山药、山茱萸。

针灸选穴：中脘、神阙、内关、天枢、曲泽、委中、十宣、大椎、足三里、金津、玉液。偏寒者，先在神阙穴处填满食盐，加药5分（肉桂心10克、丁香10克、硫黄10克、香附10克为面），外盖姜片，取麦粒大艾炷连灸5~10壮，以腹鸣、腹内知温为度，再针中脘、内关（双）、天枢（双）、足三里（双），均行补法，留针15分钟。日久脾胃衰弱者，加灸脾俞（双）、胃俞（双）、肾俞（双）；偏热者先在曲泽（双）、委中（双）、十宣穴处行挑点出血，再在膀胱经、胸胁两侧、前胸胃经、任脉，沿经线由下而上刮痧到皮肤充血，出现紫斑、痧点为止，然后点刺金津、玉液出血，加针内庭（双）、中脘、天枢（双），均用泻法；若系干霍乱，同上治疗，在行完刮痧后，可在大椎穴处先行挑点出血，然后加拔火罐，留罐10分钟。

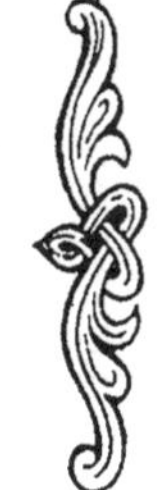

12. 痹痛

【案一】牟某，男，36岁，病志号：7769，1975年5月9日诊。

因防汛，抢修河坝，经常涉水冒雨，遂渐觉双下肢从臀部开始向下呈锥刺样疼痛，近日加重，疼痛难忍，腰、腿活动受限，左侧疼甚，受热痛减，怕风怕凉，现已卧床一周。

查：痛苦病容，侧卧位，直腿抬高试验双腿弯、腰骶部均感疼痛难忍，脉沉涩，舌淡，苔白薄。知系涉水冒雨，寒湿入络，气血痹阻，经络不通所致痛痹，治以散寒除湿法，乃为之温针腰阳关、环跳（左）、秩边（左）、风市（左）、绝骨（左），均行补法，留针15分钟，并行温针5壮，每日1次。经治5次痛减，能起坐、行走，唯左下肢沉重、不灵

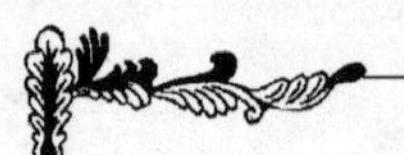

活，此系寒散而湿仍留连不解，乃针同上，加灸脾俞、阴陵泉，又针5次痛止，下肢行步灵活，唯感乏力、有凉感，遂停针，投附子15克、白术20克、牛膝15克、威灵仙15克、木瓜15克，2剂尽而告痊愈。

【案二】王某，男，44岁，病志号：8169，1975年6月29日诊。

农村投递员，经常冒雨涉水，前时骑车出汗，淋雨粘衣，回家后，晚间即发热恶寒，四肢疼痛，遂服速效感冒丸，汗后热退，但从此即感腰背痛，逐渐右膝关节疼痛，连续吃大活络丹、风湿药酒，时好时犯，病程已达半年之久。

查：脉沉弱，舌淡苔薄白，右下肢小腿肌肉削瘦，膝关节无红肿，血沉40mm/h，诊为痛痹，乃温针膝眼（右）、阳陵泉（右）、绝骨（右），投熟附片20克、黄芪40克、威灵仙15克、狗脊20克、独活15克、鸡血藤20克，连服20剂，针灸30次，乃愈。为巩固疗效，用食养痛痹方，后随访6个月，宿疾未犯。

【案三】石某，女，38岁，病志号：3691，1976年11月29日诊。

感冒发烧，吃银翘丸、速效感冒胶囊，病情好转，唯腰膝部及双下肢呈游走性疼痛，沉重，活动受限，站、行困难，小溲短赤，大便二日未解。厂医院诊为急性风湿热，给予青霉素、链霉素、强的松等药物治疗，效果不显，乃转来诊。

查：脉来滑数，舌质红，有黄燥苔，体温38.6℃，腰膝疼痛拒按，双膝关节屈伸受限，局部微红，直腿抬高试验（++），血沉55mm/h，抗“O”800单位，白细胞总数11×10^9/L，中性0.48，知系风湿侵袭经络，同时化燥伤津

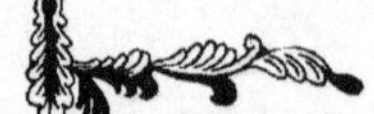

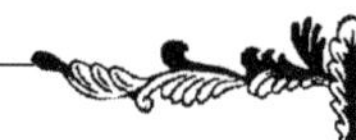

所致热痹，治以清热养阴，活络止痛，乃在委中、委阳处，用三棱针点刺出血，此本“久痹不去身者，视其血结，尽出其血”，治以通畅经络，调其气血，泻热镇痛。虑其清热之力不足，又投汤剂：威灵仙20克、秦艽10克、水牛角15克、忍冬藤25克、防己15克、薏苡仁20克、桂枝10克、白芍20克，水煎服。经放血2次，服药3剂，热退，体温36.8℃，脉缓，黄苔退，关节疼痛压痛（-），行、站均恢复正常，血沉降为19mm/h，抗“O”500单位，白细胞总数6.8×10^9/L，为防复发，又投白芍15克、甘草15克、忍冬藤20克、防己15克、薏苡仁20克、威灵仙10克、秦艽10克，服2剂，7日后，得知一切正常，关节疼痛消失，行走如常人而愈。

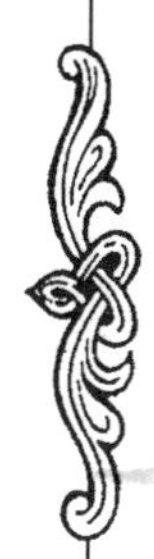

按：痹指阻闭不通，常因机体先虚，腠理不密，复感风、寒、湿、热之邪，引起肢体、关节疼痛、酸楚、麻木、重着以及活动受限为主症。其主要病机在于气血痹阻不通，筋脉、关节失于濡养所致。如《杂病源流犀烛》所说：“痹者，闭也，三气杂至，壅蔽经络，血气不行，不能随时却散，故久而成痹。”

由于该病有渐进性和反复发病的特点，往往缠绵日久，治愈颇难，甚则影响内脏，临证须辨邪之偏风、偏寒、偏湿、偏热之异，次审病情之新久虚实，病变之所在部位和有无痰瘀之痹阻，不可概作风寒而一味散风驱寒。正如张子和所说：“本自不同，而近世不能辨，一概作风冷治之，下虚补之，所以旷日弥年而不愈者。”喻嘉言也说：“凡治痹证，不明其理，以风门诸通套漫施之者，医之罪也。”正治之法，应本李士材在《医宗必读》中所提出的：“治外者，散邪为急，治藏者，养正为先”“治行痹者散风为主，御寒利湿，

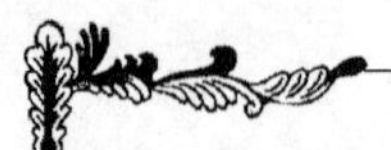

仍不可废，大抵参以补血之剂，盖治风先治血，血行风自灭也。治痛痹者，散寒为主，疏风燥湿，仍不可缺，大抵参以补火之剂，非大辛大温，不能释其凝寒之害也。治着痹者，利湿为主，祛风散寒，亦不可缺，大抵参以补脾益气之剂，盖土强可以胜湿，而气足可自无顽麻也。”常用药物，《证治汇补》提出：“风胜加白芷，湿胜加苍术、天南星，热胜加黄柏，寒胜加独活、肉桂，上肢加桂枝、威灵仙，下肢加牛膝、防己、萆薢、木通。”这些论述，为治痹提供了规律。

余临证实践，祛风非羌活、秦艽、豨莶草、威灵仙、青风藤、海桐皮不足以散邪；驱寒以熟附子、制川乌、草乌、细辛为贵；除湿以防己、木瓜、薏苡仁、萆薢、五加皮、白薇等为主；养血尤需归尾、生地黄；活血则需桃仁、红花；痰浊用白芥子、天南星、半夏；而痛久入络，非借虫蚁之搜剔、窜走、钻透不能开其闭阻；痹久则气血耗损，须佐养血之归、胶，养阴之生地黄、石斛，助气之参、芪以扶正而祛邪。

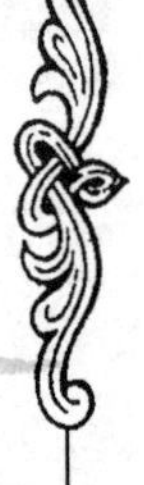

由于痹之所在部位不同，故需加引经之品，使药力直达病所，则可提高疗效。一般上肢多选用桂枝、羌活，下肢常用牛膝、木瓜，颈痛加葛根，脊柱痛可用狗脊、巴戟天。由于乌、附之品性燥峻烈，需文火久煎以减少毒性，故应大剂暂服，以求速效。然痹阻非一散可解，一温即通，一清热退，故治痹难守一法，用药务求入细，才能针对病情，收到显效。如能内外兼治，针灸并用，每收速效。而针灸应遵先补后泻之法，意在补正气，激经气，以便与外邪奋争，且可引清气入痛所以启腠开理而通闭，使邪易外出，后施泻法，意在泻邪于体外，邪出正安，经络自通而痛可愈。

一般用独活通痹汤：独活 5~25 克、威灵仙 10~25 克、

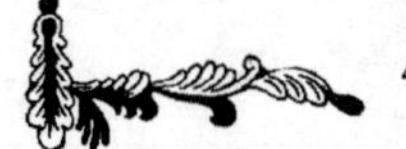

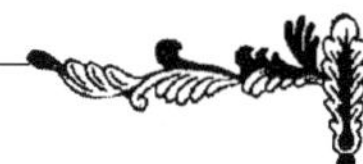

鸡血藤20克、豨莶草20克、制川乌5~15克（先煎）、秦艽15克，水煎服。

风胜，加麻黄、青风藤。寒胜，加细辛、附子。湿盛，加防己、薏苡仁，兼服木防己汤。热盛，加忍冬藤、白薇，兼服桂枝芍药知母汤。痰浊，加白芥子、半夏，兼服指迷茯苓丸。瘀血，加苏木、桃仁。气虚，加黄芪、党参。血虚，加熟地黄、当归。麻木，加黄芪、地龙。痛甚，加玄胡、没药、炙马钱子。关节肿胀，加苏木、刘寄奴、防己、僵蚕。环形红斑，加牡丹皮、水牛角。病变在上，加桑枝，在下加牛膝，在腰加杜仲，在脊加鹿角胶，在颈加葛根、细辛，在足加熟地黄、龟板，在腕加松节、桑枝，在肩加姜黄。日久邪浊阻络，加全蝎、露蜂房、穿山甲、丝瓜络。肌肉削瘦，兼服虎潜丸。骨刺，加肉苁蓉、乌梅、鹿衔草、骨碎补。日久病情缠绵，须养血安中，可酌加归、芎、地、芍、芪、参、术、谷。筋痹，加防己、木瓜。邪在肝，加川楝子、玄胡、白芍。邪在肺，加杏仁、桔梗。邪在心，加夜交藤、玄参、麦冬。骨痛，加狗脊、骨碎补。抗"O"高，血沉快，加忍冬藤、蒲公英。咽痛，加板蓝根、山豆根。

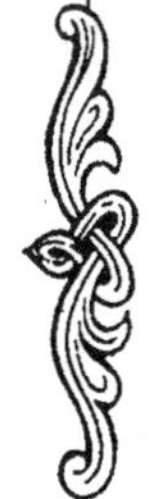

骨风灵仙丸：威灵仙50克、骨碎补50克、淫羊藿50克、乌梅50克、鹿衔草50克、杜仲30克、狗脊30克、石斛30克、枸杞子30克、鹿骨50克、熟地黄50克。除鹿骨制酥为粉外，余药加水煎，浓缩，烘干，混合为面，装入胶囊，每服3~5克，每日3次，黄酒送服。

外治：

凡关节疼痛，肿胀，可取海桐皮20克，威灵仙20克，桂枝20克、海风藤20克、松节20克、路路通20克、马钱子20克，加水煎，趁热（40℃左右）熏洗关节局部。

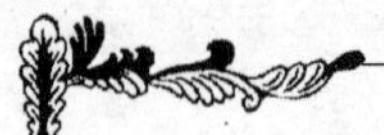

取桂枝、当归、赤芍、苏木、闹羊花、马钱子、威灵仙、海桐皮、乳香、没药各30克，分装两个布袋内，缝口，放蒸锅内加热，至蒸气透出布袋，取出，趁热（40~42℃）敷患处，或加直流电导入亦效。

取威灵仙、防己、苏木、川乌、草乌、松节、茴香各20克、坎离砂150克，混合为面，取50克，加入陈醋，待其发热之后，装入布袋，趁热敷患处，以能忍受为度。

取生半夏、生川乌、生草乌、乳香、油节、威灵仙各20克，为粗末，加酒浸7日，以上清液涂患处。

针灸取穴：大椎、风市（双）、血海（双）、足三里（双）、商丘（双）。

痛在肩，加肩髃、臂臑、肩贞；病在肘，加曲池、肘骨、外关；病在腕，加阳池、阳溪、大陵；病在指，加合谷、后溪、八邪；病在髋，加环跳、秩边；病在膝，加膝眼、阳陵泉；病在踝，加解溪、昆仑、丘墟；病在趾，加八风、绝骨；病在脊，加委中、身柱、夹脊穴；手指麻木，加八邪、外关；足趾麻木，加八风、然谷，均可在指、趾尖放血；凡风盛，加风池、风市、风门；寒盛加命门、阳关；湿盛加脾俞、阳陵泉；瘀血加膈俞、三阴交；热痹加曲池、合谷；筋挛加阳陵泉；骨痹加大杼、肾俞；如皮麻日久，症见咳嗽、气喘，此邪舍于肺，可加肺俞、中府、太渊；如肉痹日久，症见纳少乏力，此邪舍于脾，可加脾俞、巨阙、太白；如脉痹日久，症见心悸不安，此邪舍于心，可加心俞、巨阙、神门；如筋痹日久，症见善怒胁痛，此邪舍于肝，可加肝俞、期门、太冲；如骨痹日久，症见腰酸软弱，此邪舍于肾，可加肾俞、京门、太溪。

一般热痹宜浅刺，或点刺出血，痛痹宜深刺久留，但均

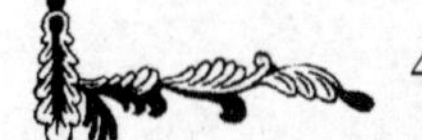

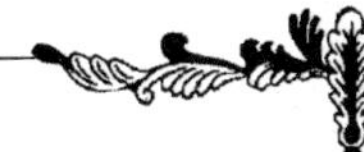

应先补后泻，寒甚加灸，所有经穴除指、趾端穴外，均须出现针感。

凡单纯性肩痛（肩关节周围炎），可取对侧远端的条口透承山，留针 30 分钟，并嘱患者活动患肢。

凡颈痛（颈椎综合征），可取颈部疼痛处，刺 ※ 形，加电针，远隔取悬钟；如属神经根型，加外关、曲池、臂臑；属脊髓型，加命门、委中；属椎动脉型，加内关、印堂；属交感神经型，加攒竹、四白。并可采用推拿治疗的方法，按压哑门，可消除头胀、晕，拿捏风池、肩井，可活络舒筋，滚颈肌可使肌肉松弛，叩击局部能通畅血脉。

凡腿痛（坐骨神经痛），以取足太阳、少阳经穴为主；出现肌肉萎缩，可加足阳明、太阴经穴。治以环跳、秩边、环中为主，针刺必须产生电击感样针感，由臀向下肢放散到足背、足尖。如腰骶痛甚加夹脊；尻痛加八髎；股前兼痛加髀关、伏兔；如系外伤引起者，加委中放血；效果差时，可根据病下取上的法则，可加刺中渚、外关、风池，有时收效甚捷。

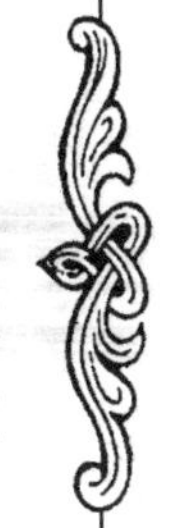

13. 腰痛

【案一】王某，男，38 岁，病志号：3568，1977 年 8 月 19 日诊。

因搬家抬重物不慎，腰部扭伤，已一日。现腰痛，活动受限，直腰、弯腰、咳嗽、大喘气，均感疼痛加重。

查：脉沉涩，舌淡苔薄，腰部 3~4 椎周围压痛明显，令弯腰、俯仰、左右转侧均感困难，肌肉呈索状僵硬，上唇龈交穴处有瘀血点，乃为之针腰俞穴，龈交刺出血，疼痛局部点刺出血，加拔火罐，治疗一次，疼痛减轻，腰部活动时已不痛，仅感板硬、不灵活。次日同上法，再治疗一次，针

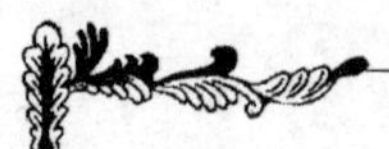

毕局部按摩，行按、压、滚、推、揉法，治疗后即无痛苦感，腰部活动如常人。

【案二】张某，男，54岁，病志号：2169，1976年11月18日诊。

因劳动过度，初感腰酸、沉重、疼痛，遇冷加重，得热则缓，逐渐从腰部向下放散到左侧下肢，不能久立、久坐，经理疗、中药治疗，效果不显，遂来诊治。

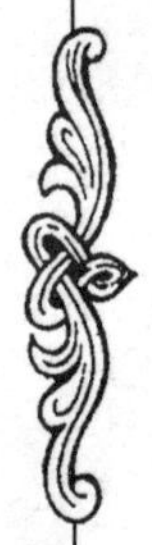

查：脉来沉涩，舌淡苔白，弯腰受限，前弯为70°，侧弯5°，直腿抬高试验：右20°，左10°。坐位发现腰椎椎体棘突连线呈“S”形，第3、第4腰椎棘突距离增宽，第4、第5腰椎棘突变窄，左侧腰肌松弛，右侧坚实，左臀部肌肉松软，左小腿肌肉比右侧松软，萎缩2cm，时有麻木感，腓肠肌、承山、承筋处压痛明显，左跟腱反射迟钝。据X线片诊为第4、第5腰椎间盘脱出症，据此，认为年过50，疼痛遇冷加重，兼由外伤引起，脉来沉涩，知系肾虚寒侵，加之腰椎间盘脱出，局部神经受压，故治疗内服中药：狗脊20克、杜仲20克、鸡血藤20克、制川乌10克、淫羊藿20克、牛膝15克、威灵仙15克、菟丝子20克、巴戟天15克，水煎服，意在补肾壮腰，逐散寒邪。行腰椎旋转复位，当即闻及“喀嗒”声，棘突基本恢复正常位置，遂即采用揉、滚手法，以减轻腰部肌肉之紧张性，并采用精制艾油涂患处，外用“神灯”照射局部以疏通经络，散寒止痛。用上法治疗15天，病痛明显减轻，坐、立、行走如常人，仅感腰酸，左小腿无力，续行按摩治疗，加针承山、阳陵泉，投骨碎补20克、姜黄15克、牛膝15克、狗脊15克、狗骨20克、巴戟天20克、威灵仙10克、木瓜15克、淫羊藿20克，水煎服，又进5剂，再诊，坐、卧、站、行均如常人，腰部活动

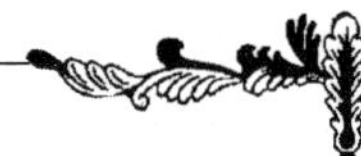

自如。查见腰椎棘突在同一中轴线上，无压痛，前弯为90°，直腿抬高试验：左为80°，右为90°，唯左下肢小腿仍比右侧细0.8cm，遂令常服“狗脊健腰散”，每隔日按摩一次，又治疗40天，小腿肌肉亦恢复正常而愈。

【案三】封某，男，55岁，病志号：3678，1976年3月15日诊。

腰骶疼痛，酸重已数月，俯仰困难，弯腰受限，遇劳加重，夜痛不能入寐，经服散风止痛之品，效差。

查：面容憔悴，脉来沉缓，舌质淡，苔薄白，问知近时小便频数，每咳嗽时尿自解，手足欠温，腰椎3、4、5压痛明显。X片证明，腰3~5椎呈肥大性病变。知系肾精亏损，寒湿乘虚入侵，伤及肾、督、膀胱经脉，阻碍经气，邪结瘀凝，胶着于腰部所致，治疗：虑其肾气不足，故投上方汤剂，加附子15克、狗脊20克、黄芪20克、威灵仙20克，益肾壮腰以治本，次针取3~5腰椎相应夹脊穴、肾俞、志室、腰阳关，均针后加拔火罐以逐寒湿、通经络、止疼痛，针毕晚间用外治法二方热敷，经治15天，针15次，汤药7剂，外敷15次，再诊腰痛减，活动灵活，唯感腰酸，时有酸软不适。遂停针灸，改服“骨风灵仙丸”丸剂，腰部每隔日按摩一次，又治2周，痛止，腰部动作如常而愈。

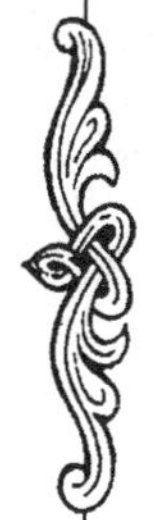

按：腰痛是一种症状，很多疾病都可产生，原因复杂，本文仅对风湿、肾虚、外伤（今之慢性腰肌劳损、急性扭伤、腰椎间盘突出、退行性脊柱炎、类风湿性脊柱炎等）加以论述。

由于腰为肾脏的居所，所谓“腰者，肾之府，转摇不能，肾将惫矣”，为督脉、膀胱经所过之处，如《素问　骨空论》指出：“督脉为病，脊强反折，腰不可以转摇，急引

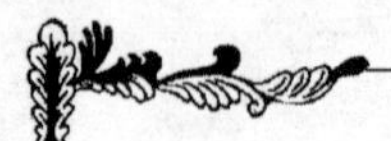

阴卵”。《灵枢·经脉》认为：“膀胱，足太阳也，……是动则病冲头痛，目似脱，项似拔，脊痛腰似折。”这说明腰与肾、督、足太阳经关系密切。如因风寒湿热侵袭腰脊，则现腰痛，因劳苦、酒色造成肾经亏损，亦能产生腰痛、酸软，正如王肯堂所述：“有风、有寒、有热、有挫闪、有瘀血、有气滞、有痰积，皆标也，肾虚其本也。”这首先强调了肾虚则外邪易客，所以《仁斋直指方》指出：“腰者，肾之外候，一身所恃转移阖癖者也。盖诸经皆贯于肾而络于腰脊，肾气一虚，凡冲风受湿，伤冷蓄热，血沥气滞，水积堕伤，与丈夫失志作劳，种种腰痛，迭见而层出矣。……沮丧失志者肾之蠹，疲精劳力者肾之状。举是数证，肾家之感受如此，腰安得而不为痛乎？”这又为治疗腰痛以补肾壮腰为主提供了依据。然而临证当审标本缓急，所谓：“或从标，或从本，贵无失其宜而已。”《古今医统》谓：“因标痛甚者，攻击之后，须是补养，以固其本，庶无复作之患。”据此，余每临证在治疗腰痛发作时，以针灸、按摩通经止痛、疏络散瘀以治标，兼以药物助肾以治本，每收显效。

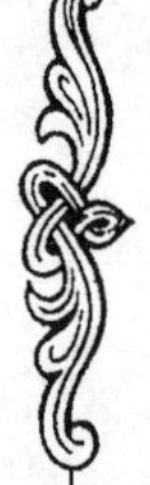

余临床常用杜仲壮腰汤：杜仲 15 克、桑寄生 15 克、川续断 15 克、狗脊 15 克、肉苁蓉 20 克、鸡血藤 20 克，水煎服。

因于风，症见腰痛抽掣，上连背脊，牵引腿足，痛时游走，脉来浮弦，可加威灵仙、秦艽、独活。

因于寒，症见腰痛如冰，拘急而痛，上连背脊，痛不可仰，得热则缓，遇寒加剧，脉沉紧，苔薄白，可加附子、补骨脂。

因于湿，症见腰痛沉重，如带铜钱，转侧不利，遇阴雨增剧，兼有下肢浮肿，脉来沉缓，舌淡苔白，可加防己、木

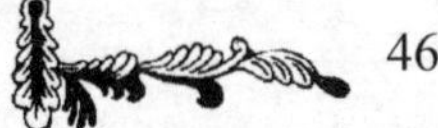

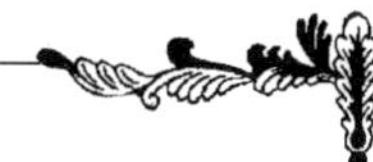

瓜、苍术。

因于热，症见腰灼热而痛，常并肿胀，小便短赤，脉来弦数，舌红苔黄，可加黄柏、知母。

腰痛绵绵，酸软无力，畏寒怕冷，脉来微弱者，此系肾阳不足，可加附子、山茱萸、菟丝子。

腰痛绵绵，酸软无力，兼发五心烦热，耳鸣头晕，脉来细弱或细数者，此系肾阴不足，可加生地黄、枸杞子、龟板、女贞子。

扭闪挫伤，络脉血瘀，多病起骤然，痛不能动，呼吸、咳嗽困难，可加玄胡、木香、香附、川楝子，日久血瘀，可加没药、土鳖虫、穿山甲、桃仁。

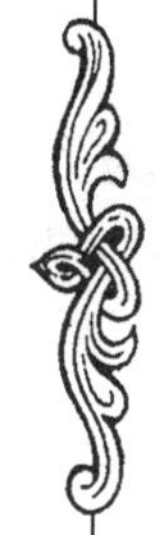

腰痛，症见气短乏力，语声低弱，少食便溏，此系肾虚日久，脾失温养之故，可加党参、黄芪、白术、升麻之类。

腰痛连胁腹胀闷，似有气走注，忽聚忽散，不能久立行走，此系肝气不舒所致，可加枸杞子、女贞子、桑椹子、旱莲草滋肾益阴，此本肝肾同治之意，而调气又可加木香、陈皮、玄胡、川楝子之类。

如因房劳过度，可加血肉有情之品，如紫河车粉、鹿茸、牛鞭、鱼鳔、桑螵蛸等。

如系骨刺增生，重用威灵仙、乌梅、毛姜以消骨刺。

痛引背部加石楠藤、石菖蒲。

痛下连腿痛，加牛膝。

散剂：狗脊健腰散：炙马钱子面，每次0.5~1克（为一日量）、乳香、没药各20克、蜈蚣20克、乌蛇30克、土鳖虫20克、全蝎20克、威灵仙50克、狗脊50克。除马钱子外，余药混合为面，分装胶囊内，每服3~5克，日2~3次，黄酒送服。

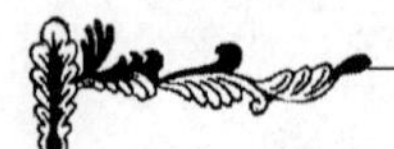

外治：

川乌15克、草乌15克、马钱子15克、木鳖子15克、威灵仙30克、艾叶30克、鸡血藤15克、赤芍15克、泽兰15克。共为粗末，分装2个袋内，取大青盐50克，水1000毫升，加药煮沸，对准患处先熏后洗，再用药袋涂患处。

威灵仙50克、急性子30克、细辛30克、炙马钱子15克、姜黄15克、乌梅50克、皂角15克、骨碎补30克、没药15克。共为细末，分装2个布袋内扎口，放锅内，加水、陈醋500克。加热熬滚，停火，降温在40~42℃，趁热用布袋敷患处，两袋轮流使用，或加直流电导入亦效。用于风湿、骨质增生引起的疼痛。

附子、川乌、天南星、朱砂、干姜各3克，雄黄、樟脑、丁香、麝香各1.5克，混合为面，每次用3克，姜汁调，烘热，置掌中摩腰痛处，令腰热，用于寒湿腰痛，有散寒祛湿、温经通络之效。

鹅不食草50克、透骨消50克、急性子50克、泽兰10克、骨碎补30克、生川乌10克、生草乌10克、炙马钱子15克、苏木10克、威灵仙50克、乌梅50克。混合为粗末，每次取100克，加直流电导入，适用于类风湿、肥大性脊椎炎，有止痛、消骨刺之力。

生姜50克、大黄50克、冰片5克、香附30克、五灵脂30克。为面加醋加热，用布袋包好，敷患处，24小时后取下，适用于扭伤痛之初期者。

针灸取穴：肾俞（双）、腰阳关、委中（双）。

施治：腰为肾府，取肾俞补益肾气，灸之能祛除腰部之寒湿，委中通调足太阳经气，此遵“腰背委中求”之意，督脉抵腰中，故取腰阳关疏通督脉之经气，此为腰痛之

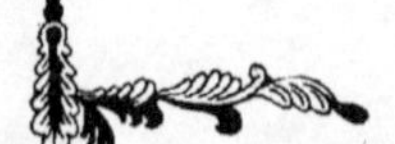

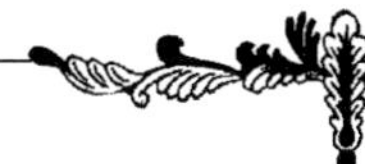

基本方。

若系急性扭伤，可加人中斜刺0.3~0.5寸，或点刺龈交出血，腰痛穴（手指总伸肌腱的两侧，第2、3掌骨和第4、5掌骨之间，腕背横纹1寸处，一手两穴），由两侧处自掌中斜刺0.5~0.8寸，用泻法，边行针，边让病人活动腰部，留针15分钟；如效差，可酌加天柱、攒竹、后溪；扭伤局部，先用三棱针点刺出血，加拔火罐10分钟亦有效；针后令患者伏卧，术者以两手循患者脊柱（督脉）、脊旁足太阳膀胱经线自上而下地行按、压、滚、推，然后再点、揉两肾俞或痛点，最后行两下肢牵伸和侧扳法。

若为慢性腰肌劳损，寒湿作痛，加风府、命门；肾虚作痛加命门、志室、太溪；血瘀加膈俞、三阴交；脊柱痛加相应夹脊穴。

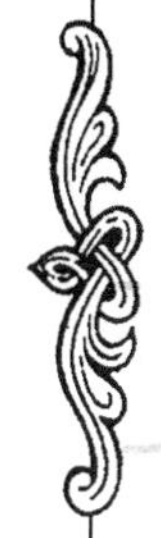

若为增生性脊柱炎，有肥大改变以及退行性改变者，可加相应夹脊穴；在颈加大椎、百劳；在腰加命门、志室；在骶加中髎、腰俞。凡有筋挛者加阳陵泉；痛牵引下肢，加环跳、秩边、承山；血瘀，加血海、膈俞；湿盛加脾俞、阴陵泉；低头痛甚加大椎；伸膝重者加天柱。均针上加灸，留针15分钟。

若系类风湿性脊柱炎者，以夹脊排针为主，加风市、阳陵泉。

若系腰椎间盘突出症，应采取复位手法，即病人坐位，助手站在病人侧方，双手按住患者膝部以稳住下肢。术者立于患者后侧方，用一手拇指顶推偏歪的棘突，另一手从病人腋下穿过按住颈项，在双手配合下先尽量使腰部前屈，然后侧屈，以拇指顶推棘突作轴，按住颈项的手下压，然后侧扳，最后上抬，使患者腰椎最大幅度旋转，若听到“喀喀”

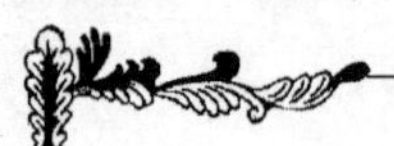

的响声和拇指下棘突处有跳动感，表示复位完毕。然后行按摩术，即采用按、压、揉、推、滚、抖等手法，最后针刺疼痛局部，加拔火罐，一次治疗完毕，再诊，如椎间盘突出已复位，即可用按摩、针灸治疗为宜。

14. 痿证

【案】汪某，男，54岁，病志号：698。

患者于2月18日因感冒发烧，畏寒怕冷，时有咳嗽，胸胁疼痛，被某医院诊断为“胸膜炎”，连续使用青霉素、链霉素和大量雷米封静点12天，病情好转，但无明显诱因，出现四肢痿弱无力，继则全身瘫软，翻身起坐均不能，只能卧在床上，翻身、大小便均需别人协助。于3月5日经脑部CT诊断为“脑痿缩”（老年性）。3月8日来我科诊治。

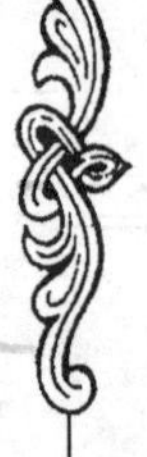

诊见：体格中等，营养一般，神志清楚，对话正常，问知饮食欠佳，夜寐及二便均无异常，体温36.5℃，面部表情淡漠，舌红苔微黄，无口眼㖞斜，两瞳孔等大同圆，颈项对称，气管居中，无瘿、瘰及静脉怒张，全身及皮肤黏膜无黄染，浅表淋巴结无肿大，心肺肝脾未见异常。神经系统检查：痛觉、触觉减退，肱二头肌、肱三头肌、桡骨膜反射迟钝，膝、跟腱反射均0级，肌张力均低下。实验室报告：血、尿常规正常，肝功正常。

诊为“痿软证”（多发性神经炎）。

治疗：宜养阴清热、通络疏筋、益肾健脾为主法。

治疗经过：治疗初期，由于诊断不明，按癔病性瘫痪处理，针取人中、内关、四神聪、神门，经治2周无效，后详细辨证，确认由雷米封慢性中毒引起的多发性神经炎，属罕见病例，目前一般认为恢复希望不大。

余认为患者无癔病史及其他精神因素，否认癔病性瘫

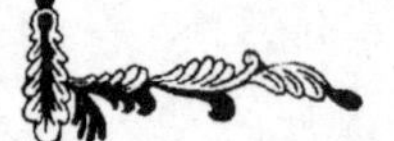

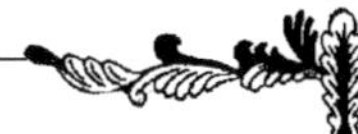

痪。同时详审病情，诊为病人年过五旬，阴气已不足，加之病起于热证感冒，治疗不当，日久余热未清，伤及肺胃之津，致使水谷精微不能输布，乃致筋脉失于濡养而成痿软、完全性瘫痪，正所谓“脾主肌肉而实四肢”“四肢不举，邪伤脾也”。故治疗“独取阳明之法，以润宗筋，束骨节，利关节”，乃每日针灸足三里穴、胃俞、脾俞，旨在培脾土、益气血、润宗筋、养肌肉、利关节，佐阳陵泉通络疏筋，配尺泽、肺俞养阴清热，以防伤肺津，针合谷、内庭、太冲，意在清胃、肝、大肠之邪热，经用上法治疗50天，前臂能做屈伸活动，下肢亦能活动。再诊脉来沉弱，两尺尤甚，舌质微红少苔。由于上下肢功能逐渐恢复，证明是因脾气健，津液得生，四肢肌肉得以濡养的结果，但患者腰部无明显好转，且较板硬、有冷感，仍不能起坐，知系痿软日久，肝肾阴亏，真阳亦出现不足，加之腰为肾府，肾主藏精，通于冲任，今脉来沉弱，两尺尤甚，精血不能濡养筋骨肌肉，加之日久气血循行受阻，命门火衰，故肾之外府无气血津液之濡养而痿软无力，据此，乃加刺华佗夹脊穴，意在通畅督脉以扶真阳，且能助膀胱之气，使之气血通畅，佐用命门、腰阳关温灸，以扶命火、通经络，肾俞、太溪滋肾阴，使肾阴足，宗筋得养，痿软可除。

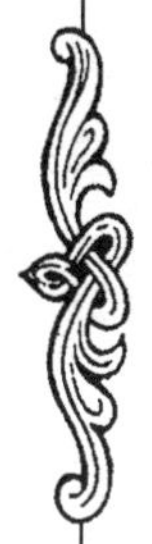

肝肾阴亏，此非针灸调节能奏全功，故投熟地黄滋肾水，益真阳，填精髓，长肌肉，生精血，臣以枸杞子助熟地黄以增补肝血、益精血、扶阳气、壮筋骨之效用，使以黄芪健中州、升清阳、补肺气、布津液以振奋元阳，尤妙在淫羊藿辛以润肾，温以助阳，巴戟天助淫羊藿以壮腰脊，少加龟板补肾益精，强筋健骨，牛膝、红花通经络、壮腰膝、利关节、起痿软，上方每日一剂，分2次服，经60天，四肢功

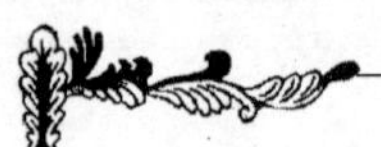

能恢复明显，下地行走、起坐、翻身均如常人，仅稍感不灵活，唯手足指感觉迟钝，不能持物，且有麻木、冷感，知经络通，但气血仍有受阻，四末阳气不足，乃加刺十宣出血，针八风、八邪以消瘀滞，以利经气之通畅。

4月27日检查结果：一般体检均正常，上下肢功能活动如常人，连续行走200米无疲倦、软弱之感，起、坐、翻身、持物如常人。神经系统检查：痛、触觉正常，肱二、三头肌、膝、跟腱反射存在，肌力上下肢均恢复5级，肌张力正常，四肢粗细均等，确认“四肢痿软”恢复正常，出院。随访一年，已能参加劳动而痊愈。

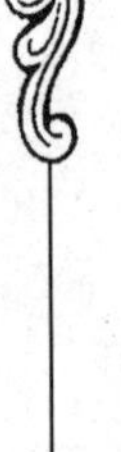

按：痿指肢体筋脉弛缓，手足痿软无力，所谓“弱而不用者”为痿。它的发生一般为感受邪热，伤及血脉，致使经筋、骨髓、血脉、肌肉、皮毛痿弱无力，而其病位多主张肺先受之。实际上，痿除肺热叶焦发生痿证外，临床每见有因虚、痰、瘀诸因致痿者，所以临证主张审热之浅深，虚实之缓急，更察何脏受邪，不泥守“主热而投凉药”，正治之法，应审热灼肺津以清热润燥，养肺生津为主；湿热浸淫以清热利湿，通利筋脉为主；脾胃虚弱以补脾益气健运升清为主；肝肾亏损以补益肝肾、滋阴壮骨为主法。每针药兼施，收效颇速。

临证组方，常用熟地黄、山茱萸、麦冬、玄参、牛膝、豨莶草为主方。凡病在肺，出现皮痿者，加板蓝根、大青叶以清热解毒；口渴甚，加生石膏、知母、水牛角；实热便秘，加大黄以泻热；病在肉，出现肉痿，加参、芪、术、甘以健脾，加苍术、萆薢、薏苡仁以利湿；病在骨，出现骨痿，加狗脊、肉苁蓉、巴戟天以强筋壮骨；病在筋，出现筋痿，加木瓜、白芍以舒筋；病在脉，出现脉痿，加茯神、柏

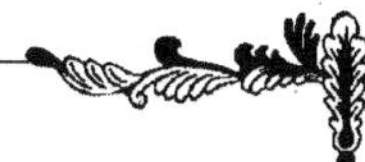

子仁以安神；日久气虚，加参、芪益气；血虚加熟地黄、鹿角胶养血；精髓空虚加龟板、鹿角胶、牛骨髓、紫河车以填精补髓；瘀血伤络，加赤芍、三七以活络消瘀；日久阴损及阳，出现怕冷、脉沉细无力，加鹿茸、补骨脂、附子以温阳；痛甚加天麻、乳香、没药止痛；抽掣加钩藤、全蝎；知觉减退加闹羊花；肌肉消瘦加鹿茸、肉苁蓉、石斛，兼服鹿马起痿丸。

针灸疗痿，首遵“独取阳明”。可取肩髃、曲池、合谷、髀关、伏兔、足三里、腰阳关等，是因阳明为多气多血之经，主润宗筋；痿病初发有热者，施用泻法以清其热，可配尺泽、肺俞、大椎，热退之后，应复其气血，可加脾俞、阳陵泉健脾化湿、调健中州；日久出现肝肾亏虚，由于肝主筋、肾主骨，故加筋会阳陵泉、髓会绝骨、骨会大杼以舒筋、壮骨、生髓，此为治痿之大法。

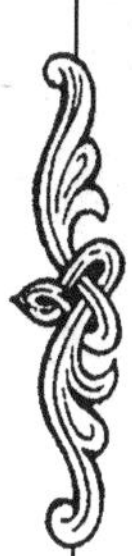

由于痿证病情复杂，病程长，临床不可泥守“阳明”，应本“治法因乎术，变通随乎症，不随乎法”的原则。随症施治，旨在润宗筋，主束骨，利关节，使滋生气血津液，以营养肌肉宗筋，以助痿弱之恢复。

由于痿证主要病在肌肉，上肢活动靠三角肌的收缩，此肌肉恰是手阳明经所过之处，故应重刺肩髃、臂臑、手三里、曲池、合谷为主穴，下肢活动靠股四头肌的收缩，此肌群恰是足阳明经之所过，故应重刺髀关、伏兔、梁丘、足三里、解溪为主穴。

治痿独取阳明是最佳的选穴规律，而痿之能否起步首要在于能否恢复这些肌肉之功能。

上下肢的活动功能，大都是以上带下，如上肢是上臂的神经、肌肉支配着前臂，前臂又支配着手指，据此上肢痿当

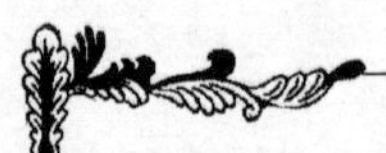

先选上臂经穴，使上臂功能得以恢复，就能带动前臂及手的活动。下肢由腰脊部神经肌肉支配带动着股、股带动胫、胫带动足，据此下痿当先解决腰脊功能，应先取腰、臀、股、胫部经穴，特别是腰脊部经穴是治下痿之要穴。

痿弱后期，常遗留肢体一侧麻木、削瘦、痿软，导致肢体内、外或前、后的肌力失衡，从而形成内外斜、内外翻等畸形。临床应针对症状，区别是哪一经麻痹，哪些肌力不足，加以调整、纠正，运用补其不足、泻其亢盛的方法，才能纠正经气失衡所引起的畸形。

如肩外展困难多是三角肌麻痹，而三角肌是手阳明经经过、濡养的处所，故肩髃、臂臑、曲池为其要穴。

如肩部伸展困难多是肱二头肌麻痹，可取天泉、天府为主。

如腕伸展困难，多是腕伸肌麻痹，可取曲池、手三里以及外关疗之；若屈曲困难，乃腕屈肌麻痹，则当刺郄门、内关疗之。这些选穴方法都体现"随经所在而调补之"的法则。

下肢大腿内收困难，当取箕门、阴包、阴廉以促进内收肌之恢复；膝无力伸展，当取髀关、伏兔以恢复股四头肌之功能；若膝无力屈曲，当取大肠俞、承扶、殷门以恢复股后肌群之功能；足无力背屈，当取足三里、上巨虚促进胫骨后肌之功能；足无力外翻，当取阳陵泉、绝骨、昆仑以促进腓骨长短肌之功能；足无力内翻，当取委中、承山、三阴交、太溪以促进胫骨后肌之功能，由此可见，"治痿独取阳明"贯彻治疗之始终。

至于针刺之先后，又应根据以上带下、以主带次的法则，即上肢先取肩部、上臂经穴，以带动前臂和手，下肢先

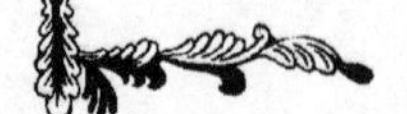

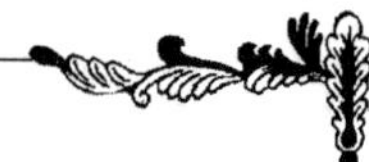

补腰、臀、股、胫，以带动小腿和足。

痿证日久，应区别哪经亏损，加以调整，一般下肢内斜是外侧少阳经不足，足下垂多为足阳明经之虚所致。

由于痿证病情复杂，又应随症调治，如肺热加尺泽、肺俞以清热益肺；湿热责于脾，可加阴陵泉、脾俞；肝肾亏损，加肝俞、肾俞、太溪；腰肌麻痹，以取相关夹脊穴、腰阳关、命门为主；腹肌麻痹，加天枢、带脉、梁门以及相关夹脊穴；咽下困难，加天突、廉泉；失语加哑门、通里；流涎加地仓、承浆、合谷；小便失禁，加次髎、中极、三阴交。

针灸治疗本病，早期宜多针浅刺，日久可采用透针，出现肌痿宜灸，或加温针，此为治痿应遵守之原则耳。

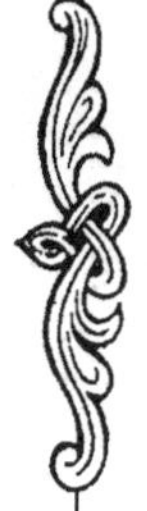

15. 鸡爪风（抽筋）

【案一】王某，女，28岁，病志号：199，1978年12月30日诊。

产后一月，兼受风邪，乃作手足抽搐，状如鸡爪，每重时日发3~5次，一次抽搐长达20分钟。

查：脉来濡弱，面淡黄，打脸试验阳性，束臂试验阳性。诊为产后气血衰弱，肝脉失养，兼受风邪，乃作抽搐之症。乃日针劳宫、合谷、曲池、承山、阳陵泉，均行泻法，肝俞补，留针15分钟。投木耳散，引用当归15克、党参15克、桂枝10克、鸡血藤20克、细辛5克，连进7剂，针灸6次，抽搐停止，后又服木耳散1剂而愈。

【案二】王某，女，44岁，病志号：291，1979年1月8日就诊。

手指抽搐已近月余，缘于第3次产后调护不周，兼受风湿，乃发手指抽搐，经治时好时犯，近日洗衣受凉，抽搐

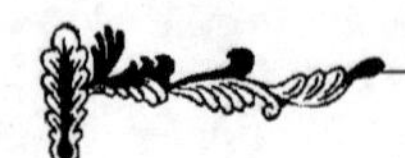

频发。

查：面淡黄，脉沉弱而细，舌质淡有薄白苔，诊其体弱形疲，知气血亏虚，筋脉失养所致抽搐，乃投大剂当归四逆汤加减：当归 20 克、白芍 15 克、熟地黄 40 克、桂枝 15 克、细辛 7 克、鸡血藤 20 克、阿胶 15 克（烊化），水煮送服木耳散，日 3 次，连服 7 剂，抽搐基本停止，后又服木耳散 2 剂，病痊愈。

按：鸡爪风是指手足痉挛、抽搐，状似鸡爪之弯曲，因名。该病多发生于产后哺乳以及孕妇，一般认为系血液内钙质降低所致。

中医论治，因肝主筋脉，肝血虚则筋脉失养则致拘急抽搐，兼有挟风寒、风湿者，故治以补血为主法，兼以散风寒，祛风湿，强壮筋脉，补益肝血亦为必要。余临床常在发病之时，采用针灸止抽，间歇时投给木耳散、当归四逆汤补血，每收显效。临床常用木耳散：木耳 200 克、鸡爪 4 对（焙干）、田螺 50 克（煅）、全蝎 20 克（焙）、蜈蚣 50 克（焙）、广木香 50 克、皂角灰 50 克，混合为面，每服 5~7 克，黄酒送服，日 3 次。

汤剂：加味当归四逆汤：当归 15 克、黄芪 40 克、白芍 10 克、细辛 5 克、桂枝 15 克、鸡血藤 15 克，水煎服。

血虚，加熟地黄、阿胶、鱼鳔。风寒，加地肤子 15 克、麻黄 10 克。风湿，加白术、薏苡仁、木瓜。

针灸取穴：曲池（双）、劳宫（双）、合谷（双）、肝俞（双）、承山（双）、合阳（双）、阳陵泉（双）、筋缩。

先取肝俞、筋缩行补法，若上肢抽搐者，加劳宫、合谷、曲池，均行泻法，留针 15 分钟；若下肢抽搐者，加承山、合阳、阳陵泉，均行泻法，留针 15 分钟。

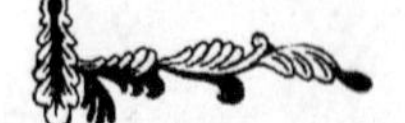

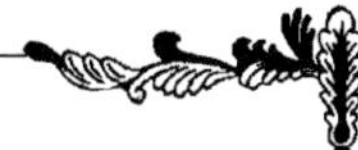

病后食养：

大鲫鱼一条，去内脏，放入全蝎5克，炖吃，鱼骨为面，蘸木耳吃。

钩藤20克、天麻20克、木耳50克，加水煎，取木耳蘸白糖吃，再饮水。

16. 面瘫

【案一】施某，男，27岁，病志号：399，1977年3月18日诊。

7日前酒醉后当风卧睡，醒后自觉左面麻木，次日晨起，洗脸发现左眼睑闭合不紧，口角向右㖞斜，口涎时从口角漏出，不能吹气。

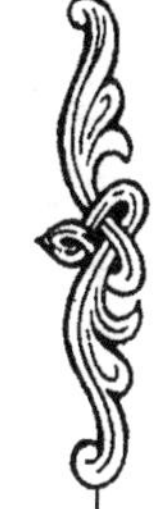

查：脉来濡弱，苔薄，知系酒后体虚，卧汗当风，复受风湿之邪，阻塞阳明之络，使其经气不能上达于面所致，治宜扶正祛风，宣通气血，以改善经气之瘀滞，乃针地仓、颊车，用补法，留针15分钟，温针5壮，出针后点刺颊内出血，每晚患侧涂蜈蚣牵正散一次，内服芪风牵正汤，经治6日，症状完全消失，面肌活动正常。

【案二】王某，女，33岁，1977年7月29日诊。

因冒雨涉水，晚间即感周身疼痛、恶寒、发热，自服银翘片，热退身凉。次晨起洗脸，感觉左面部麻木，不灵活，口角向右㖞斜，左目闭合不严，漱口漏水，吃饭左侧停留食物，遂来诊治。

查：左目闭合困难，左乳突部有压痛，眼裂为0.5cm，额纹消失，不能皱眉，鼻唇沟变浅，口角向右㖞斜，舌淡，有薄白苔，脉浮紧，据此认为感受风寒，正气不足，风邪中络所致面瘫，乃投黄芪30克、防风15克、甘草10克、蜈蚣2条、蝎尾3个、菊花15克，水煎服。针取左颊车透地

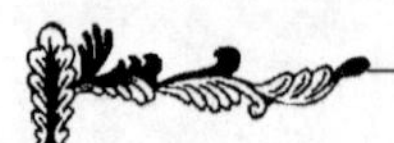

仓，左四白、阳白、翳风、右合谷、足三里（双），行补法，经服药3剂，针6次，眼能闭合，能皱眉，左侧面部已能作鼓腮活动，又照前方服药2剂，针5次，面瘫治愈。

按：面瘫多因机体先虚，腠理疏虚，风冷乘虚侵袭，致使面部经络功能失常，乃致经气受阻，经筋失养，则作面肌拘急、弛缓、麻痹，此皆为周围性麻痹。正如《诸病源候论》所述："偏风口㖞是体虚受风，风入于夹口之筋也。足阳明之筋，上夹于口，其筋偏虚，而风乘之，使其经筋急而不调，故令口㖞僻也。"然亦有因中枢性麻痹者，常因脑病——如脑瘤压迫、脑血管疾患所引起者。凡属中枢性麻痹，当除掉病因，可望治愈，而周围性者，初则必从汗解，余常以黄芪助气，防风散风发汗，兼以虫类药搜风，常可一战成功，日久则必须内外兼施，耐心治疗，可望恢复正常。

一般常用汤剂：芪风牵正汤：黄芪50克、防风25克、甘草15克、蜈蚣2条（焙）、蝎尾5个（焙），水煎服。

凡见头面痛痉挛者，加天麻、蒺藜、钩藤。肝亢，加牛膝、夏枯草、茺蔚子。目赤，加菊花。心烦，加夜交藤、合欢花。心悸失眠，加枣仁、朱砂（冲）。纳少，加谷芽、陈皮。内热，加生石膏、黄芩。日久血亏，加当归、熟地黄、鸡血藤，减防风。胃热乏津，加沙参、石斛、玉竹。日久面肌萎缩无力，倍黄芪、党参，加附子，兼服炙马钱子粉，减防风。

散剂：加味牵正散：白附子20克、全蝎10克、蜈蚣5条、僵蚕20克、白芷20克、独活20克、细辛10克、天麻20克。混合为面，每服3~5克，黄酒送服，每日3次。

外治常用：

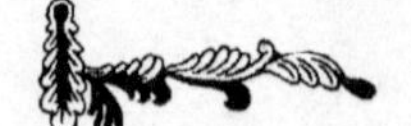

涂剂：蜈蚣牵正散：蜈蚣15克、全蝎10克、炙马钱子10克、皂角20克、白附子20克、生天南星15克、生半夏15克、生熟川草乌各15克、独活15克、樟脑5克。混合为面，取药50克，用鳝鱼血及米醋调成膏状涂患处，外用水袋加温，使药力透入肌肤，涂2小时后更换一次。

塞鼻：生乌头20克、黑矾10克、火硝10克、麝香0.2克，混合为面，按鼻腔大小，纱布包药粉纳入鼻中，左病塞右，右病塞左，一日3次，每塞后流黄水即可取出，连用3~4日。

针灸取穴：地仓、颊车、四白、下关、人中、承浆、合谷、内庭、阳白、颊内、牵正穴。

施治：俞穴常规消毒，先推位复正，再取麻痹侧之地仓、颊车两穴相对针刺，行补法，再取合谷（对侧）行泻法，留针15分钟。初发可先针双侧足三里穴。若眼肌麻痹，加四白、阳白，均取患侧行补法；口肌麻痹，加禾髎、承浆，均取患侧行补法；乳突压痛，加翳风；不能抬眉，加攒竹；鼻唇沟平坦，加迎香；人中沟歪斜，加人中穴；舌麻乏味加廉泉；流泪加睛明，最后在颊车、地仓穴处加电针5分钟，或温针5壮，出针后在颊内黏膜处点刺出血。如初起者，亦可刺牵正穴，斜向掌心，针入5~8分，留针15分钟。日久面肌萎缩无力，可于针后患处加拔闪火罐5分钟。

灸疗取穴：颊车、地仓。

施治：取干艾绒20克、巴豆皮0.5克、白芷0.5克、白附子0.5克、川乌0.5克、全蝎0.5克、细辛0.5克、蜈蚣0.5克，共为细粉，与艾绒混合一处，先取姜片置于穴上，外盖胶布，再用药艾连灸5~10壮，每日2次。

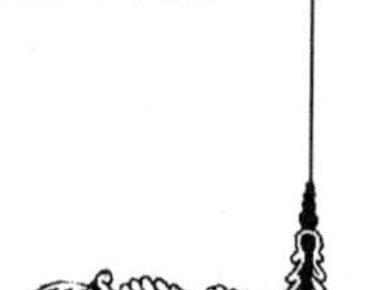

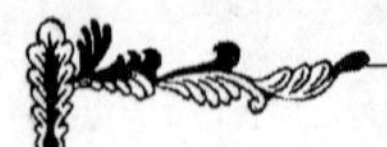

17. 面痛（三叉神经痛）

【案】纪某，女，43岁，病志号：698，1975年12月30日诊。

素患头痛，近日每因忿怒焦急，突然左侧面部出现阵发性、针刺样疼痛，痛不可忍，时有面肌抽动，每次发作持续数秒及几分钟，兼有口苦、咽干、视物模糊之疾。

查：体健，颧红，舌质淡，苔薄黄，脉来弦数，右关尤甚，知肝郁化火，火气上灼于面，乃作面痛。疗以疏肝解郁、清火息风为主法，针刺取合谷散风止痛，局部取攒竹、鱼腰、太阳、阳白，留针15分钟，针后痛止而愈，为防止复发，后又针3次，加太冲疏肝解郁，光明清泄胆火以息肝风而愈。

按：三叉神经主要分布在面颊及额部，属经络中的阳明与太阳经所过处，此病属中医学中的"面痛""眉棱骨痛"以及"头风"证中。常由外感风寒致使面部经气阻滞，气血不能荣于面则寒急而痛，故面痛抽搐；或因肝胃气郁，久而化火，火气上灼于面，干扰经气，亦可作剧痛；或因肝肾阴虚，虚火上炎，热灼阴津，面部筋脉失养，亦能造成痛抽之疾。

这种疼痛的特点是剧痛，有如电击、刀割、针刺样痛，每痛见一侧，并与三叉神经分布相一致，常由风湿、情志、冷饮、洗脸、刷牙、说话等诱发，并伴有面肌抽动、流泪、流涕、流涎等症，治当疏导经气以止痛。

临床先循经取穴，待疼痛缓解，再取局部穴位以防痛甚。如兼有风寒外袭，症见恶寒发热者，加风池以散风寒；肝胃火郁者，症见口臭龈肿，加行间以清火解郁；兼有阴虚火升，症见颧红少寐者，加太溪以滋阴降火。凡第一支疼

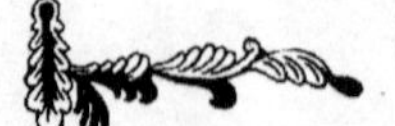

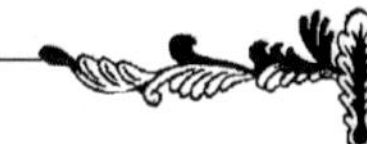

痛，循经远取以合谷为主，因大肠经上面，可以散风止痛，近取攒竹透鱼腰、太阳、阳白透鱼腰（此乃眶上孔），目的在于镇静以止疼痛；第二支，远取循经内庭为主，以清胃热之上冲，局部配四白透迎香，翳风、巨髎（此乃眶下孔），目的在于镇静以止疼痛；第三支，远取太冲，泻肝息风，近取大迎透承浆、颊车，一般局部以轻刺、远隔以泻法为宜。

针刺同时，还可助以药力，一般在疼痛发作时，可用30%碱水半碗浸泡紫苏叶2小时，用紫苏叶涂患处，再以蛋清调生香附末贴足心，约一昼夜取下，可引热下行以止痛。

为加强疗效，可服立愈汤（白芍、甘草、土茯苓、钩藤、白芷、防风、蜈蚣、全蝎、枣仁），水煎服。方中白芍、甘草甘缓镇痛，钩藤、蜈蚣通经除邪，土茯苓清热，枣仁镇静，白芷可散头面之风，防风乃风中润剂，祛风而不伤阴，且可引药直达病所。凡胃热口臭加石膏；阴虚加玄参；面肌痉挛者宜针刺合谷、太冲；平肝风，止抽搐，配风池、风府、百会镇静息风，然后取局部之四白、地仓；血虚加肝俞、膈俞、足三里健脾滋血；阴虚加太溪、三阴交以滋阴增液，坚持治疗，可望治愈。

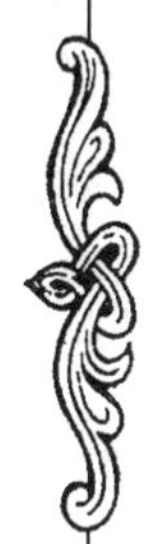

18. 中风

【案】朴某，男，59岁，干部，病志号：1938，于3月14日初诊。

素患高血压，10日晚，看电视时间过长，突感头痛眩晕，乃致昏迷，不省人事，遂即到吉林市医院就诊，诊断为脑溢血，投西药治疗效果不显，乃转我科治疗。

查：形体丰盛，神志尚清，不能对话，舌硬，语言不清，面赤，舌质黯，苔白腻，脉沉弦，血压22.7/14.7kPa（170/110mmHg），体温37.1℃，左侧半身偏瘫不用，肌力0

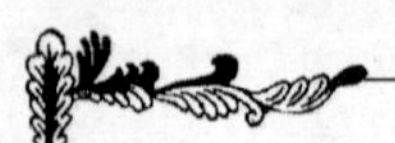

级，划跖反射阳性，随意运动消失，诊为素体阴虚阳亢，复因过劳，乃致肝风妄动，挟其痰浊，上蒙清窍，造成络破血溢之中风病。

先治以平肝息风，豁痰开窍以平阳亢，次以扶正治瘫以善其后，初投清降醒脑饮（生石决明、钩藤、地龙、石菖蒲、牛膝、天竺黄、瓜蒌、山羊角），水煎服，连服3剂，针刺人中、太冲、百会、风池、曲池、阳陵泉、丰隆，一般均用补法，经上法治疗3天，血压降为20.0/13.3kPa（150/100mmHg），脉稍和缓，大便3日未解，语言仍不利，口仍㖞斜，肢体肌力仍为0级。上方加大黄，服后便解，血压20.0/12.0kPa（150/90mmHg），脉弦，知肝阳稍平，上方加豨莶草、鸡血藤，针穴同上，加患侧颊车、地仓、合谷、廉泉、通里，又治3日，血压20/12.0kPa，能发一般单双字音，但不清楚，上肢能上抬至胸，肌力为2级，下肢肌力能活动。上方加苏木、水蛭（3克为面冲服），针穴同上，加头针运动区，又治疗7天，上肢肌力为4级，能做一般随意活动，下肢肌力恢复为2级，能下地站立，诊见舌质黯，脉沉弦带涩，为颅内仍有瘀结之象，乃投水蛭通栓汤：黄芪、水蛭（每次3克为面冲服）、地龙、苏木、木瓜、川续断、豨莶草、鸡血藤、黄芩，水煎服，针法同上，并加按摩，又治疗7日，下肢恢复为4级，上肢仅感无力，可随意活动，唯手指尚欠灵活，血压18.7/12.0kPa（140/90mmHg），脉沉缓，舌质红，少苔，为巩固疗效，投茸血治瘫丸加黄芩，每服7克，日3次，又治15天，肌力、自主活动均如常人而愈出院。

按：中风，一名卒中、类中，以猝然昏倒，不省人事，醒后留有半身不遂、口眼㖞斜、语言不利为主症。这种病

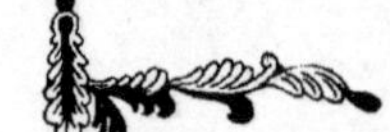

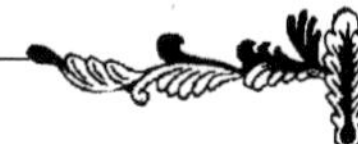

概括近代之脑血管意外的脑出血、蛛网膜下腔出血以及脑栓塞、脑血栓形成等疾病，前者属出血性中风，后者称之为缺血性中风。

古代对中风的认识，以“厥”“巅”来形容，故有“煎厥”“薄厥”“大厥”等名称。实际上“厥”是气血逆乱，发病迅猛；而“巅”指中风的病位在脑，其发病机理则是“血之与气，并走于上，则为大厥”。张山雷亦谓：“肝阳化风，气血并逆，直冲犯脑，形成气火俱升，气血上逆”，可见脑血管疾病的关键是“气上不下”，就是在某种因素的影响下（痰浊、肝亢、火炽、血瘀），使血压骤升，气上不下，故阳亢于上，有升无降，造成络破血溢，此属出血性中风的病机变化。

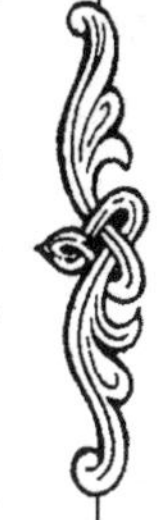

如果其人平素先有“内亏”，机体失养，生化不足，风痰挟火，上扰神明，多发为络塞血瘀之缺血性中风，正如王清任所说：“元气既虚，必不能达于血管，血管无气，必停留而瘀”，说明“内亏”又以气虚为前提，因机体功能活动是气为血帅，气行则血行，气虚则血行不利，浊痰不散，久则血结、痰壅，闭塞于脑，使其络脉通行受阻则病“栓塞”之疾。

由于中风病多属本虚标实之证，所以在治疗急性卒倒之时，当以祛邪为先，后遗证期又应以扶正为主；扶正要以消除肝亢、痰浊、火炽、血结为前提，以保证脑组织不受浊邪之压迫，才能使“气复返”而收效。这就必须针对病因，采用醒脑、开窍、息风、化痰、泻热、通腑之法，以求“气火之升，宜于抑降，肝阳之扰，宜于清泄，痰涎之塞，宜一涤化，阴液之耗，宜于滋填”，此都是治疗中风必须遵守之法则。

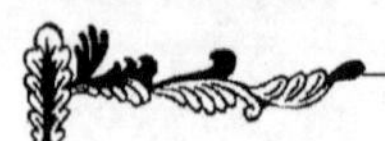

出血性中风，以清降醒脑饮为主方，随症加减疗之。凡见颅内血肿，可加水蛭、土鳖虫、海藻、昆布以逐瘀血。水蛭含水蛭素，能阻止凝血酶作用于纤维蛋白原，延缓血液凝固；水蛭分泌的组织胺样物质，能扩张毛细血管，减低血液粘着力，所以有化瘀活血之力，用于脑血管疾病，可加大大脑动脉血流量，降低血管阻力，对血管壁有扩张作用，从而加速血肿的吸收。

若见脱证，改服人参、黄芪、附子、五味子、麦冬、山茱萸；属气虚重用党参浓煎以益气生津，附子壮心阳，生地黄、阿胶凉血止血以护阴液，使气有所依附；如二便失禁，是脾阳脱，重用术、附以固守脾阳；大汗不止是卫外虚损，重用芪、附以固守卫阳，这说明脱证以固其气为主法，先使气骤阳回才能解除危急。

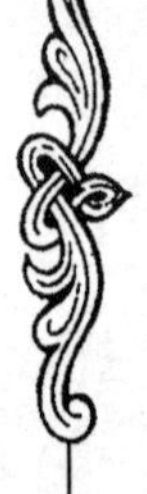

阳回之后，出现真阴虚损、虚阳浮之面赤足冷、虚烦不安、脉细弱或浮大无力者，当峻补真阴，温肾扶阳，可投生地黄、巴戟天、山茱萸、石斛、肉苁蓉、五味子、附子、太子参、肉桂、石菖蒲以益阴扶阳。

缺血性中风，以黄芪逐瘀汤为主方，后遗半身不遂、失语之疾，可服水蛭通栓汤、茸血治瘫丸为主。

针灸治疗：凡中风出现闭证时，以开窍、启闭为主法。可选用人中，斜针向上刺 5 分，再用三棱针点刺中冲出血，百会向后平刺 1.5 寸以启闭泻热、醒脑开窍，再针太冲，向上斜刺 1 寸，劳宫直刺 0.5 寸以清心、降逆、潜阳息风。若痰涎盛加丰隆、天突以豁痰；口噤加合谷、颊车以开噤；吞咽困难，加天突、照海、廉泉；舌强加廉泉、通里、照海、金津、玉液；气喘加天突、膻中、气海以平喘；如昏迷不醒，可用三棱针在大椎、委中、尺泽穴处放血，以清除瘀

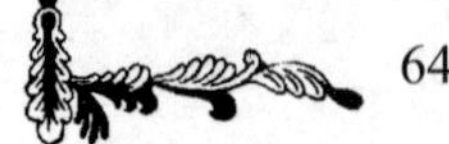

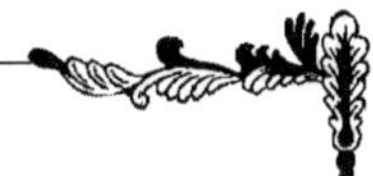

滞，开窍醒神。

凡中风出现脱证时，多系真气衰微，元阳暴脱，应急以醒神回厥救逆，可重灸神阙、气海、关元，神阙加盐灸，均取大艾炷，不拘壮数，灸至汗出、脉起、肢温为度。若虚汗不止，加灸阴郄以敛浮阳，血压低加刺内关、素髎、人中以提高血压，还可刺足三里以调补中焦，鼓舞气血生化之源，刺命门补益肾阳以救逆。

凡后遗证出现半身不遂，上肢取肩髃，斜针 1 寸，使局部出现胀感，曲池、手三里直刺 1 寸使局部酸胀，或向上扩张，外关直刺 1 寸，使局部酸胀并向指端扩散。

下肢先取环跳，直刺 2 寸，使局部出现酸胀，或呈电麻感扩散到下肢，再针风市、阳陵泉、足三里，直刺 1.5 寸，使针感向下传导，最后解溪直刺 0.5 寸，昆仑直刺 1 寸，均使之产生酸胀感或向足趾放散。

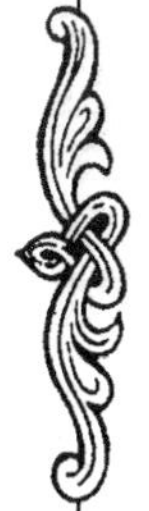

效果不显时，上肢可选极泉第 4、5、6 胸椎夹脊穴，下肢可加委中以及第 3、4、5 腰夹脊穴。

一般一日一次，健、患侧轮用，健侧多用泻法，患侧多用补法，之所以要补患侧，乃因补可使经气充实，则经络之气血畅于偏瘫一侧，以荣其枯，促使功能恢复。至于健、患侧轮刺，是根据人体左右是阴阳道路，况左半身虽以血为主，但非气则不通，右半身虽以气为主，但非血则不荣，故病在一侧，治应从阳引阴，从阴引阳，以左治右，以右治左，血滋气足，周流左右，则阴阳贯通，偏枯得除。所取之经，多属阳明，是因阳明为多气多血之经，针之可调和经脉、气血，充沛于偏枯之患肢，使经气通畅，气血调和，促进偏瘫的恢复。

若见肢体拘挛，上肢可加尺泽、曲池，下肢加委中；日

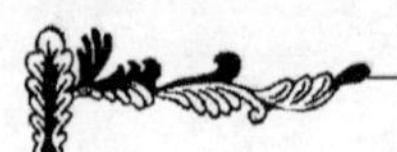

久虚极，抵抗力低下，应加强壮穴促进恢复，可加脾俞、大椎，向左右肩部沿皮刺，腰阳关、命门以扶正治瘫；其次指尖麻木加八邪、十宣放血；膝盖肿麻、发冷加犊鼻；足趾痛加然谷、太冲。

凡有面瘫者，多属中经络之疾，治以通调经气，和血通络，可先在患侧面部行推位复正法，然后取下关、颊车、地仓、四白、阳白均沿皮向四方透刺。其中额肌不用以阳白为主；下睑不用以四白为主；口角㖞斜以地仓为主；颊肌不用以颊车为主。因面部血管丰富，故宜用细毫针，消毒要严密，手法宜轻巧，以解除局部血管之痉挛，改善血行，控制炎症，减轻组织水肿，改善神经营养，才能逐渐纠正口歪。

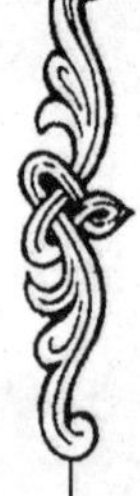

另外，若鼻唇沟消失可加迎香；人中沟歪斜加人中；颏唇沟消失加承浆；若眼睑闭合失灵，可在局部叩打梅花针；乳突部疼痛加刺翳风。

如果发现健侧牵拉过甚，可取健侧经穴，用重刺泻其有余，使之缓解，日久肌肉萎缩、弛缓，可用闪火拔罐，促进血行，恢复肌力，拔到局部潮红为止。以上皆属局部取穴，意在疏利病患部位之经络气血，还要循经取善治头面之疾的合谷、正口歪的太冲穴，以加强疗效。

如果中风病人出现语言不利，可选哑门或风府穴开音、通里清心、廉泉活络，三穴合用，有清心火、开机窍、利舌本之效。若系邪气有余，可加解溪，虚邪加太溪。

刺哑门（或风府），最好选用 60% 纯银的 26 号合金钢针，刺入 0.5~1 寸，小幅度捻转，使之产生酸、胀、重、沉感，然后加枣核大艾炷，灸 3~5 壮，每日一次或隔日一次，2 周为 1 个疗程。

刺廉泉，要向舌根方向斜刺 1 寸，使舌根部及喉部发

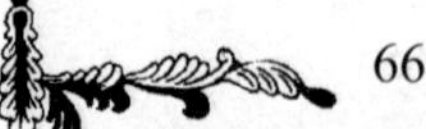

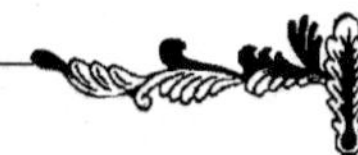

紧、发胀为宜。总之，治疗中风后遗证，要针对证候，细心体察，减少病人痛苦，从而使之早期恢复。

19. 眩晕

【案一】冯某，女，39 岁，病志号：449，1978 年 6 月 18 日诊。

头眩目花，起立站立不稳，已经 2 个月之久，经医大二院诊为“梅尼埃尔综合征”，服镇静剂效差，时好时犯，近日头眩目花益甚，兼有胸膈满闷，恶心呕吐，右耳时鸣，每晨起必干呕，含姜稍止。

查：体胖神疲，闭目而卧，面色不华，脉来弦滑，心肺无特殊变化，舌质淡红，有白腻苔，知系痰湿中阻，脾失健运，致使清阳不升所致头眩证，治本“除痰须健中，息风可缓晕”之理，乃为之针中脘、风池（双），百会、足三里（双），均补，一日一次。内服止眩汤加茯苓 40 克、代赭石 30 克、生姜汁 5 毫升、半夏 10 克、白术 15 克、党参 20 克，经服 6 次，针 12 次，呕吐停止，眩晕减轻，继针 7 次，投上药 3 剂，诸疾消失而愈。

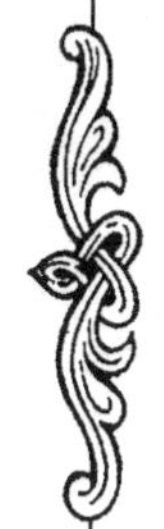

【案二】陈某，女，44 岁，病志号：981，1990 年 3 月 18 日诊。

头眩目花，时好时犯，现已 8 个月之久，近来目眩加重，曾昏倒一次，兼症有纳少，腰酸，肢弱无力，心悸失眠。

查：面色㿠白，形弱神疲，舌淡而润，脉来沉弱，两尺细小，血压 12.0/8.0kPa。问知月经 16 岁初潮，22 岁结婚，生 3 胎，有 2 次产后失血较多。根据两尺脉弱、面色㿠白、腰酸、形弱神疲，知系髓海不足、肾经虚亏所致眩晕，乃投止眩汤加淡附子 10 克、茯苓 15 克、肉桂 15 克、炒酸枣仁

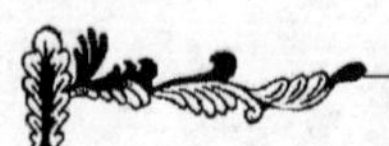

20克、龙眼肉20克、人参15克，冲服血茸粉2克，连服24剂，面转红润，脉来沉缓，诸症均减，为巩固疗效，又服3剂而愈。

【案三】方某，女，34岁，病志号：1142，1990年5月15日诊。

头眩目赤已半月有余，每情绪激动则头眩益甚，近日因与邻居口角，即感头眩脑胀，头痛，兼发抽掣欲动，午后潮热。

查：脉来弦数，舌边红，有黄薄苔，目白珠微赤，血压17.3/10.7kPa，知系肝气偏盛，今怒气触犯肝阳，营阴已渐不足，肝风似有内动之势，若不速平肝亢，滋肝阴，必将抽搐猝倒，乃针太冲（双）泻、太溪（双）补、风池（双）泻，留针15分钟，投止眩汤加牛膝20克、夏枯草25克、龟板25克、女贞子25克、白芍15克、玉竹20克。经针16次，连服汤剂13剂，诸症消失而愈。

按：眩晕是一种症状，是以目眩头晕为主症；正如《医学津梁》所述："眩晕……所见之物，皆颠倒摇动，身如腾云，足如履空，饮食即吐，胸中怏怏，眼花不定。"临床很多疾病皆可发生眩晕，如脑瘤、脑动脉硬化、脑震荡、中耳病、目疾以及贫血、便秘、脏躁等，皆能令人作眩。

中医论治，大抵有三：一为痰火，所谓"无痰不眩，无火不晕"，二为肾虚，所谓"肾虚则高摇""髓海不足则脑转耳鸣"，三为肝亢，所谓"诸风掉眩，皆属于肝"，所以《质疑录》中指出："眩者，刘河间专主于火，"据此，治疗首应审其因何而致眩晕，从其本源，去除原因，眩则自解。若系痰浊、肝亢、肾虚所致眩，治当祛痰、平肝、益肾为主法，总之当审其因火、痰、瘀，更应区别虚实，兼查其标本缓

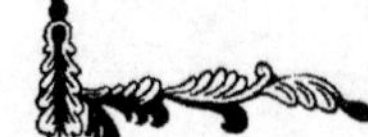

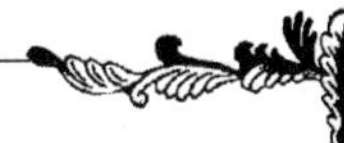

急，加以调治为宜。余临床常用止眩汤：天麻15克、何首乌15克、钩藤20克、半夏15克、川芎15克、白蒺藜15克、陈皮15克、旋覆花15克、竹茹5克，水煎服。

挟风，加防风、羌活。挟寒，加干姜、附子。挟暑，加香薷、扁豆、黄连。挟湿，加苍术、茯苓、泽泻。挟痰，加茯苓、半夏、旋覆花、天南星、白术。火盛，加栀子、黄连、大黄。肝亢，加夏枯草、茺蔚子、珍珠母、龟板、牛膝。气虚，兼服补中益气丸、黄芪赤风汤。血虚，加当归、熟地黄、阿胶。髓海不足，兼服六味丸、鹿茸（冲）。肝阴不足，加玉竹、女贞子、白芍、阿胶、熟地黄。肾阴不足，加山茱萸、枸杞子。肾阳不足，加附子、肉桂。失血脉弱，兼服独参汤。心悸失眠，加夜交藤、炒酸枣仁、龙眼肉、五味子。白细胞减少，加大枣、太子参、鸡血藤、白术。

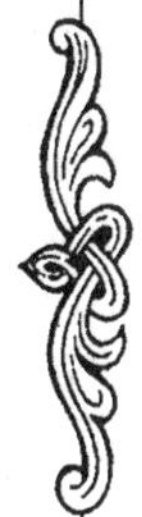

针灸取穴：风池（双）、百会、印堂、三阴交（双），先取风池左斜右目，交叉对刺，用补法，再针百会、印堂、三阴交，均行补法，留针15分钟。若心悸，加内关（双）、心俞（双）补；痰火盛者，加丰隆（双）、支沟（双）均泻，中脘补；肝亢，加太溪（双）补、太冲（双）泻，肝俞（双）补；失眠加神门（双）补、安眠（双）补；耳鸣加翳风（双）、风市（双）、中渚（双）泻；肾阴虚者，加太溪（双）补；肾阳虚者加肾俞（双）灸；气血不足，加脾俞、膈俞灸，每日一次。

病后食养可用：

虚证眩晕，取天麻15克、何首乌20克、枸杞子25克、羊肉100克，加水煎煮，去药吃肉汤。

耳性眩晕，属虚证，取羊脑一个、黄芪50克、五味子15克，水煮熟吃之。

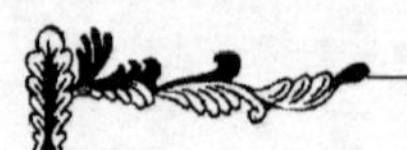

肝亢头痛、眩晕：天麻 20 克、川芎 15 克、钩藤 20 克、茯苓 20 克、鲜鲤鱼 1 尾（1 斤重）同炖，去药吃鱼汤。

20. 甲状腺机能亢进

【案】马某，女，31 岁，系长春市某中学教师，病志号：689。

主诉：疲倦无力，心慌出汗，情绪急躁，时感头晕，失眠，常觉饥饿。

现症：自 1968 年 4 月以来，开始感觉疲乏无力，时感头眩，经常心悸出汗，胸胁不舒，遇事善怒，性情急躁，虽能食而自觉周身逐渐消瘦，颈渐粗而气促不利，月经血量逐渐减少，持续最多 2 日即无。某医院诊断为“甲状腺机能亢进”。检查结果为：基础代谢率为 +58%。红细胞数 3.85×10^{12}/L，血红蛋白 90g/L，白细胞数 6.45×10^{9}/L，中性分叶核粒细胞 0.8，嗜酸粒细胞 0.2，淋巴细胞 0.18，单核细胞 0.2，血胆固醇 3.83mmol/L，血糖 4.77mmol/L，24 小时尿肌酸定量 1031mmol/L，血钙 1.25mmol/L 经用碘、甲基硫氧嘧啶等药治疗暂获疗效，但心悸、乏力、出汗、善饥不减，后因白血球减少乃停药，遂动员手术，患者不从，乃来我处诊治。

查其发育中等，营养欠佳，神志清晰，姿势、表情均正常，体重 48kg、体温 37℃，脉搏 118 次/分，呈细数脉象，舌质红少苔，血压 24.0/13.3kPa，两眼球稍有突出、颤动，颈围 40cm，左侧甲状腺肿大隆起，呈乒乓球大硬结一个，表面尚平滑，可听到血管杂音，皮肤湿润多汗，无黄染，睑结膜淡红。肺正常，心界向左扩大到左乳腺外，心尖区听到二级收缩期杂音，腹平坦，肝脾未触及。

治疗：病人症见心悸、多汗、急躁、目胀、消瘦、乏

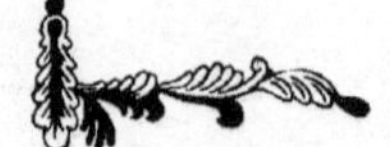

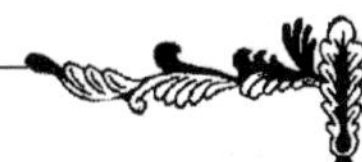

力、手颤、善饥颈大，脉来细数，舌质红，此系阴虚阳亢，虚风内动所致，治以育阴潜阳、养心宁神为主，兼以消瘿为辅，乃投：夏枯草 8 克、牡蛎 8 克、石斛 6 克、沙参 6 克、女贞子 6 克、枸杞子 6 克、茯神 4 克、党参 4 克、炒酸枣仁 6 克、合欢花 6 克，水煎服，日 2 次，连服 4 剂后，心悸、烦躁、头眩、出汗、疲乏、失眠等症均渐减少，但脉仍细数，舌质红，颈肿不消，手颤仍在，原方加黄药子 8 克、海藻 6 克、昆布 6 克、海浮石 6 克、石决明 6 克、钩藤 10 克，又服 4 剂后，颈胀感（–），手颤（–），血压降为 18.8／12.0kPa，脉搏 100 次／分，仍时感疲乏，饥饿，出汗，随症加熟地黄 4 克、何首乌 4 克、山茱萸 4 克，石斛、沙参各 12 克，连服 4 剂后，自觉症状均消失，为巩固疗效，投六味丸，连服 6 次，至 9 月 10 日复查，结果：体温 36.5℃，脉搏 80 次／分，血压 17.3／10.7kPa，颈围 37cm，肿块较前明显缩小，无血管杂音，体重增加至 53kg，基础代谢率 +7.5%，血钙 2.45mmol／L，停药，于次年因子有病来诊，得知近半年以来，宿疾未犯，现自觉精力充沛，情绪稳安，无病痛感。

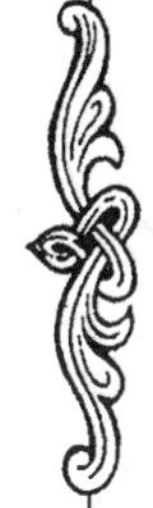

甲状腺的主要功能是调节体内的氧化作用，当其机能亢进之时则氧化率加速，因体内之糖、脂肪、蛋白质等消耗过多，基础代谢率增高，从而影响到循环、代谢、腺体各系统的正常生理机能，导致颈肿、消瘦、疲乏、心悸、食亢、出汗、突眼等诸证候。

这种疾病大都属“瘿病”范畴，亦有人认为与“中消”之疾相似。其病机在于素体阴亏，复遭情志失调，精神创伤，使其肝失疏泄，气郁化火，煎津成痰，壅滞经络，结于项下，故症见颈肿、突眼、善怒；君火扰于心，暗耗营血，

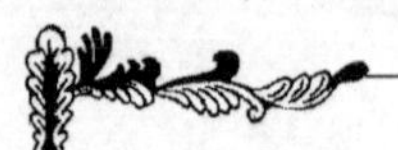

心阳失敛，则见心悸、自汗、心烦、失眠；火扰于中，胃燥津亏，则症见多食善饥；火扰于下，肾阴受灼，肝阴失敛，虚风内动，轻则手足震颤，重则上扰神明，呈现烦躁谵妄、昏迷抽搐之疾，所以治疗本病常分虚火、虚风两类，虚火应治以滋阴降火，平肝散结；虚风应治以滋阴养肝，潜阳安神，然总不外滋阴降火或引火归源，俾使虚阳潜于下焦阴分，则使亢炎之势变为养身之火，兼以补碘消瘿，随症治之，常收显效。

本例病人，在于阴虚火旺所致虚风证；由于心阴不足，心神不宁，故见心悸，失眠，出汗，脉细数，舌质红；心阴不足，暗耗肾水，则肝阳必亢，故症见头眩目胀，胸胁不舒，善烦躁；加之内热使其胃津受灼，故善饥乏力，治以滋阴潜阳、养心宁神为主法，方用夏枯草、牡蛎以平肝阳之亢逆，加石决明、钩藤以息虚风，配女贞子、枸杞子、山茱萸以滋肾阴，以达潜阳之目的，石斛、沙参以养胃阴，以解津亏之疾，合欢、枣仁、茯神、党参、熟地黄、何首乌，补虚损，养心血，佐以黄药子、海藻、昆布、浮石，取其含有大量碘质，以消瘿散结，用药恰中病机，故收良效。

21. 阳痿

【案一】李某，41 岁，某厂技术员，病志号：519，1981 年 3 月 2 日诊。

因入房不举求治年余，服各种补肾强壮剂，时有好转，但不根治。

查：发育一般，营养欠佳，面淡黄，脉来沉弱，尤以两尺小弱、无力。问知青年时期有过手淫，见所服之方皆壮阳之品，如锁阳、阳起石之类，虑其久服阳起石，专取一时之快，久而必更不坚，加之脉来小弱无力，知系肾阳不足而肾

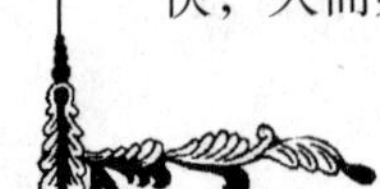

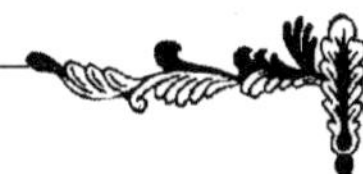

水亦暗耗伤，此非大剂补阴以敛阳不足以去病，乃间日为之针关元补，次髎（双）补，肾俞补，三阴交泻，留针15分钟，内服壮阳起痿丸，用枸杞子30克、肉苁蓉15克、熟地黄15克、女贞子15克，连进8剂，入房好转，后又进服8剂，入房坚实而愈。

【案二】王某，27岁，病志号：733，1981年8月9日诊。

少年误犯手淫，婚后房事太过，致成阳痿不举或早泄来诊。

查：发育良好，面淡黄，苔白腻，脉沉弱，两尺尤甚，问知阴囊湿凉，疲惫乏力，头晕失眠，时有腰酸膝软，知系入房太过，损伤精气，致使命门火衰，加之阴精不足，无以充髓养脑，故见腰酸、膝软、头晕、失眠。治以益肾填精，初投起痿丸2周，自觉症状好转，已有兴奋感，腰酸、膝软均减，除继服壮阳起痿丸外，隔日针中极、三阴交，均针上加灸3壮，连治7日，已能正常交合，为防再发，告诫清心寡欲，避免房事太过，继服起痿丸2周，诸症消失而愈。

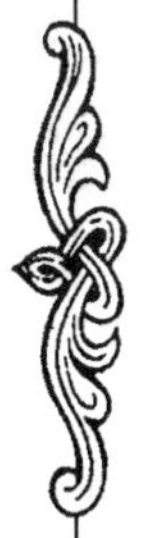

按：阳痿系指男子未到性欲衰退时期，入房举而不坚，不能持久，影响正常性生活者。它的原因多因恣情纵欲，或少年误犯手淫，致使命门火衰，精气清冷，或因思虑忧郁，损伤心脾，或因湿热下注，宗筋弛纵所致者。正如《明医杂著》所述："男生阴痿不起，古方多云命门火衰，精气虚冷，固有之矣。然亦有郁火甚而致痿者。"

余临床之时，首先告诫患者清心寡欲，以待机体健壮，痿则自坚，再投给血肉温养之品，峻补真元以培补耗损之精血，兼加益肾固精、补益心脾以温肾固精，坚持治疗，缓以图功。但须审有无郁火、湿热引起前列腺炎者，应给予先清

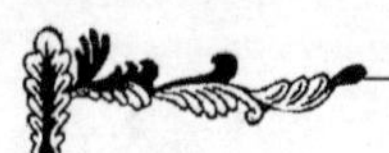

后补。实践证明，阳痿常由房事过频，妄自耗泄，此又当宁心护精，正如朱震亨所说："正心、收心、养心，此所以防此火之动于妄也"，故临床每用远志定心益气，枣仁强志益精，以制妄动之相火，增强益精敛液之功，则常收显效。

内服常用壮阳起痿丸：牛鞭100克（焙干）、淫羊藿100克、狗头骨灰50克、闹洋花30克、韭子50克、巴戟天30克、菟丝子30克、大海米30克、阳起石30克（煅）、蛇床子30克、川续断30克、车前子30克，混合为面，分装胶囊，每服3~5克，日服3次，淡盐水送下。若系湿热下注者，可兼服知柏地黄丸。

益肾补心汤：人参10克、远志15克、柏子仁15克、炒酸枣仁20克、黄芪15克、冬虫夏草10克、巴戟天15克、肉桂5克、附子5克、当归10克、淫羊藿15克、菟丝子15克，水煎服。

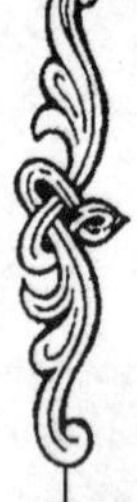

阴虚火旺，加黄柏、山茱萸、龟板，兼服三才封髓丹以滋阴、清心、泻火。肢冷精清，加鹿茸、熟地黄、桑螵蛸、鱼鳔以补命火、化寒湿。下焦湿热，加黄柏、苍术、茯苓、泽泻、车前子、金银花以化湿清热。精清不孕，加桑螵蛸、鱼鳔。

22. 癫证（抑郁型精神病）

【案】张某，男，29岁，工人，病志号：399，于12月5日初诊。

患者因报考电大，昼夜伏案攻读，结果不遂人愿而落榜，乃致失眠、忧郁，少言喃语，不吃不喝，经多方医治，效果不显，乃来我处治疗。

查：形体消瘦，表情呆板，两目无神，呆坐沉思，反应迟钝，喃喃自语，脉左寸沉弱。

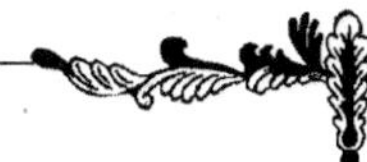

诊为：癫证（抑郁型精神病）。

治疗：宜开郁安神法，乃取神门、心俞、大陵、人中、三阴交、足三里、丰隆、内关，日针一次，均用补法，留针15分钟。连治5日，呆滞好转，愿意对话，进食转佳，又照前法治疗5次，诸症消失，唯入睡欠佳，易醒，乃专针神门、大陵，并在心俞沿皮埋针，留针5小时，投服遂心散2次，25日后，知疗效巩固，未见复发。

按：癫又称文痴，属精神分裂症中的抑郁型。它虽是情志为病，但偏于谋而不遂，病在于心，所谓“邪全在心”，“郁之甚者”，据此治疗可取神门、心俞安神宁志，内关、大陵开心益智，人中、间使通窍闭、醒神志，丰隆、足三里和胃祛痰，凡兼见纳少苔薄、痰多秽浊、脉来弦滑，此乃痰气郁结，蒙闭心窍，可加刺肝俞解郁、理气逆，除中脘秽浊；凡兼见失眠多梦、心悸易惊，此系心脾两虚，痰气郁结，心神失养，可加刺脾俞、膈俞、三阴交，以健脾气、滋心血。针治的同时，还可投遂心散（朱砂2克、琥珀2克，研末，放猪心内煮吃之），意在安神宁心，达到催眠之效，再加以语言开导，常收显效。

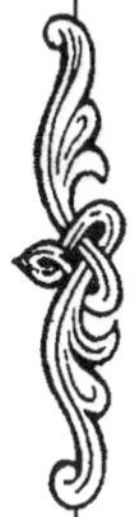

23. 狂证（狂躁型精神病）

【案】王某，男，38岁，工人，病志号：993，于5月18日初诊。

患者妄言狂乱16天之久。因半月前与人口角，怒气满胸，遂发妄言，狂乱奔走，高歌呼号，终日不宁，曾多方医治无效，遂来诊治。

查：体壮力大，面赤气粗，语声高亢，大便3日未解，舌苔厚腻，脉来沉实有力。

诊为：狂证（狂躁型精神病），疗以通腑泻热醒脑法，

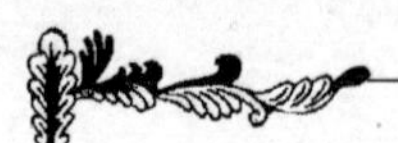

乃针取解溪、外关、丰隆、人中、太冲、合谷、大椎，日针一次。因病在胃，故泻腑实，使腑气一通，心神自宁，故针解溪、外关、丰隆通便泻热，刺人中、太冲平肝逆，加合谷、大椎以镇静，兼服遂心散（朱砂2克、琥珀2克为面，放猪心内煮食）。经治6次，服2个猪心后，于治疗20天后复查，症状消失，未复发而愈。

按：狂又名武痴，属精神分裂症中的狂躁型。它虽然是情志病，但偏于火盛，病在于胃，所谓“痰火结聚而得”，据此治疗以除痰浊、通窍闭、泻胃火、清神志为主。针治可取合谷、太冲清热镇静以平肝，大陵通窍醒神以泻心包之热，人中开窍醒神，丰隆清胃、通便、除痰；凡见目赤、苔黄、脉来弦滑者，乃胃有瘀热，痰火上扰，可加外关、解溪、丰隆清三焦阳明之邪热，兼服大承气汤以通腑泻热；若兼见形瘦面赤，舌质红，脉细数者，可加刺三阴交、神门、太溪滋肾水以养心神；凡出现抽动不安者，均加刺合谷透劳宫、合谷透后溪、太冲以清心热、止抽搐、平肝逆、解痉挛；凡出现心中烦闷不安者，加鸠尾开心气、安神志；凡失眠不寐，加失眠穴以催眠镇静；凡出现吐舌，加内关、滑肉门；凡狂躁不安，加太阳、大椎重刺通电，使头脑发胀则安静入睡。针治的同时，还可服遂心散，使之吐泻，可达豁痰通便、清降胃火痰涎之效。

24. 痫证

【案】张某，女，16岁，病志号：319，1979年4月18日诊。

因受惊生气，乃发一时性猝倒，昏迷，口吐涎沫，喉发异声，每月发2~3次不等，经多方医治，诊为原发性癫痫，治疗效果不显，遂来诊治。

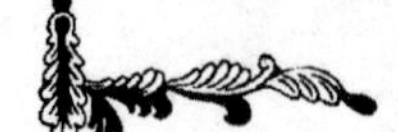

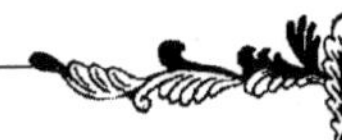

查：外观无异常，仅神志呆板不灵，舌质淡，薄白苔，脉来沉细，问知发病前仅感觉睑下轻微抽动，遂即昏倒，不省人事，醒后疲倦不堪，乃致入睡。考下睑恰为胃经承泣、四白之处所，由此可知，发病之时，胃气上逆，痰浊瘀阻，清阳不能上达于脑，导致突然发病，乃间歇时取丰隆、足三里健脾气、除痰浊，加四神聪、腰奇醒神通窍以利经气之运行，兼刺内关通心气，肝俞解肝郁。每当发作时，加刺人中、合谷、涌泉以开窍醒神，经治30次，每月仅发作一次，又按上法治疗30次，随访6个月未见发病而愈。

按：痫字从间，是指这种病不相连而发，而是间断而发。它的特征是发作时突然倒地，昏不知人，口吐涎沫，两目上视，四肢抽搐，或口中如作猪羊叫声，移时苏醒如常人，正如《寿世保元》所述："痫证，发则仆地，闷乱无知，嚼舌吐沫，背反张，目上视，手足抽搐，或作六畜声者是也。"造成这种病的原因，不外先天不足，五脏不和，或儿童时期，卒犯惊恐；或饮食不节（囊虫），致使痰气不降，清气不升，乃作仆倒，抽搐，不省人事，吐白沫，发异声，醒后疲倦无力，日久痴呆不灵。正如《素问·奇病论》所述："人生而有病癫疾者……病名为胎病，此得之在母腹中时，其母有所大惊，气上而不下，精气并居，故令子发癫疾也。"这是阐述的发病原因，而发病的病机张景岳说得好："癫痫多有痰气，凡气有所逆，痰有所滞，皆能壅闭经络，格杀心窍，故发则眩晕僵仆，口眼抽引，目睛上视，手足抽搐，腰背强直，食顷乃苏，此倏发倏已者，由气之倏逆倏顺也"（倏音叔，当忽字解）。从气倏逆倏顺，说明这种病之所以发生猝倒，造成突发短暂的脑功能异常，主要在于脏气与脑气一时不能顺接所致。因为人体之气，概言之下行则安，

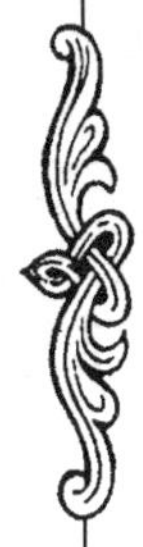

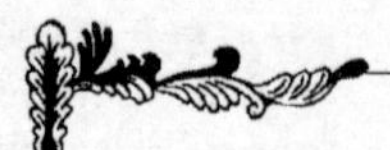

上逆则病，通畅则安，郁结则病；分言之，大气积于脑中，肾气安于下元，脏腑清阳之气顺经游走于脑以养心神，若不能顺经上达于脑就会发生倏逆，出现短暂意识丧失。

余认为，肾主纳气，肺主出气，所以痫之本在于肾，因肾是吸气的原动力，肾气足则经络之气流畅无阻，而标在肺，因肺司呼吸，肺气足则经脉之气亦不致壅塞，故本病病机在于清气不升，浊痰下降，闭塞清窍。治疗要降痰浊、开窍闭以解痫抽，助肾气、升清阳以防复发，发作猝倒，取人中、中冲、涌泉三穴醒神开窍镇静，配合谷、劳宫、后溪止抽，加天突、丰隆以降痰浊；醒后可取大椎、腰奇、四神聪、肾俞、长强（点刺出血）以疏通经气，不使瘀滞，以防复发。凡痰壅者加丰隆和胃祛痰；凡失眠不寐者，加神门、三阴交安神养心；凡脾胃虚弱者，加足三里、三阴交健脾强胃；凡情绪急躁者，加内关通心气、肝俞解肝郁、太溪益水缓肝之急；凡昼发，起于外踝，加申脉（属膀胱经，是阳跷的起点，八会穴之一，由于经气白天是阴弱阳盛，故白天发病取之有效）；凡夜发，起于内踝加照海（属肾经，是阴跷的起点），由于夜间阳衰阴盛，故夜发病取之有效。综上所述，说明辨证施治之重要耳。

25. 癔病

【案】孙某，女，32岁，病志号：669，于9月11日初诊。

素往肝郁不畅，近日与邻里打架生气，突然倒地抽搐，不省人事，日二三发，经某医院急救苏醒，遂即感觉胸中烦闷，如物堵塞，口不能言，经五官科及脑神经科检查，认为是“癔病性失语”，经治无效，痛苦万分，乃求治于余，根据上症，乃按癔病“暴喑”论治。

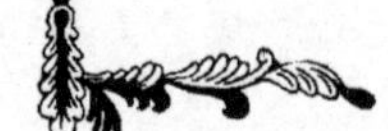

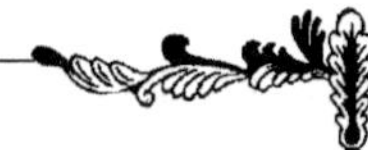

治取涌泉、聚泉出血，针治突然哭叫出声，悲愤万状，后针鸠尾而收全功。

此例病人，因肝木失和，乃致气血失调，声道受阻而成“暴喑”，此极符合“人之卒然忧恚而言无音者……寒气客于厌，则厌不能发，发不能下致开阖不能，故无音”的道理，故重刺涌泉、聚泉出血，以泻浊利窍，复加针鸠尾散结开郁而收效。

按：癔，又称歇斯底里，是一种常见的神经官能症。由于它表现的症状复杂、多样，所以中医学又称其为“脏躁”“郁证”“梅核气”“百合病”“奔豚气”等。查其原因，不外妄想、不决、不遂之情志所伤，致使心无所倚，神无所归，虑无所定，气逆乱，神躁扰，久而肝气郁结，反复发病，出现猝倒昏厥，意识不清，或心烦不安，哭笑无常，以及抽搐、惊扰、瘫痪、失语、失明等证候。

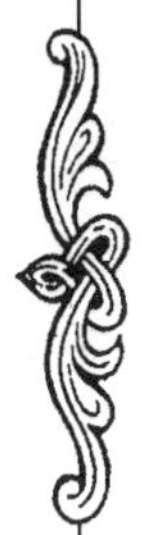

由于本病有着高度的暗示和自我暗示性，因此，心病还得心药医，就是要消除致病的情志因素，解除情志的郁结，再助以药力，才能收到事半功倍的效果。

针灸治疗癔病，取人中、涌泉清神志、交通心肾，鸠尾、内关开其郁结，合谷、后溪镇静止抽，然后根据所见证候分别处理。如：

凡见突然发病，哭笑无常（大哭大闹），或手舞足蹈，以唱代说，呈戏剧性表演，此系“脏躁”，乃阴虚血少，或心火亢盛致使心不藏神，疗以滋阴润燥、养心安神为主法，针刺可取神门安眠养心安神，太溪、三阴交滋阴润燥、交通心肾即可痊愈。

凡见神志不清，呈假性痴呆，但发作后尚能回忆者，此系意识朦胧，常由痰蒙心窍所致，疗以豁痰通窍以清神志，

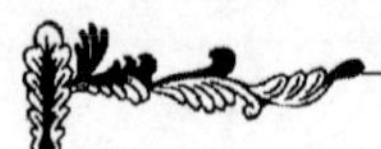

针灸可加丰隆除痰浊、神门安心神，痰化神清则意识明。

凡见嗜睡，呼之不应，推之不醒，呈现假性昏厥，此系癔病性嗜睡症，或木僵无动作，无表情，此多因情志所伤，造成气机逆乱，阴阳不相顺接而成气厥昏迷，木僵嗜睡之疾，疗以苏厥醒神为主，针刺可取百会开窍启闭、苏厥安神，神门通畅心气可愈。

凡见突然失语，不能发音，此系癔病性失语症，多由气机逆乱，心神被蒙，舌本不利所致暴喑失语，疗以通心窍，利舌本为主法。针刺可取哑门、廉泉、涌泉，使心气通、舌本利则语音出。如见胃热苔黄，加刺解溪以清胃开音；如见喉有堵塞者，加刺天突以降痰开音。

凡突发瘫痪（没有肌萎缩、病理反射），此系肝郁疏泄失常。由于肝藏血、主筋，肝郁则血不荣筋导致瘫痪不用，治以调气血、解肝郁以养筋脉、利关节。上肢可刺曲池，下肢可刺阳陵泉以通经活络，加太冲疏肝郁，足三里调和气血。

凡见四肢、头部出现不规则的幅度大的抖动。此系癔病性颤抖症，多由肝气郁结，久而肝血不足，则肝阳独动，所谓“诸风掉眩”，宜滋阴液，养肝血，镇肝息风，针刺可取四神聪、合谷、太冲、阳陵泉镇肝息风以治标，加三阴交、脾俞、足三里、太溪滋阴液、调脾胃以养肝血。

凡见突然昏仆，呼之不应，全身僵直，或角弓反张，或抽搐气逆，或口吐白沫，此系癔病性癫痫症，多由肝肾精血不足，造成动风强暴、筋脉失养之疾，治以育阴平肝息风法，针刺可取大椎、身柱、长强通督止抽，刺太冲镇静、太溪养阴可愈。

凡见两目突然失明，但瞳孔正常，对光反射存在，此乃

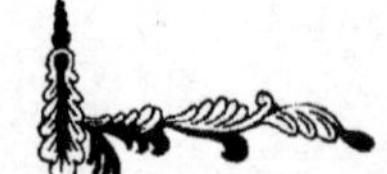

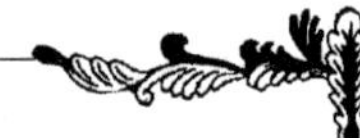

肝郁气结，由于肝开窍于目，肝郁则目失肝血滋养所致，治以疏肝解郁，使目得肝血而能视，针刺可取太冲平肝开郁，风池、丝竹空疏通少阳三焦之气逆，加肝俞、太溪益水养肝则目得养而视明。

凡见突然两耳失聪，多因暴怒气逆，木失条达，气机郁结，化火生风，风火相煽，蒙闭耳窍所致失聪，疗以解肝郁、通经气、启窍闭，针刺可取翳风、听会通经气，启窍闭，加侠溪、中渚疏导少阳之经气，气顺窍通则听力自复。

凡见喉头如物梗塞，咽下困难，但喉部无阳性体征者，此系梅核气，多由木失条达，郁久化火生痰，痰凝气结，上逆喉间所致。治以解郁化痰，降逆开结，针刺可取廉泉、天突利咽降逆，泻太冲疏肝解郁，丰隆化痰清热可愈。

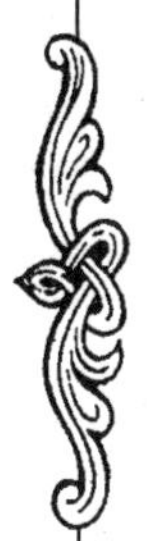

凡症见惊恐，少腹冲痛，上冲咽部，此系奔豚气病，常由肝气郁结，借经脉上冲咽部所致，疗以降逆解郁，针刺可取气海降逆气，加三里、上巨虚以疏肝解郁，此本《灵枢经·四时气》中指出的：“腹中常鸣，气上冲胸，喘不能久立，邪在大肠，刺肓之原（气海）、巨虚、上廉、三里”可愈。

26. 疟疾

【案一】吕某，男，27岁，病志号：919，1971年9月13日诊。

患疟疾已经一月之久，每发作时先寒战鼓颔，冷不可忍，继则壮热渴引，兼有头痛、恶心，寒热之后，渐即出汗，汗出热退，则朦胧入睡，均间日发病1次，一般在午前11时左右发病。

查：急性病容，神疲嗜睡，脉来弦细，舌淡红，有薄白苔，体温37.5℃，心肺正常。血象：白细胞数$6.1 \times 10^{9}/L$，

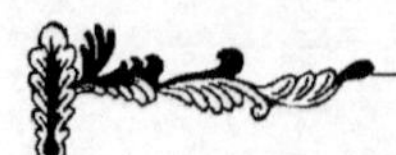

血涂片找到疟原虫。乃为之针大椎、间使（双）、后溪（双），间日针陶道、内关（双）、合谷（双），均行泻法，均在发病前2小时施术，外用涂药（脐孔），内服驱疟汤，连治7次，服药5剂，针灸10次，寒热停止，血涂片仍找到疟原虫，继续治疗同上法，5天后又查血，未找到疟原虫，诸症消失而愈。

【案二】杨某，男，22岁，学生，病志号：267，1971年8月19日诊。

近5天来，每日下午2时许，即先寒后热，兼发头痛，胸闷，干哕，一般持续一小时左右，汗出热解，随即感乏力，入睡，醒后精神不振，肌肉酸痛，不欲饮食。

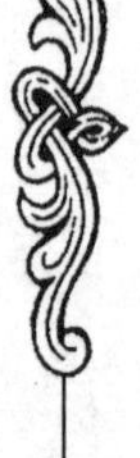

查：体健，营养欠佳，面淡黄，苔白薄，脉弦细而数，查血涂片，找到疟原虫。治以祛邪截疟、和解少阳为主法，乃每日于12时许针后溪、大椎、间使，得气后留针30分钟，每5分钟行针一次，针后2小时寒热未发，又连续治疗4次，诸恙消退，5日后再查血涂片，未找到疟原虫。为巩固疗效，又针2次，并加足三里健脾胃以扶正气而愈。

按：疟疾以战寒壮热，休作有时，久成疟母为特征。该病虽因感染疟原虫所致，但与机体触犯暑湿之邪，久伏少阳膜原，秋季复犯风寒引动少阳伏邪，致使营卫失和，正邪交争有关。每发病之初，必毛孔束起，呵欠乏力，随即寒战鼓颔，肢体酸楚，继则内外皆热，体若燔炭，头痛如破，烦渴引饮，直至汗后热退身凉而解，日久不愈，耗伤气血，痰结胁下，损伤脾脏，乃成疟母。

考中医论疟，名目繁多，余认为疟病不离少阳，治以柴胡、黄芩散少阳之邪，佐以截疟之常山、草果、槟榔片，再区别风、湿、痰、食、疟母，随症加减，兼以针灸外治，常

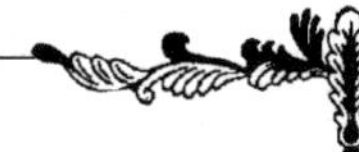

可一战成功。

余临床每用柴芩驱疟汤：柴胡 15 克、黄芩 15 克、龟板 15 克、乌梅 15 克、草果 10 克、槟榔 15 克、常山 15 克（酒炒），水煎服。

凡见头痛，加白芷、川芎。寒甚，加桂枝、麻黄、防风。热甚，加知母、青蒿。渴引加石膏，减柴胡、草果，有脑部症状兼服牛黄丸。伤阴，加生地黄、麦冬。兼痰，加半夏、茯苓、陈皮。兼食，加山楂、神曲、鸡内金、苍术、川厚朴。疟母，加炙龟板、三棱、莪术、土鳖虫、阿胶、牡丹皮，兼服龟板消痞丸。日久气血双亏，加何首乌、党参、当归、熟地黄，兼服皂矾丸。汗多，加牡蛎、党参、乌梅。胁痛，加青皮。久疟潮热，加青蒿、龟板。

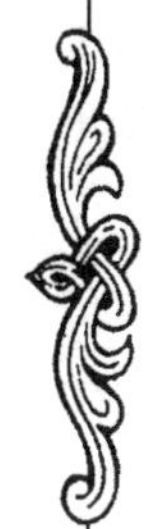

散剂：常山截疟散：常山 20 克（酒炒）、槟榔 10 克、青蒿 20 克、草果 10 克。共为细面，每服 3~5 克，在疟疾发作前一小时服下。

外治常用药：

塞鼻：止疟粉：川芎 10 克、苍术 10 克、桔梗 10 克、白芷 9 克、草果 20 克，混合为面，取少许药粉，放棉花内，每在疟疾发作前 2 小时塞入鼻孔中，平素塞之可以预防疟疾。

涂法：雄椒粉：雄黄 20 克、胡椒 10 克、朱砂 10 克、砒霜 5 克。混合为面，取药粉 10 克，加面糊为二丸，外用朱砂为衣，一放在大椎穴处，一放在脐孔中，外用胶布固定，大椎先刺一针，于发作前 2 小时贴之；若系热疟改用生知母 10 克、生贝母 10 克、生半夏 10 克为面，如上法涂之亦效，均 24 小时后取下或贴脐部。严禁入口。

针灸取穴：后溪（双）、大椎、陶道、间使（双）、内关（双）。每在疟疾发作前 2 小时，针刺后溪泻，大椎或陶道

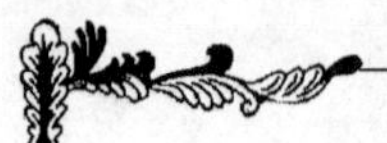

泻，间使或内关泻，留针20分钟。若系风疟，加风门、列缺泻；若偏热，加合谷、曲池泻；若兼痰浊，加中脘、脾俞补；若兼食积，加脾俞、足三里；若系疟母，加痞极、章门（双）泻。适逢发作，可针刺十宣出血，再针合谷、大椎、内关，均行泻法。

27. 瘿气

【案一】王某，女，26岁，病志号：119，1976年3月29日诊。

自诉颈部日渐肿大，已有2个月，兼发头眩，呼吸不利，生气后加重，患处有微痛感。

查：发育良好，营养欠佳，面色一般，脉来沉弦，心肺无异常所见。颈部粗大，颈围41cm，听到局部血管音，瘿肿质硬，皮色微紫，二便正常。

根据素往肝盛，脉来沉弦，瘿肿坚硬，皮色发紫，诊为肝郁气滞所致之“气瘿”，乃投消瘿药藻散，用青皮10克、龙胆草15克、白芍20克、炒芦荟10克，水煎冲服3~5克药藻散，日服3次，共治3周，瘿软消退，颈围缩小到37.5cm。

【案二】赵某，女，19岁，病志号：154，1976年4月5日诊。

素患甲状腺肿已4年之久，现颈围44cm，自觉呼吸不利，咳痰不爽。

查：颈部瘿肿局部皮色不变，软而无压痛、硬结，脉来沉弱，问知胃脘时胀不舒，似有痰浊，纳呆不食，知系脾胃虚弱，脾失健运，痰浊不散，集结颈间而成气瘿，乃为之针列缺、臑俞、膻中、章门，均行泻法，天突补，天应行多针※刺，留针15分钟，间日一次，内服消瘿药藻散，引用党

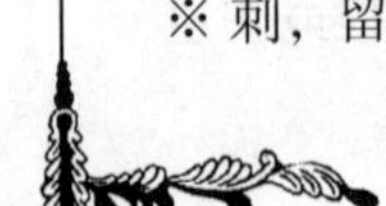

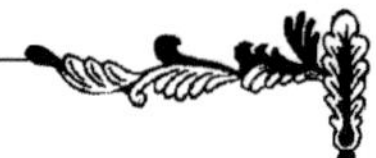

参20克、白术20克、内金20克、青皮15克、陈皮10克、半夏10克，经治14日，纳食好转，胀闷消失，颈围缩小到37cm。

按：瘿气，世所公认，是机体摄取碘质不足，使其甲状腺功能失常所致病，并认为精神因素亦可影响脑垂体，间接引起甲状腺肿。这种疾病的发生，中医认为由于水质不洁，七情郁结，使其气机失调，升降受阻，气血凝滞，导致颈前肿大。正如《诸病源候论》所述："瘿者由忧恚、气结所生，亦有饮沙水，沙随气入于脉中，搏颈下而成之。"说明沙水含碘量不足，兼加情志抑郁，肝失条达，遂使肝旺气滞，留结于结喉颈部，积久聚而成形，乃成瘿气。

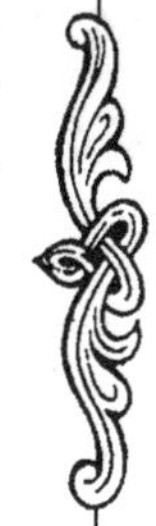

由于该病以缺碘为主，所以古今中外治疗本病均以补碘为主法，余临床常用海藻、黄药子治疗瘿气。据《神农本草经》载："海藻味苦咸，寒，无毒，主瘿瘤气，颈下核。"《本草纲目》载黄药子："凉血，降火，消瘿，解毒。"近知海藻、黄药子均含有大量碘质，对促进甲状腺恢复正常功能有一定的作用，且有散结破坚、消瘿解毒、凉血降火之效，均为治瘿之要药。一般常用消瘿药藻散：海藻50克、黄药子25克、陈皮25克、三棱25克、广木香15克。混合为面，每服3~5克，日3次，白水送服。汤剂：海藻消瘿汤：海藻15克、昆布15克、夏枯草15克、牡蛎20克、牡丹皮10克，水煎服。

凡见心火妄动，加黄芩、生地黄、地骨皮。肝气郁结，加青皮、香附、香橼、柴胡。气虚伤脾，加党参、白术、陈皮。肺气不宣，加半夏、茯苓、桔梗。肾气不足，加山茱萸、山药、熟地黄、菟丝子。痰湿瘀阻，加海浮石、贝母、半夏。气血不足，加党参、当归、熟地黄、红花。结块坚

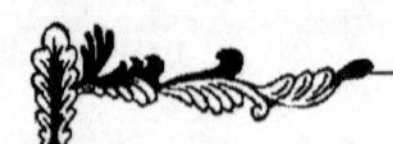

硬，加三棱、莪术、皂角刺。胃热消谷，加石膏、知母、石斛、花粉。胃阴不足，加石斛、沙参、麦冬、天冬、知母。肝风内动，加石决明、钩藤、蒺藜、白芍。解毒，加板蓝根、白花蛇舌草、蒲公英、半枝莲。软坚，加鳖甲、牡蛎、丹参、山慈菇、甲珠。胸胁闷胀，加瓜蒌、桔梗、枳壳。音哑，加射干、青果、木蝴蝶。不寐多梦，加炒酸枣仁、柏子仁。心悸，加菖蒲、朱砂（冲）。善饥，加石斛、沙参、石膏、知母。多汗，加浮小麦、黄芪、五味子。

针灸取穴：天突、气舍（双）、臑俞（双）、合谷（双）、曲池（双）、列缺（双）、天应。

先取天应，避开动静脉，行局部针法（※），泻留针15分钟，再针天突、气舍泻，不留针，最后取臑俞、合谷、曲池、列缺，均行泻法，不留针。若气郁不畅者，加章门（双）、膻中行泻法，以疏肝降气；痰结者，加丰隆（双）、足三里（双），行泻法以祛痰涎，一日一次。

28. 瘰疬（淋巴结结核）

【案一】孙某，女，23岁，工人，病志号：788，1976年3月4日诊。

于1961年2月因右侧颈下有淋巴结结核两处，经某医院胸透，发现肺门淋巴结结核，经内服雷米封、注射链霉素，病情稳定，颈下淋巴结仍逐渐肿大，形如大枣，质较硬，与周围组织未粘连，按之不痛，颈部活动不受限。

查：脉来沉弦，发育良好，营养尚佳，舌质淡红无苔，血沉40mm/h，知系结核初发，尚未成脓，治以内消为贵，每日服消瘰丸3次，局部外贴鸡骨膏，行针挑疗法，一日一次，结节局部间日行※针刺，留针15分钟，经治2个疗程（14天），结节变软，缩小为桂圆大，又行针挑，服药，局

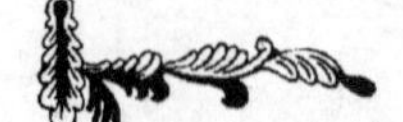

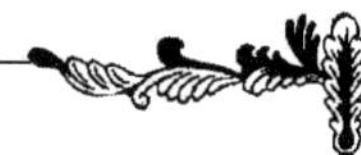

部针灸2周。结节缩小为豆粒大，血沉降率17mm/h，病情稳定，乃令常服消瘰丸1个月，6个月后因月经不调来诊，得知颈部结节仍在，但控制在小豆粒大，不再增大。

【案二】喻某，女，24岁，病志号：1916，1963年6月5日诊。

因患瘰疬2年，经四方医治，颈部瘰疬久溃仍不收口，时流脓水。

查：发育良好，营养欠佳，面淡黄，神形疲倦，脉来细弱。视见颈右侧有溃疡面一处，大如鸡卵，局部肌肉微显紫黑，脓汁清薄，深部有窦道，长达3cm，分支3处，互相贯通。知系结核溃烂日久，气血内伤，正气已弱，非扶正养血不足以愈病，乃令服消瘰丸、人参养营丸，日服4次，局部先用5%石炭酸溶液冲洗，注入卵黄油，插入拔核药条，外盖鸡骨膏，7日后脓汁增多，腐肉窦道已渐消除，局部肉芽生新，乃涂朱红膏，经治45天，溃疡处愈合，仍令常服消瘰丸一月，6个月后讯知，结核从未复发。

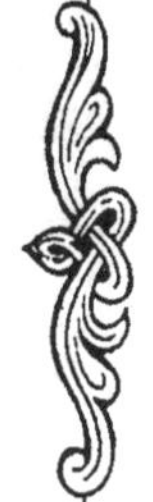

按：瘰疬（颈淋巴结结核）多因感染结核杆菌后，经血行侵入淋巴结所引起，中医称“瘰疬”，破溃名“鼠疮”。此虽为局部发病，但与体内其他器官的结核病灶有关，所以中医将它归纳在虚劳病中，并认为虚劳气结，热毒痰凝，使其机体衰弱，病邪易侵，相互感染，此虽未说明病由结核杆菌所致，但为临床治疗提供了依据。

它的病机，不外情绪不畅，肝气郁结，久而火邪内燔，以致炼液成痰，痰火上升，结于颈项，病之后期，肝火愈旺，下烁肾阴，或脓水淋漓，耗伤气血，兼有因肺肾阴亏，以致水亏则火愈旺，精津不能输布，灼液成痰，痰火凝结，皆可形成瘰疬。

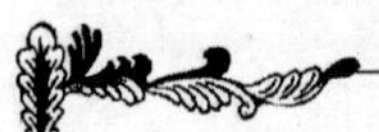

治疗之法：瘰疬初发，核硬如石之时，常以解郁、化痰、疏肝为主，意在使之内消，勿使外溃；脓已形成，常以托毒、透脓、攻破之法排出脓汁；日久溃烂，气血双亏，尤当养血扶正、滋肾补肺，促使局部早日愈合为急务。病愈之后，宜常服消瘰丸，还须节饮食，戒过劳，慎房事，加强营养，勿伤肾阴，使之心情舒畅，肝火自平，才能杜绝复发。余临床常用：

消瘰丸：炙蜈蚣5克、炙全蝎5克、穿山甲10克、大贝母10克、炙蛇蜕10克、牡蛎（煅）50克、海藻20克、玄参20克、夏枯草20克、猫爪草20克、山慈菇20克，混合为面，炼蜜为丸，每服7克，日服3次，白水送服。

子龙丸：甘遂10克、大戟20克、芫花10克、白芥子30克，上药均生用，混合为面，炼蜜为小丸，如绿豆大，每服3~5粒，大枣煎水送服，日2次，可根据病情，如服后无腹泻、呕吐，可逐渐加量。

外治常用：

消瘰鸡骨膏：红鸡骨一具、木鳖子25克、甘草15克、千里奔25克、降香25克、槐树皮50克、独角莲25克、刺猬皮25克、章丹1斤、麻油5斤、烟梗1斤、猪胆汁50克、蟾酥10克。将群药（章丹后下）放麻油内炸枯去药，再下章丹，滴水成膏，即可应用。

朱红药条：红粉10克、梅片5克、珍珠3克、麝香0.2克、煅石膏35克。上药混合为面，加面糊，搓成火柴杆大，即可应用。

火针蘸药：红信25克、硫黄25克、硼砂25克、乳香15克、奴夫卡因5克。混合为面，装瓶备用。

卵黄油：卵黄油10毫升、黄连液5毫升、炙守宫20克

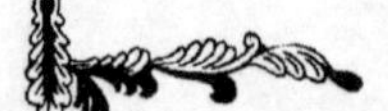

（为面）。混合成液体，注入瘘道中，或制成膏，贴局部。

瘰疬吸剂：红信 5 克、狼毒 20 克、五味子 20 克、当归 25 克、朱砂 5 克、黄烟丝 50 克。制用法：上药除黄烟外，均为面，与黄烟混匀，少加蜂蜜、甘油即可吸之。

针灸取穴：

硬结：取穴：肩井、肝俞、膈俞、天井、臂臑、膈俞旁一寸处，肝俞旁一寸处，计 7 穴。

每次针挑一穴二点，一日一穴。方法是经穴常规消毒，行局部皮内麻醉，切一小口，将穴下肌肉纤维拔出切断，术毕外盖纱布即可，一般 7 次为一疗程，休息 7 天再挑，此法对初发硬结较小且可活动者效好。

另外每次针挑之后，可在硬结局部行 ※ 形针刺到硬结的基底部，兼针曲池（双）、翳风（患侧）、合谷（双），均行泻法，留针 15 分钟。

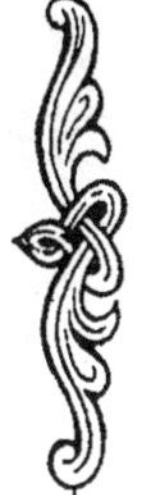

对硬结病人，还可令常服消瘰丸，每服 1 丸，日服 3 次，如痰盛者，每日服一次子龙丸，局部外贴鸡骨膏；如硬结不能消散，可用火针蘸药拔核治疗。

脓肿：硬结不能消散，且已经有脓汁者，可用火针治疗，即选原发大核，局部常规消毒，左手固定结核局部，右手持针在麻油灯上烧红，迅速刺入结核的基底部，旋即出针，如核较大，可行 ※ 形针刺，以便脓汁充分排出，术毕局部外盖消毒纱布即可。每隔日行火针一次，直到脓汁完全排除为止。

如结核内有腐肉，必须彻底清除，才能促进早期愈合，以免复发。此时可行火针之后，插入朱红药条，或行火针时蘸药刺之，以便拔出腐肉。

已溃：对已溃，时流脓汁者，先行局部消毒，再用 5%

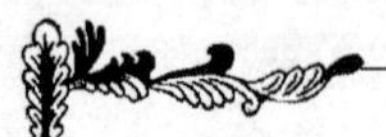

石炭酸溶液冲洗局部瘘道，有腐肉者插入朱红纱布条，腐肉已去，注入卵黄油，外盖消毒纱布即可，间日换药1次，直到愈合为止。

凡脓肿已溃者，皆可常服消瘰丸，兼可吸烟剂，一日3次，每次一袋。

29. 单纯性肥胖病

【案一】金某，男，49岁，干部，病志号：567，1988年6月12日初诊。

查：形体肥胖，体重108千克，身高1.70米，乃投荷叶减肥饮原方，连进7剂，针梁丘（双）、公孙（双）、天枢（双）、大横（双）、关元。经治10天，体重102千克。第二疗程，治疗方法同上，10天后体重98千克。第三疗程，体重88千克，为巩固疗效，投减肥胶囊剂，每服5粒，日3次。第四疗程结束，体重85千克，又服减肥胶囊剂维持半月，再查体重仍为85千克，停药，嘱节制饮食。半年后复查，体重仍在85千克之内。

【案二】朴某，女，54岁，干部，病志号：771，1989年3月14日初诊。

查：形体虚胖，身高1.62米，体重94千克，血压22.0/12.0kPa（165/90mmHg），月经闭止3年，治疗采用耳针，取内分泌、神门、三焦、大肠、胃、肺、贲门，每次3穴，用王不留行籽压穴，连继压穴10天，口服减肥胶囊剂，每服6粒，日3次，经治20天，体重87千克，用上法治疗20天，体重72千克，又连续治疗20天，再查体重70千克，血压19.3/10.7kPa（145/80mmHg），停止治疗，半年后复查，体重仍在70千克之内，血压18.7/10.7kPa（140/80mmHg）。

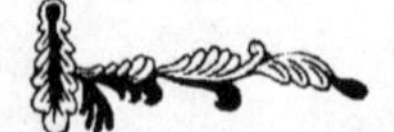

按：人体脂肪积聚过多，体重超过标准的20%，称之为肥胖病。由于近年人们生活水平的不断提高，肥胖病的发病率有逐年上升的趋势，它不仅影响体型美观，且活动不便，体力减弱，常影响工作效率，更有一些人常并发高血压、高血脂、冠心病、糖尿病、胆石症等，严重危害人们的健康。

造成肥胖病的原因，不外禀赋、肥甘、少劳，致使湿、痰、水、瘀（脂）不得正常吸收、利用，转输失调，膏脂内聚，导致肥胖，从而说明肥胖之人，多因气虚不能运化水湿，以致痰湿内阻，气滞血瘀，治疗当健脾气，益肾气，疏肝气，兼审有热者清之，腑实者通之，水浊者泻之，尤当查其有无并发症，随症施治，常收显效。余临床常用荷叶减肥饮：荷叶15克、白术10克、薏苡仁15克、山楂10克、乌梅10克、槐花10克、普饵茶10克，水煎服。

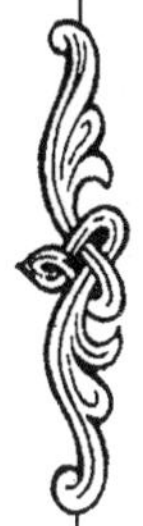

凡见痰盛，加陈皮、半夏、茯苓健脾化痰。脾虚，加黄芪、人参、黄精、茯苓以健脾气。气滞，加木香、陈皮、香附以疏利气机。湿热，加滑石、茯苓皮、防己、茵陈以清湿热。血瘀，加赤芍、桃仁、红花、当归、生地黄以逐瘀。肝气郁，加柴胡、白芍以疏肝。肝火盛，加栀子、牡丹皮、白薇以清肝火。高血压，加石决明、夏枯草、杜仲以降压。高血脂，加何首乌、黄精以降脂。多汗，加黄芪、防风补元气、实卫外。便秘，加大黄、番泻叶以通便。浮肿，加茯苓皮、桂枝、附子以温阳利水。

丸剂：减肥胶囊剂：普饵茶15克、荷叶15克、山楂15克、刺五加14克。混合为粉，分装胶囊内，每服3~5粒，日3次，白水送下。

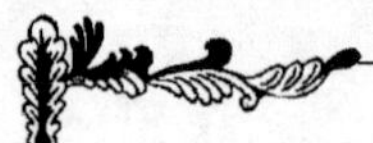

针灸：

体针：

选穴：梁丘（双）、公孙（双）、支沟（双）、丰隆（双）。

刺法：每次针二穴，交替使用。均采用泻法，每穴必须使患者产生酸胀感，并反复进行轻插重提，大幅度、快频率地捻转，或接通电针，使用连续波型，电流量以患者能耐受为度，留针15分钟，一日一次，10次为一疗程。若腹部脂肪过多者，加针天枢、大横、关元。

耳针：

选穴：内分泌、神门、三焦、胃、大肠、肺、贲门。

刺法：每次针二穴，交替使用，每次必须使患者产生酸胀感，留针15分钟，每5分钟捻转一次以加强刺激，每日1次，10次为一疗程。或取王不留行籽粒，用胶布贴敷于穴上，每隔3小时捻压数次，使之产生酸沉重胀麻木感为宜，每3天换1次，10次为一疗程。

按摩：患者俯卧，推擦足太阳膀胱经背俞分布区，以皮肤微红为度，再点按揉脾俞、肝俞、大肠俞、三焦俞、肾俞等穴各5次；然后用手掌横擦背部、肩胛骨之间，以热感为度，再横擦腰骶部，以热感为度。然后仰卧，先由上而下按擦足厥阴肝经的足内侧，再点按三阴交5次，最后由上而下推擦足少阴肾经足内侧，以热感为度。

腹部按摩：多用于腹部脂肪积聚过多者，患者仰卧，上腹以中脘为中心，下腹以神阙为中心，均自上而下地按顺时针方向急速地不停顿地摩动，然后先点中脘，后按神阙，一般每次按摩不少于10分钟，以腹内肠鸣矢气、胀消为宜，每日1次，10次为一疗程。

气功疗养：先请患者仰卧，双手放在身侧，微含胸，自

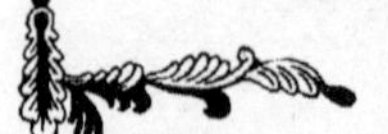

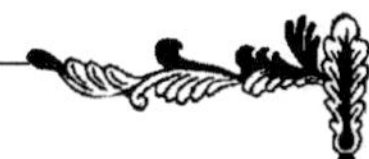

然呼吸，精神内守，以意领气，使心、意、息合一，然后进行腹式呼吸，以锻炼胸、肋以及膈肌，反复缓慢进行60次。次行双腿直上抬高，使双腿与身体垂直，以增强腹部及髋部肌肉的运动，减少脂肪的堆积，连续做60次抬高动作；再次坐起，双手指交叉抱后枕部，随着呼吸，意守丹田进行起坐活动，连续进行90次，最后双手抱双膝部，进行起坐压腹活动，以增强腹肌的力量，连续进行60次，再仰卧，两腿悬空，做蹬自行车活动，连续进行60次，以上活动必须随着呼吸进行，并意守丹田，使意、息、动作合一，每日可进行2次，坚持常做，可收减肥之效。

食养疗养：单纯性肥胖病，多因过食肥甘，劳逸不当，热量入超所致，因此适当减食，控制热量的摄入，是减肥的有效方法之一。

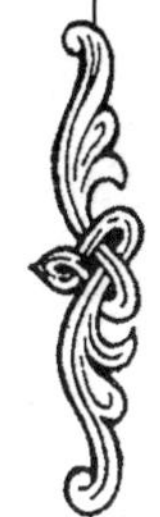

定时定量进餐，一日三餐，早晚可以少吃，并需减少脂肪餐；两餐之间或晚间睡前感觉饥饿时，补充一些水分多、糖分少的水果为宜。

减少热量，一般早餐宜占日总热量的22%~30%，午餐占35%~40%，晚餐占20%~25%，即俗称“早吃饱、午吃好、晚宜少”的原则。

提高蛋白的摄入，按每千克体重供给1.5~2.0克蛋白质，宜鱼、虾、海味、鸡、兔肉、豆制品为佳，以便增加热能的消耗，预防高血脂的发生。

增加维生素的摄入，鼓励多吃新鲜蔬菜、水果、食用藻类，以增加饱腹感，维持正常的代谢，降低血脂，防止合并症的发生。

戒酒限盐，酒热量高，且能促进脂肪在体内的沉积，盐类能加重肝肾等中间代谢的负担，尤其是肥胖合并高血压者

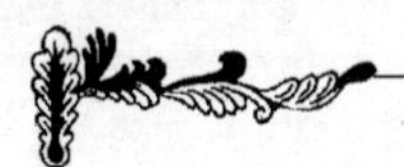

应注意。

30. 紫癜病

【案一】张某，女，16岁，学生，病志号：422，1976年8月1日诊。

因感冒后，自觉腹痛，大便色黑，两下肢发现紫斑，经血象检查，红细胞 4.13×10^{12}/L，白细胞 8.1×10^{9}/L，出血时间2.8分钟，凝血时间2.2分钟，血小板 160×10^{9}/L，诊为过敏性紫癜。

查：脉来弦数，舌质红，有黄腻苔，问知腹痛拒按，小便短赤，大便呈黑板油样，臭味难闻，知系初感风寒，日久化热，腑气塞滞，营血暗耗，乃致营血外溢于肌肤而发紫癜，此非通下不足以除滞，非清营不足以透斑，乃投加味犀角地黄汤，加桃仁10克、大黄10克，连进3剂，腹痛停止，便物转黄褐色，下肢紫斑消退，知腑气已通，仍以清营之法，又进2剂，诸症消失而愈。

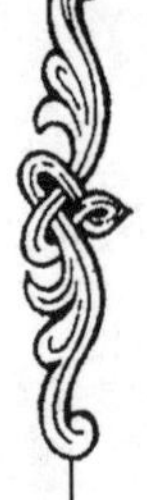

【案二】李某，女，43岁，家务，病志号：198，1975年3月29日诊。

时逢月经来潮，感冒头痛发烧，服解热剂好转，随即月经淋漓不断，齿龈出血甚多，下肢有两处紫斑，经某医院投胶艾四物汤效果不显，后去医大内科查血，发现血小板 68×10^{9}/L，诊为原发性血小板减少性紫癜，经治月余，月经不止，齿龈仍然出血，血小板不增，转中医诊治。

查：脉来濡细，面色苍白，神疲息弱，舌质淡无苔，问知纳呆不食，出现一派虚证，非大补营血，兼助原气，不足以愈病，乃投当归15克、党参30克、黄芪30克、熟地黄20克、何首乌15克、鹿角胶15克（烊化冲服）、龙眼肉15克、鸡内金10克、白术15克、莲房炭15克、仙鹤草15克、

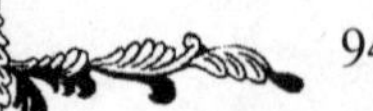

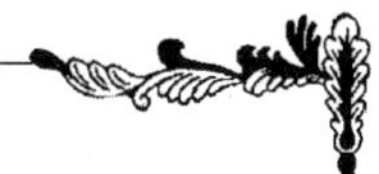

地榆炭 15 克，水煎日服 3 次，兼服鹿髓丸，每服 10 克，日 2 次，连进 8 剂，食欲渐增，月经停止，诸疾均减，又进八剂后，查血：血小板 $139 \times 10^9/L$，乃令日服 3 次鹿髓丸 2 个月，再查血：血小板仍为 $139 \times 10^9/L$，自觉无痛苦感而停药，后随访 6 个月无异常变化。

鹿髓丸：适用于贫血、血亏诸疾。方用：血茸片 5 克、冬虫夏草 20 克、枸杞子 50 克、何首乌 30 克、鹿角胶 30 克、熟地黄 50 克、鱼鳔胶 30 克、紫河车粉 50 克、党参 50 克、旱莲草 20 克、花生衣 20 克、大小蓟各 20 克、大枣 20 克。混合为面，用牛骨髓液混合为小丸，每服 3~5 克，日服 2~3 次。

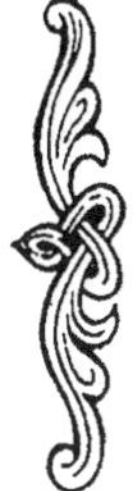

血小板减少症：大枣肉 50 克、龙眼肉 50 克、花生米红皮 50 克、牛骨髓油 100 克，冰糖适量，炖熟成膏，每服 25 克，加水冲服，日服 3 次。

血小板减少症：羊胫骨 2 根，轧碎，红枣 20 个，红糖 25 克，同煮食之。

按：紫癜病为血液外溢至皮肤和黏膜，形成出血点或瘀血斑，以及鼻、齿龈、子宫、消化道及其他组织出血所表现的综合病态，现代常分血小板减少和过敏性紫癜两种。

紫癜病的临床表现与中医所论“癍毒”“葡萄疫”相似，所谓“发于遍身，惟腿胫居多”，以及余奉仙所说：“疫以是名者，乃以其色之青紫相似也……斑迹有如瓜瓣者，有如萍背者，亦有如指甲青钱之大者，累累成片，棱圆不等。”考其病机，在于脾虚、胃热致发斑。脾虚气不摄血，血则外溢于肌肤，胃热迫血妄行，薰蒸于肌肉，血外溢则形成紫斑。

治疗：因脾统血，主肌肉，脾失健运则蓄血外溢，不仅

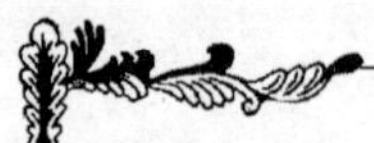

皮肤可见斑点，鼻齿亦必出血，兼症必有贫血、头眩、倦怠无力、心悸气短等诸般虚损症状，治宜养血益气，调理脾气为主。如因胃腑热甚，营血受损，斑色鲜红，兼症必有脉数口渴之胃实证候，治当清营透斑、解毒消斑为主。若兼有阳明蓄血，症见少腹痛，大便色黑者，须在清营透络的同时，投给攻下逐毒之品，使其腑气一通，则斑能大透，其病自解，总之，该病变化多端，全在医者随症施治。

余临床常用加减犀角化斑汤：犀角15克、生地黄20克、牡丹皮15克、赤芍15克、阿胶15克（冲）、小蓟炭15克、荆芥炭15克、莲房炭15克、仙鹤草15克，水煎服。

凡见鼻衄，倍生地黄，加白茅根、旱莲草。龈衄，加栀子、黄芩、女贞子。舌血，倍生地黄，加山茱萸。便血，加生地榆、槐花、伏龙肝。血瘀，加桃仁、红花。出血不止，加血余炭、三七粉（冲）。溺血，加侧柏叶、大蓟、牛膝。腹痛，加玄胡、没药。呕吐，加竹茹、半夏。腹实便结，加大黄、芒硝。心悸失眠，加茯神、合欢花、龙眼肉、炒酸枣仁、远志。阴虚阳亢，加白芍、牛膝、龟板、知母、龙骨，兼服大补阴丸。脾虚不能统血，加何首乌、鹿角胶、人参、龟板，兼服归脾丸、鹿髓丸。血小板减少，加熟地黄、何首乌、鹿角胶、枸杞子、冬虫夏草，兼服鹿髓丸。关节疼痛，加防己、木瓜、牛膝、秦艽、威灵仙、桂枝。营分热甚，加金银花、连翘、蒲公英以解毒，加玄参、麦冬以清营凉血。潮热，加地骨皮、青蒿、鳖甲。过敏，加升麻、白鲜皮、蝉蜕、蒺藜、连翘、紫草根、大枣。

外用：

涂足：凡鼻、齿出血，可取生附子20克、吴茱萸20克、麝香少许，混合为面，水调成膏，涂两足涌泉穴处，外用纱

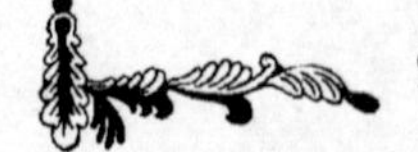

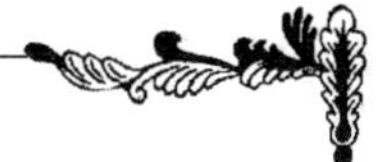

布固定，连涂4小时后取下。

吹剂：凡鼻、齿、舌出血，局部可吹止血散（百草霜10克、龙骨10克、硼砂5克、青黛10克、蒲黄炭10克，混合为面，频吹出血处）。

针灸取穴：曲池（双）、血海（双）、三阴交（双）、列缺（双）、合谷（双）。先取曲池、血海、三阴交，均行泻法，理血和营以消斑，兼取足三里、大肠俞以清阳明积热；日久脾虚，可加膈俞、脾俞、肝俞以理脾统血；凡腹痛，可加建里；血小板减少，可灸八髎、腰阳关。

31. 囊虫病

【案】苏某，女性，34岁，病志号：367，1973年3月19日诊。

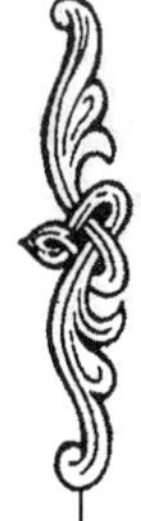

因吃豆肉之后，常有头眩之感，于1962年发生头痛、抽搐、昏不知人，但无发烧、呕吐等症，醒后如常人，唯有精神急躁、失眠等症。每隔10~15天抽搐发作一次，每次昏迷3~5分钟，经县医院诊断为“羊痫风”，治疗无效。后于1973年3月来医大诊治，发现颈部及右上肢内侧皮下均有蚕豆大之结节，中等硬度，且可移动，经组织病理检查，发现绦虫之囊虫，确诊为脑囊虫所引起之癫痫，转余诊治。

查：其发育良好，营养欠佳，面色淡黄，脉来沉弦，舌尖赤，有薄白苔。问之抽搐之前常有胸膈满闷不舒，平常痰涎较多，知系痰邪阻塞胸膈，蒙闭神明所致头眩、抽搐，且兼痰之为物，随气上下，结聚不散，必凝结成块，以其抽搐、头痛较甚，乃先治标，遂日针一次，天柱（双）补、列缺（双）泻、间使（双）泻、四神聪补、腰奇泻、鸠尾补、后溪（双）泻，留针15分钟，投嗅剂2次，内服杀虫散，止痉散，每次7克，日3次，引用竹茹、茯苓煎水冲服，连

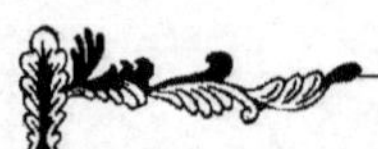

治28天，结节局部行围针浅刺法8次，至8月15日再诊，胸膈满闷均减，抽搐2月未作，皮下结节消失，停药观察3月，宿疾未作。为防复发，于10月又服杀虫散两料，后未闻再犯。

按：囊虫病是由一种幼虫期或囊虫期的绦虫寄生在人体的组织内而引起的病变。每当幼虫进入血流，散布全身之时，则可发生发热、头痛、抽搐的前驱症状。当幼虫停留机体的某些局部之内，临床症状可随幼虫的所在部位而各有不同。

如居皮下组织内，局部神经受其压迫，常可出现疼痛胀闷；如停居于眼部，则可发生视弱失明；如果侵犯心脏、脑部组织，常可发生头痛、呕吐、视弱，以及癫痫、抽搐、痴呆诸般症状。

虽然该病由人体感染绦虫所致，但与内脏衰弱、杂食生冷、湿热交蒸、痰浊凝结有关。所以治疗本病，除以杀虫为主外，涤痰镇静、调健脾胃尤为必要。余临床应用杀虫散：上好雷丸（用当归、川芎煎汤浸泡3天，取出晒干）、海藻、甲珠、白芥子、半夏、白矾、朱砂、蛇皮（微焙）。上药等分为末，先吃鸡肉松10克，然后白水冲服杀虫散7克，日3次，饭前服用。

汤剂：当归15克、党参15克、天麻10克、钩藤20克、竹茹10克、陈皮15克、茯苓15克、枳壳15克、槟榔25克、榧子10克、苦楝皮10克、南瓜子10克、鹤虱15克，水煎服。

凡见皮囊虫，加半夏10克、海浮石25克、海藻25克、白芥子10克。头痛，加土茯苓20克、僵蚕10克、何首乌10克。抽搐，兼服止痉散（蜈蚣、天南星、全蝎、朱砂、蝉

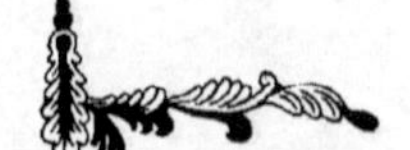

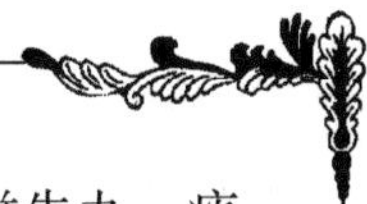

蜕、蚤休、炒酸枣仁、琥珀）。视力减弱，兼服磁朱丸。痰盛，加海浮石25克、半夏10克、胆南星5克，兼服茯苓指迷丸。气血亏，加熟地黄20克、黄芪20克。活血、促进吸收，加赤芍10克、桃仁10克、王不留行20克。伴有肠绦虫者，兼服槟榔20克、南瓜子20克（先吃）。

外用涂剂：炒僵蚕20克、川芎20克、藜芦20克、梅片2克、荞麦粉20克。混合为面，米醋调匀，遍涂头上，4小时后取下。

嗅剂：朱砂2.5克、雄黄2.5克、梅片2克。混合为面，纸卷燃点，用鼻吸其烟，烟尽乃止。

针灸取穴：阿是（皮囊虫结节局部）、百会、天柱（双）、列缺（双）、养老（双）、睛明、四神聪、腰奇、间使（双）、人中、后溪（双）鸠尾、长强。

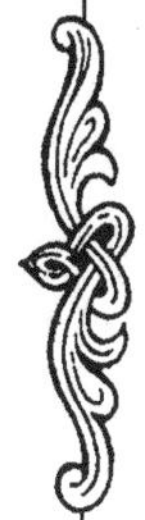

皮囊虫，选囊虫结节局部，常规消毒，用三棱针行挑液法，小者一针，大者挑呈五星形，挑后挤压，使之排出少量液体，或针后加拔火罐，一般针5次左右，结节即可消失。

若系脑囊虫，症见头眩、头痛时，可针百会（补）、天柱（双、泻）、太阳（双、泻）、列缺（双、泻），留针15分钟。症见视弱者，针睛明（补）不留针、养老（双，泻）；症见癫痫抽搐者，取腰奇（泻）、长强（放血）、鸠尾（补）间使（双，泻）、四神聪（补）、人中（补），不留针，后溪（双，泻）留针10分钟，一日一次，针灸有镇静止抽之效。

食养治疗：海藻25克、鸡蛋2个，混合不加油盐煎熟吃，每日1次，连吃2个月，有消散囊虫包之力。

32. 腹肌挛痛

【案】王某，因长途跋涉，又误犯生冷油腻，乃发胃脘疼痛，胀满不舒，吞酸嗳气，曾吐泻2次，均为不消化食

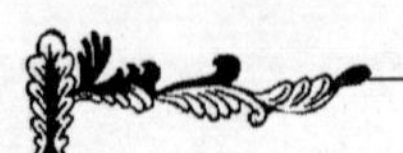

物。自购"胃舒平""藿香正气丸"，服后疼稍缓解。时至午夜11时许，胃痛大作，势不可忍，辗转反侧，呼痛不安，乃邀余诊治。

查：其面呈痛苦表情，时皱眉咬牙，以忍其痛。其脉来沉紧，舌苔白腻，体温36℃，心肺未见异常，腹平坦，肝脾未触及，可望见上腹肌肉跳动，以手扪之板硬，但无压痛，当手压跳动处时立刻被挛动弹起，每分钟腹肌跳动高达百次之多。患者因挛痛而致心悸不安，恐怖异常。

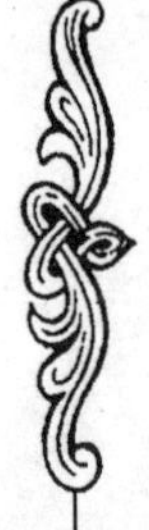

治疗：根据患者素有胃疾，今又长途劳累，必耗其气，又兼误犯生冷，使其胃失和降之机，脾失健运之能，导致虚寒型胃脘痛（胃痉挛）。乃针取中脘、梁丘（双）、内关（双）行强刺泻法，针后胃痛不减，腹肌挛跳更甚，痛不可忍，头汗淋漓，呼叫不止！余观其状，细思之：认为胃虽痛，而肌痉挛是其主要矛盾，是因脾气不运，胃气不降，影响肝木的疏泄，以其肝在体为筋，筋泛指肌肉，故该患者实因胃痛引起腹肌抽动不休。乃根据《内经》所示"从阳引阴"的道理，选取具有镇静止抽、缓解痉挛之"筋缩"一穴，以解除主要矛盾。乃用26号粗针，刺8分深，强力捻转，针下腹肌挛动迅速停止，胃脘疼痛亦随之消除，医患皆惊呼"神针"！患者因病痛疲劳，乃安然入睡。次晨来我处拜谢，并询问扎背部何穴而立止挛痛？余曰："乃筋缩耳。"又问："为什么不早扎筋缩而扎了不少针呢？"余曰："此不求辨证，不明经络，违背抓主要矛盾之故耳。"再问："何谓不求辨证，不明经络？"余曰："病有常有变，你患的虽是胃脘痛，但主要矛盾不在痛而在抽（腹肌痉挛），故按常规取中脘、梁丘、内关，不但不能消除病患，反使主要矛盾更加突出；细心体察，才发现主要矛盾在于抽，要想消除疾

苦，必须分清主次，解决挛动，才能针下立止痛抽。考筋缩一穴，为督脉经穴，督为阳经之海，主惊厥抽搐诸疾；加之筋缩位于肝俞之中，由于肝属风木，在体主筋，故筋缩具有镇静止抽之力。今取筋缩穴症治相应，故甫下一针，乃奏奇效，非神而实明其理耳。”患者惊叹曰：“可见，随症施治，活治圆机，此为医者必须遵循之原则！”余曰：“善”。乃记一小诗谓：“客友胃痛苦难言，腹肌挛缩跳不休，寻得筋缩针泻后，痛止挛除笑开颜”，以资留念。

33. 鹤膝风

【案】吴某，男，17岁，病志号：9239，1967年3月19日诊。

主诉：素患腿痛，时好时犯，近日感冒后腿痛加重，不能行走，患者于1962年春季感冒愈后，突然感到两下肢疼痛，后来膝关节逐渐肿痛，渐移至髋关节。经某医院诊治，效果不显。现膝肿粗大，屈伸不能，运动失灵，彻夜疼痛，不能入睡。

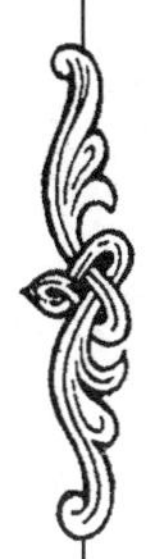

查：形体瘦弱，营养欠佳，神志清楚，表情苦闷，面色微赤，巩膜无黄染，舌质红，有微薄白苔，皮肤干燥不润，呼吸尚匀，脉来沉细，体温36.6℃，血压12.0/8.7kPa，心肺无异常，腹平坦，肝脾未触及，二便尚佳。两下肢膝关节外观肿大，皮色如常，有压痛，屈伸不能，右粗于左，腿胫细弱，肌肉削瘦不温，跟腱、腹壁反射尚佳，膝腱反射减弱。

治疗：根据患者形体瘦弱，营养欠佳，足以证明素往营卫气血虚弱，加之感冒必使腠理疏豁，卫外失护，乃遭寒湿之邪乘虚内侵，留恋不去而使经络受阻，不得通畅，邪聚关节，搏结伏着，乃生膝肿粗大、疼痛、屈伸不能之疾。治以

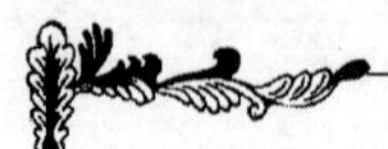

助气养血、通经逐湿法：初用汤剂仿大防风汤加减（黄芪50克、党参15克、当归10克、桃仁10克、地龙10克、防己15克、薏苡仁25克、巴戟天10克、牛膝15克、防风10克，水煎服），针取命门、环跳、承扶、血海、梁丘、足三里、阳陵泉，补法留针15分钟。经上法治疗3日，腿胫疼痛大减，胫肿消失大半，惟腿胫枯细，肌肉消瘦，乃用上方减去防风、地龙、桃仁，加石斛20克、远志15克、肉苁蓉20克、杜仲15克，针刺法同上，连治6日，腿痛完全消失，肿消退，能起坐行走，但不持久，感觉膝胫酸软。虑其病久阳气受损，阴亦有耗，加之肌肉不丰，膝胫酸软，实属久虚大损，气血津液不足，有似草木失于培植灌溉、枝叶枯槁之象。乃仿治痿之法，投虎潜丸二料以润宗筋、健肌肉，至5月20日讯知，肿痛全消，下肢肌肉丰盛，步履如常，现已上学读书。

按：鹤膝风为临床常见的一种难治的膝关节疾患。此病以两膝肿大、腿胫枯细为主症。由于外观两膝形似鹤鸟之膝，因名。正如《疡科心得集》所述："鹤膝风者，以膝肿而腿胫枯细，如鹤膝之形而名之"。此病轻者若治疗恰当，可免畸形，重则经久不愈成残疾。由于此病有膝胫肿胀、疼痛，故属"痹证"的范畴，所以程钟龄在《医学心悟》中指出："患痹日久，腿足枯细，膝肿大，名鹤膝风"，则说明此病多由痹痛经久不愈，邪结关节所致。

此病的形成，虽属外邪为患，但必在机体正气内亏，营卫失调的条件下，外邪才能为害而致病。正如《疡科心得集》中所述："由足三阴经亏损，风寒湿之邪乘虚而入，血脉阻滞，不得流行，注膝成病。下腿之血脉有去而无返，是以愈瘦愈寒而筋愈缩；上腿之血脉有积而无散，是以愈肿愈

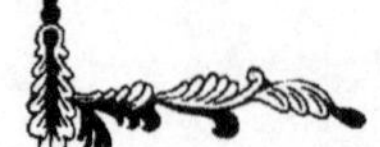

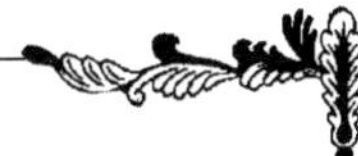

热而肌愈削，此症与附骨疽俱系肾虚所致。”

人体四肢关节之所以能屈伸自如，动作灵敏，全赖气机畅通，营血滋养灌溉，故云：“上焦出气，以温分肉而养筋骨”“阳气者，柔则养筋”“血和则筋脉流行，营复阴阳，筋骨劲强。”否则营卫失护，气血亏损，外邪入侵，结聚关节，必生肿痛挛急，所以说：“真气之所通，血络之所游，邪气恶血，固不得住留，住留则伤经络，骨节机关不得屈伸。”这都说明本病的发病机理在于气血营卫内虚，不能卫外，风寒湿邪乘虚入侵，乃使经络受阻，气血郁遏，邪结关节所致两膝肿痛，屈伸不得。

治疗本病，历代医者所见不同，有主张健脾胃、益肝肾者；亦有主张专治气，不治肾者；更有专助气而不用血药者，但总以培养气血为主，温经逐邪为辅。如张景岳主张：“凡治此者，必以养气滋血为主；有风者兼散其风，有寒湿者兼去寒湿。”薛立斋则主张：“伤于脾胃者，用补中益气汤为主，伤于肝肾者，六味地黄丸为主，皆佐以大防风汤。”

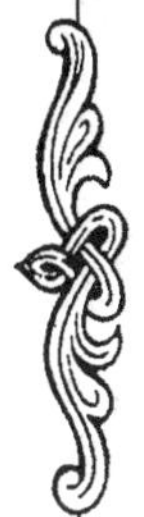

从历代医者常用方剂（大防风汤、蒸膝汤、散膝汤、四神煎等）和所用药物中可以看出：在治疗上以补气为主，散邪为辅，并在此基础上，随症加减化裁而收疗效。

本人临床体会，助气虽为首要，然邪结关节，经络瘀滞，气血流通受阻，所以养血活血通经亦属必要；更由于胫肿枯细，肌肉消瘦，两胫瘦软，故益肾水、滋筋骨尤为要法。

本例病人的治疗，初仿大防风汤，投参、芪益气补虚，以行血利痹、通和阳气；归、桃、地龙通经和血，薏苡仁、防己利湿止痛；巴戟天、牛膝强壮筋骨，少佐防风一味以祛风邪，加之针灸诸穴通经止痛。当痛止胫肿消退之后，以

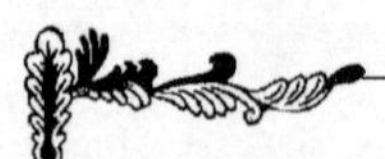

其胫酸软弱无力，肌肉不丰，实属日久肝肾虚损，筋骨失养所致骨细肉脱，故改用填精益肌之法，去防风、地龙、桃仁、当归之耗血劫津之品，增入石斛、远志、肉苁蓉、杜仲以长肌肉、助筋骨、强腰脊，最后投服虎潜丸益精壮阳、养液润燥、强健筋骨以善其后，由此可见辨证施治、治法圆机之妙！

外　科

1. 癖石（胆结石）

【案一】吕某，男，47岁，工人，病志号：7783，1975年3月18日诊。

患者右胁及右上腹部疼痛年余，时好时犯，每疼痛发作时痛不可忍，牵连右侧肩背，近日绞痛又作，兼有口苦咽干，恶心欲吐，小便短赤，大便3日未行。

查：脉来弦数，舌苔黄腻，巩膜呈黄染，体温38.5℃，胆囊区压痛，右上腹可触及2cm×2cm大的硬块。白细胞总数$13 \times 10^9/L$，黄疸指数37单位。X线证明，胆囊区十二肋前下缘有密度增加的两个块状阴影，诊断为胆囊结石、胆囊炎。虑其脉来弦数，苔黄腻，便秘，诊为气滞血阻，胆腑失其疏泄，加之湿热蕴结其中所致病，遂投加味排石汤加金银花25克、茵陈50克、大黄15克，连服3剂，热退便通。体温下降为36.7℃，巩膜黄染消退，右胁疼痛减轻，知湿热虽去，胆腑仍然瘀阻，非排石不足以消除本源，乃投玉珀化石丹，每服5克，日3次，药有沉香10克，乳香、没药

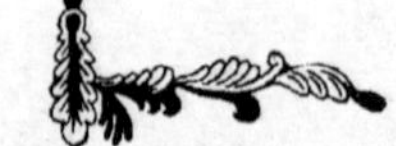

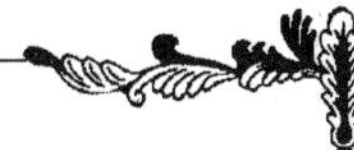

各15克，五灵脂15克，蒲黄15克，连服28剂，右胁疼痛完全消失，X线显示：胆囊区结石阴影消失，一年后来院复查，宿疾未作。

【案二】李某，女，55岁，病志号：8921，1976年3月10日诊。

素患胆石症，近日因饱食后，右小腹部疼痛加剧来诊。

查：体胖，呈痛苦面容，脉沉弦，苔黄腻，巩膜轻度黄染，血17.3/10.7kPa（130/80mmHg），右小腹触痛明显，腹肌紧张，莫非氏征阳性，知系饱食之后，胆腑疏泄失常所致结石疼痛。乃为之针左阳池、阳陵泉、胆俞、阳纲，均行泻法，留针15分钟以解除疼痛，次针巨阙、梁门、章门（右），针毕疼痛缓解，投服玉珀化石丹，每服7克，日3次，用金银花20克、茵陈20克、柴胡10克、白芍15克、郁金15克、大黄10克、玄明粉（冲）5克，经治5次，针5次，服药3剂，疼痛停止，食欲增进而愈。

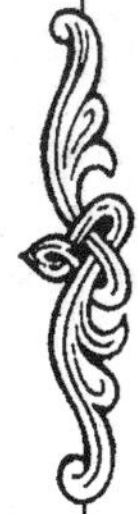

按：癖石（胆石症）的临床所见，多因结石之大小不同有轻重之不同，一般常有上腹部和剑突下绞痛，并向右肩、后背、前胸放射，发作时常并有恶心、呕吐、胀饱、嗳气以及饱食脂肪后更加严重等症。

当结石较大，发生梗阻与炎症时，还可出现恶寒、寒战、发热以及黄疸等证候，此所谓痛、吐、热、黄四大证候。

产生这种疾病的原因，多因水气凝结，湿热郁蒸，使胆腑疏泄失常，气阻血结乃成结石绞痛。正如谢观所说："癖石人之专心成癖，成病癥块等症，腹中凝结成石，如牛黄、猪宝之类。"由于胆为清静之府，内藏精汁（胆汁），而胆之特征是亦藏亦泻，通降下行为顺，故气郁、血滞、湿浊、寒

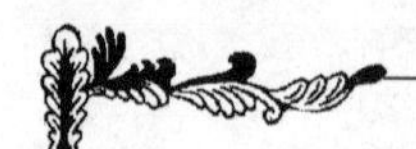

冷刺激皆能导致枢机不利，胆汁不布，湿热内生，胆汁流行不畅，降而不通，潴留成石，所以，治以急则治其标，每当绞痛发作之时，投给镇静、镇痛之品，以缓解疼痛；疼痛停止则可治本，采用化石排石之品，以溶化结石，兼以疏肝、利湿、清热解毒，才能免除后患。

余临床常用玉珀化石丹：硝石 5 克、朱砂 3 克、滑石 10 克、琥珀 5 克、羌盐 10 克、穿山甲 10 克、郁金 10 克、白矾 5 克、姜黄 5 克、熊胆 5 克、芒硝 10 克。混合为面，用胆汁或蜜汁为小丸，每用 3~5 克，一日 3 次，白水送下。

汤剂：加味排石汤：金钱草 50 克、生大黄 15 克、茵陈 10 克、王不留行 15 克、炒鸡内金 10 克、怀牛膝 15 克、炒枳壳 15 克、广木香 10 克、光香附 10 克，水煎服。

凡见：绞痛甚者，加玄胡、没药、姜黄。湿热发黄，加金银花、栀子，倍茵陈。气滞不行，加青皮、陈皮、沉香。血瘀不散，加乳香、没药、蒲黄、五灵脂。呕吐泛酸，加半夏、竹茹，兼服左金丸。寒热胁痛，加柴胡、黄芩、青蒿、青皮、鳖甲。失眠不寐，加炒酸枣仁、夜交藤。肝区痛，加白芍、郁金、没药。便秘，加大黄、玄明粉（冲）。发热，加金银花、蒲公英、栀子、连翘、黄芩、黄连。高热渴饮，加生石膏、知母。正虚，加人参、黄芪、白术、当归、谷芽。

针灸取穴：巨阙、梁门（双）、章门（右）、支沟（双）、丘墟（双）、阳陵泉（双）、阳池（左）、胆俞（双）、阳纲、阿是（结石区）。

绞痛发作，先取阳陵泉（双）、丘墟（双）、支沟（双）、巨阙、梁门（双）、章门（右），均用泻法，留针 20 分钟，阿是、章门、阳陵泉加电针 5 分钟。如仍然绞痛，可加左阳

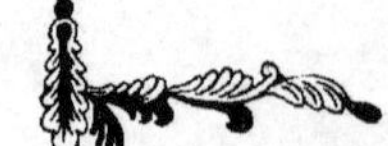

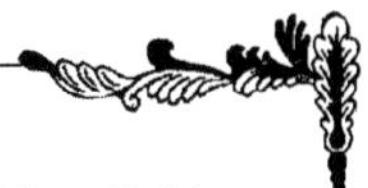

池行泻法，胆俞（双）、阳纲（双）行泻法，温针5分钟；呕吐加内关；高热加曲池、大椎。

针灸可缓解绞痛。当疼痛停止后，仍须用化石、排石之品，以除其源，并应减食肉类，才能免除后患。

2. 脾瘅（胰腺炎）

【案一】李某，男，37岁，病志号：769，1975年8月22日诊。

因上腹部疼痛，伴有恶心、腹胀入院，每疼时不可忍受，甚则晕厥、手足梢冷，脉来弦数，舌质红，有黄腻苔，大便3日未解，体温38.2℃，血压13.3/8.0kPa，肺无异常，腹微膨胀，压痛明显，有肌紧张出现，血象：白细胞总数 $12.5 \times 10^9/L$，中性0.92，诊断为急性胰腺炎、肠梗阻，投青霉素、镇痛解痉药稍好转，旋又腹痛加剧。中医会诊，问知腹痛因过食气滞所致，根据腹痛拒按，脉来弦数，舌苔黄腻，知为脾胃失和，肠胃瘀热所致，非通下不能消其实热，乃在疼痛时，针阳陵泉（双）、胆俞（双）、期门（健侧）、支沟（双）泻法以缓解疼痛，内服柴胡15克、黄芩15克、龙胆草15克、枳壳15克、白芍25克、玄胡15克、郁金15克、广木香15克、香附15克、大黄15克、鸡内金15克，后入芒硝10克，分2次冲服，连服3剂，大便通畅，下物腥臭，体温36.6℃，脉来沉缓，腹痛胀均减，仍投上方减大黄、芒硝，加谷芽20克，又进3剂，诸症消失而愈。

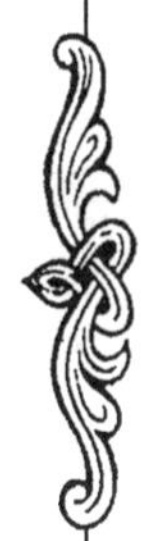

【案二】张某，女，44岁，病志号：1089，1975年9月18日诊。

因上腹部疼痛入院，现呈阵发性疼痛加剧，经外科确诊为急性胰腺炎，保守治疗，经投抗生素、补液及肌注阿托品等，疗效差，仍反复剧痛，乃邀余会诊。

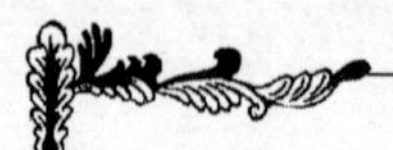

查：面色苍白，呈急性病容，脉沉弦，苔薄黄，观患者辗转不安，呕恶频作，呻吟不止，右上腹疼痛、拒按，腹肌微现紧张，体温38.5℃，白细胞数14.5×10^9/L，中性0.86，问知大便3日未解，遂针上脘、章门（对侧）、胆俞、阳陵泉、内关，均行泻法，章门、胆俞不留针，余留针30分钟，每5分钟行针一次，针毕疼痛缓解，疲倦入睡。投柴胡15克、黄芩10克、龙胆草10克、枳壳15克、白芍15克、郁金10克、川厚朴10克、广木香10克、大黄10克、金银花25克。次诊，便通，腹痛减，能忍受，又同上法治疗。三诊腹痛止，压痛（-），白细胞数6.7×10^9/L，病愈。

按：脾瘅（胰腺炎），是胰腺本身和胰腺周围组织的急性炎症。临床主症为上腹部剧烈疼痛（多偏于右侧呈囊带状横位性），并伴有恶心呕吐，或腹胀便秘，或发热、黄疸以及休克等症状。

发生胰腺炎的原因极为复杂，但总不外肝气郁结，脾胃壅滞，复受外邪，致使肝胆、脾胃功能紊乱，气机升降失调，清升浊降障碍，气滞湿阻，壅塞瘀滞不通，郁久化热，湿与热搏阻中焦，干扰胰腺之功能则致发本病。治以大柴胡汤，疏肝利胆，清热利湿，荡涤腑积，兼审气郁，调气以和血，随症施治，可望治愈。

余临床常用大柴胡汤加减：柴胡20克、黄芩15克、龙胆草15克、枳壳15克、白芍15克、郁金15克、广木香10克、大黄15克、芒硝10克（冲），水煎服。

凡见：热毒甚者，加金银花、蒲公英。呕吐甚者，加竹茹、代赭石，兼服左金丸（吞）。湿盛，加藿香、佩兰，兼服六一散（冲）。胸闷叹气，加香附、橘络、青皮、川厚朴。发黄，加茵陈、栀子。腹痛，加玄胡、郁金、金樱子。虫

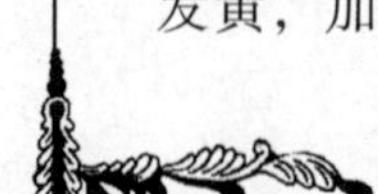

痛，加苦楝皮、使君子、雷丸（为面冲）。胁痛，加川楝子、丝瓜络、枳壳、香附、白芍。背痛，加薤白、瓜蒌皮。血瘀，加桃仁、红花、丹参、五灵脂、玄胡。寒甚，减大黄、龙胆草，加附子。食积，加炒鸡内金、三仙。化脓，加冬瓜仁、薏苡仁、蒲公英、没药、牡丹皮。高热昏迷，兼服紫雪丹（吞）。小便短赤，加瞿麦、萹蓄。伤阴，加麦冬、沙参、玄参。素往嗜酒，加葛花。出现脉微、冷汗、面青、血压下降之休克，可急煎红参、炙甘草、熟附片、五味子、麦冬频饮。病后恢复以健脾胃为主，常服人参健脾丸。

针灸：以阳陵泉（双）、足三里（双）、章门（对侧）、期门（对侧）、支沟（双）、胆俞（双）、阳纲、肝俞（双）、太冲（双）为主。

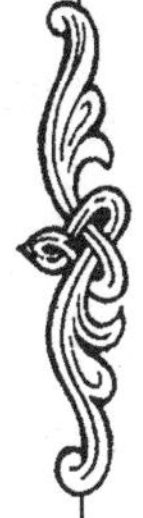

治疗脾痹（胰腺炎），针灸为配合疗法，可清肝热，利胆腑，达到消炎止痛之效。凡上腹胆区疼痛剧烈者，可先取阳陵泉（双）、足三里（双）、太冲（双）、支沟（双），均行泻法，留针 20 分钟以缓解疼痛，后针肝俞（双）、阳纲，对侧章门、期门以及胰腺压痛点，均行泻法，不留针，每隔 6 小时一次；若出现休克时，可刺人中，泻法不留针，中冲、百会、足三里补，以解除昏厥；疼痛缓解，炎症消失，呈慢性炎症、隐痛者，每日用艾条灸局部及日月穴，次灸阳陵泉、足三里，到隐痛消除为止，局部针刺不可过深，防止刺伤胰腺。

3. 肠痈（阑尾炎）

【案一】王某，男，34 岁，病志号：299，1975 年 6 月 3 日诊。

患腹痛 12 小时后入院，因饮食不当，引起右少腹部疼痛，痛不可忍，开始有胃痛胀满、干哕等症，现仅局部（右

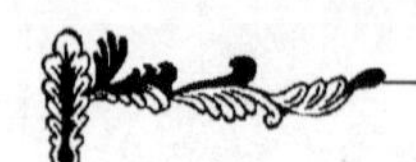

少腹部）疼痛。

查：脉沉数，舌质淡红，有黄腻苔，体温 38.4℃，腹平坦，右下腹有明显压痛，反跳痛（++），麦氏征与腰大肌试验均为阳性，肠鸣音正常，血象：白细胞数 11.6×10^9/L。诊为肠痈初发，乃为之针阑尾点、左天枢、左大迎、曲池、大椎，均行泻法，留针 30 分钟，针后疼痛稍止，2 小时后又针刺一次，投加味大黄牡丹皮汤，加炒鸡内金 20 克、神曲 20 克，水煎服，服药后 18 小时内腹泻 4 次，便物腥臭难闻，继又针 4 次，服药 3 剂，尽下红腐腥臭物，腹痛消失，压痛、反跳痛均消失，血象：白细胞数为 6.8×10^9/L，观察 2 天，计住院 7 天，病愈出院。

【案二】王某，女，24 岁，病志号：125，1976 年 5 月 19 日诊。

患腹痛已 3 小时，因饮食后跑步，即感腹痛不适，逐渐局限于右少腹，呕吐 2 次，均为食物残渣及黄色液体，遂来诊治。

查：面呈急性病容，侧卧于床上，屈蜷右足，双手护于下腹部，频频呻吟，脉来沉数，舌质红，有薄白苔，体温 37.8℃，大便 2 日未解，腹肌微紧，肝脾未触及，肠鸣音存在，右下腹在脐与髂前上棘连线外 2/3 处压痛明显，反跳痛及腰大肌征为阳性。血象：白细胞总数 16.5×10^9/L，中性分叶核粒细胞 0.86，淋巴细胞 0.15。据此诊为肠痈（急性阑尾炎），由饮食不节，加之剧烈运动，致使肠络颠动过剧所诱发。乃立即针上巨虚，双手同时施用泻法，大幅度捻针，次针左大迎、左天枢，均行泻法，留针 30 分钟，每 5 分钟捻转行针一次。腹痛局部外敷涂剂，经上述治疗 8 小时后，腹痛逐渐缓解，次日口服紫金散，每服 5 克，日 3 次。三诊，

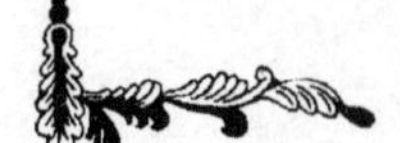

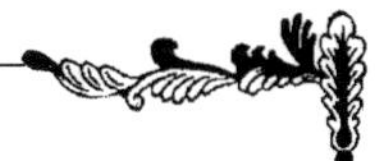

便通，疼痛消失，血象：白细胞总数 $6.8\times10^9/L$，中性分叶核粒细胞 0.45，淋巴 0.24，继续观察 2 日，无病痛感，肠痈治愈。

按：肠痈（阑尾炎），又称“缩脚肠痈”，为腹腔外科手术适应症。但在医疗条件所限不能及时手术的情况下，针药治疗，常收满意疗效。

该病的形成，不外气血瘀滞、热结不散所致发热、右少腹疼痛诸疾。正如《诸病源候论》所述：“邪气与营卫相干，在于肠内，遇热加之，血气蕴积，结聚成痈，热积不散，血肉腐坏，化而为脓。”而对证候的描述,《石室秘录》谓：“人腹中疼甚，手不可按，右足屈不伸，谁知大肠生痈乎？说明古代医者对本病观察之详细。治疗肠痈大体有三法，一为通里攻下，二为清热解毒，三为活血化瘀，此乃根据本病病机而施治。凡肠痈初起，尚未成脓，当以泻去肠中实热壅滞为急务，而脓已成者，尤须消肿排脓，然不论初发、化脓，大黄、芒硝、桃仁、牡丹皮、冬瓜仁之品必不可离，因这些药物不仅有荡涤肠胃瘀滞之力，且有通腑泻热、破瘀排脓之功效。治疗肠痈虽以通下为主，尤须区别气滞、血瘀、寒凝、热壅、虫积，在通下的同时，审证求因，分别疗之，可使痛止邪去，免除后患。

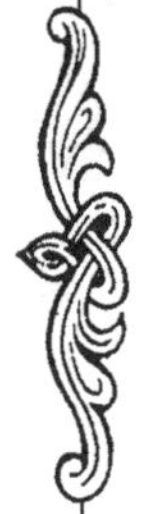

一般内治法：加味大黄丹皮汤：金银花 50 克、牡丹皮 20 克、红藤 25 克、败酱草 25 克、桃仁 15 克、冬瓜仁 50 克、薏苡仁 25 克、赤芍 15 克、大黄 40~50 克（后下）、芒硝 5~10 克（冲服），没药 10 克，水煎服。

凡见气滞，加紫苏梗、枳壳、广木香、香附。寒凝，加盐附子、茴香、肉桂。呕吐，加吴茱萸、半夏、陈皮、藿香，兼服玉枢丹。虫积，加槟榔片、使君子。腹胀，加大腹

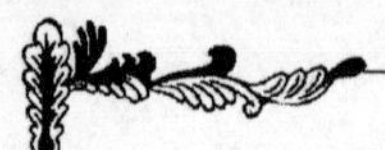

皮、川厚朴、川楝子。腹痛甚，加玄胡、乳香。食滞，加神曲、鸡内金。纳少，加谷芽、陈皮、砂仁。高热，加黄芩、柴胡、连翘。脓甚，倍冬瓜仁、薏苡仁、败酱草。小便不利，加猪苓、车前子。脓肿硬块，加三棱、莪术、五灵脂、玄胡，兼服大黄䗪虫丸。湿盛，加佩兰、白蔻仁、藿香。气虚，加党参、黄芪。脓肿，加地丁、蒲公英、皂角刺、甲珠。

散剂：加味紫金散：紫金散5克、大黄5克、玄明粉5克，混合一处，一次冲服。

外治法：

涂剂：肠痈涂剂：芒硝50克、香附30克、大黄50克、姜黄20克、没药20克、赤芍20克、芙蓉叶50克、冰片5克。混合为面，食醋调膏状，涂右少腹疼痛局部，2小时后更换。

针灸取穴：阑尾点（双）、左天枢、左大迎、大肠俞（双）、内关（双）、中脘、内庭（双）、曲池（双）。

先取阑尾点行泻法，再针左天枢、左大足，均行泻法，留针20~60分钟，如有恶心呕吐，加针内关、中脘；发烧加曲池、大椎，均行泻法；腹胀便秘加大肠俞、内庭、内关，通腑泻热。

4. 肠结（肠梗阻）

【案一】刘某，男，30岁，病志号：713，1976年4月5日诊。

因误食生冷硬物，乃于4日上午11时许发生腹胀满，痉挛性脐周绞痛不可忍，呕吐4次，均为不消化食物，后吐黄色液体一次，其味秽臭，兼有口干渴，不欲饮，大便不解，不转矢气，但有腹鸣，经当地卫生所治疗无效，转矿医

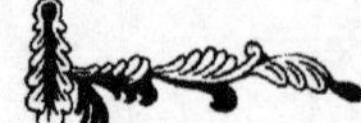

院外科，诊为“急性肠梗阻”，入院治疗，因不愿手术，遂来中医诊治。

查：一般情况良好，意识清楚，精神苦闷，但能合作。体温 37.8℃，血压 13.3／9.3kPa（100／70mmHg），脉搏 67 次／分，弦而有力，面色淡黄，呈急性重症病容，眼球下陷，皮肤干燥，略呈脱水现象，心肺未见异常。腹部膨胀隆起，腹壁紧张，有压痛，叩诊呈强度鼓音，有肠形出现，腹鸣（+），X 线检查可见：整个腹部有多个充气肠型，右下腹部见有多个半圆型阶梯样水平面。

根据误食生冷硬物致腹痛胀满、呕逆便结之症，诊为食结作痛”，且兼脉来弦而有力，苔黄而干，兼有发热，故治以消食滞、通便结、疏肝止痛为主法，投硝莱通结汤（枳壳 10 克、大黄 20 克、郁李仁 20 克、槟榔片 15 克、莱菔子 15 克、草蔻仁 10 克、大腹皮 15 克、香附 10 克、玄胡 15 克、广木香 10 克、川厚朴 15 克、焦三仙各 10 克、桃仁 10 克、芒硝 10 克（冲），水煎，日服 3 次），针刺腹结（双）、气海、丰隆（双）、足三里（双），均行泻法，留针 10 分钟。次诊腹胀大减，大便通畅，气体下行，呕吐停止，脉弦稍缓，腹平坦，按之软，压痛减，乃令按摩腹部，针足三里（双）、丰隆（双）、气海、腹结（双），均行泻法，内服同上方，加紫苏梗 15 克，减大黄、芒硝。三诊大便通畅，腹胀全减，食欲增加，脉缓，面黄润，舌质正常无苔，腹平坦柔软，无压痛，乃投健脾疏导润肠之品（郁李仁 15 克、白术 15 克、焦三仙各 15 克、陈皮 15 克、槟榔片 10 克、广木香 10 克，水煎服），以善其后。

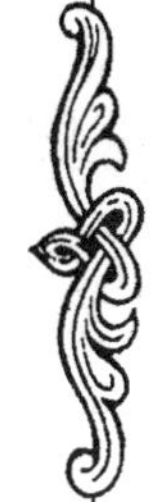

该病人住院 5 天，服药 5 剂，针刺 3 次，并配合胃肠减压、按摩，以及维持体液等，于 9 日痊愈出院。

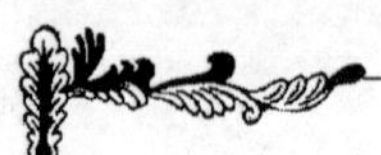

【案二】龙某，男，13岁，病志号：126，1977年3月11日诊。

素有腹痛、便蛔病史，时逢春节，过食美甘，随即腹痛阵作，每疼时脐周有包块，手揉可消散。现腹痛、呕吐，吐蛔虫2条，经当地卫生院投驱虫剂、理中丸，腹痛益甚，便结2日不通，排气困难，痛甚手足梢发冷，又经县医院诊断为蛔虫集结肠间所致不全梗阻，动员手术，患者惧，乃转中医治疗。

查：脉乍大乍小，舌淡口和，左下腹部可触及包块，诊为过食脾胃受损，内脏虚寒所致虫结作痛。

考虫之习性，因寒而动，得温则止，得酸则伏，今症见蛔厥，故先以乌梅20克、附子15克、川椒15克、大黄15克、广木香10克，温通寒积，次投苦参15克、使君子15克、榧子仁10克、雷丸15克（为面冲服）、槟榔片15克，驱除蛔虫，仅两剂便通腹痛停止，排出蛔虫20余条，后服人参健脾丸7日，日2次，每服一丸，健脾养胃而痊愈。

按：肠结（肠梗阻），一般认为是一种手术适应症，虽然手术治疗效果良好，但复发者很多。

该病的形成，不外机体正气先虚，脏腑阴阳失衡，复受外邪侵扰所致"胀、痛、呕、闭"以及休克等症状。概言之，有因寒邪凝滞、热结肠间、食积停阻以及虫结不散者，此皆为直接致结之因素，亦有因肿瘤、溃疡、痢疾之后，肠壁发生瘢痕，造成狭窄、痉挛、重叠、粘连，皆能导致梗阻不通。

治疗之法，以通下为主，因肠结是腑实的表现，六腑为传化之腑，以泻为藏，通降下行为顺，滞塞上逆则为病，故治肠结以下为主，兼以破积、润肠、舒郁、定痛、驱蛔，明

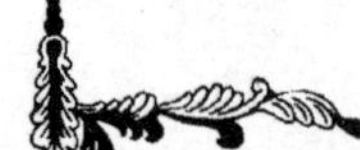

辨虚、实、寒、热，分别疗之。同时采用攻下之法时，必须“看得准，攻得狠”，务求一次结开便通，才能挽沉疴，起危症，收到疗效，治愈疾病。

一般常用药物疗法：

通结利肠散：大黄10克、沉香5克、炒鸡内金10克、炒蜣螂虫10克。共为细面，先进行胃肠减压，然后灌入生豆油200~350毫升，最后分2次吃药。

硝莱通结汤：莱菔子25~100克、大黄20~50克、火麻仁20克、枳壳15克、槟榔片15克、广木香15克、厚朴20克、桃仁10克、郁李仁15克、乌药15克、玄胡10克。加水煎，冲服芒硝5~10克、蜂蜜200~300克。

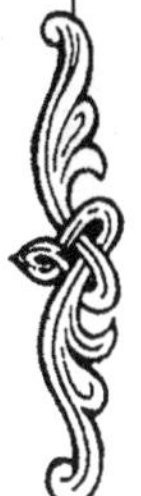

凡见：腹胀，加大腹皮、紫苏梗。痛甚，加没药、香附。血瘀，加红花、赤芍、丹参。呕吐，加半夏、代赭石、吴茱萸、旋覆花、砂仁。食积，加炒鸡内金、水红花子、炒三棱、焦三仙。虫积，加炒雷丸、使君子，兼服乌梅丸。实热，加黄连、黄柏、黄芩、金银花、蒲公英。气滞，加青皮、香附、紫苏梗。寒凝，加盐附子、炮姜、番泻叶，兼服备急丸。润燥，加当归、肉苁蓉、豆油。正虚，加党参、黄芪、白术、谷芽。肠麻痹，加沉香、广木香、枳壳、巴豆皮，为面，同生姜、葱、烧酒同捣烂成泥状，加热，涂脐孔处。

熨脐：肉桂10克、广木香30克、食盐25克、葱头4个、生香附20克。上药为粗面，混合炒热，加醋，放脐部，外用热水袋熨1~2小时，或腹内转温、转矢气为止。

吸剂：巴豆皮10克为面，放香烟内，点燃用鼻吸之，适用于肠梗阻、鼓肠胀气者。能促进胃肠蠕动，消除胀气。

坐剂：细辛20克、皂角20克为面，加蜜，做成药条如

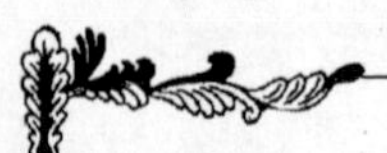

毛笔头大，塞入肛中，任其自溶吸收。适用于机械性肠梗阻以及蛔虫梗阻者。

针灸取穴：腹结（双）、天枢（双）、大横（双）、足三里（双）、阳池（双）、大肠俞（双）。先取腹结、天枢、大横，均行泻法，留针15分钟，然后温针腹结、天枢，次针大肠俞、足三里、阳池，均行泻法，留针20分钟，如系虫结，加四缝行挑点排液法，丰隆（双）泻；食积加公孙（双）泻、章门（双）泻以消积滞；发热加曲池（双）泻以清热；若虚痛加脾俞（双）、胃俞（双均补）；气滞加太冲（双）、解溪（双）泻，每日1~3次，至痛止便通为止。

5. 疝气

【案一】张某，男，37岁，技工，病志号：641，1976年9月8日诊。

患疝痛年余，现少腹疼痛，牵引睾丸。查：脉来沉迟，苔白，左睾丸肿胀、疼痛，兼有纳少，小便频多，诊为寒湿盘踞下焦所致寒疝。治以疏肝散寒逐瘀为主，乃针取归来（双）补加温针，三阴交（双）行补法，大敦温灸，次髎（双）补，间日1次，另投服十圣治疝散，每服5克，日3次，用昆布20克、刘寄奴15克、橘核15克、吴茱萸10克、砂仁10克，经治12日，少腹疼痛停止，睾丸硬肿消失而愈。

【案二】李某，男，37岁，病志号：598，1979年2月3日诊。

素有阴囊潮湿，近日涉水受寒，出现腰酸，阴囊肿胀、坠重，痛引少腹。

查：面淡黄，苔白薄，脉沉弦，阴囊肿胀，如水晶状，据此，诊为水疝，治宜化气、利水、散寒为主法。投十圣治

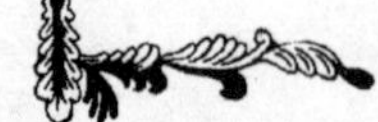

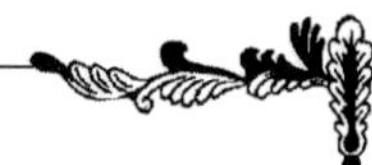

疝散，用薏苡仁30克、丝瓜络30克、防己20克、泽泻15克、茯苓15克、萆薢15克，水煎送服散剂，日3次。针大敦、太冲、三阴交、蠡沟、中极，每日1次，按上法，连治5天，肿消痛止而愈。

按：疝，指少腹痛引睾丸肿痛的疾病。昔时论疝，名目繁多，且不一致，然疝病的发生，总不离肝经之过阴器，任脉之起于中极之下，以上毛际，所谓："任脉为病，男子内结七疝，女子带下瘕聚""足厥阴肝病，丈夫溃疝，妇人少腹肿。"临床辨证，不外寒、气、水、偏疝、冲疝之不同，余常以内外兼治，每收显效。

一般内治法：

散剂：十圣治疝散：广木香10克、小茴香10克、穿山甲10克、金樱子10克、葫芦巴10克、桂枝10克、羌盐10克、全蝎10克、荔枝核20克、橘核20克。共为细面，分装胶囊，每服5~10克，黄酒冲服，日3次。

汤剂：桂橘治疝汤：茯苓15克、陈皮15克、肉桂10克、橘核15克、茴香10克、川楝子15克、荔枝核15克，水煎服。

偏寒，加淡附子、吴茱萸、补骨脂。偏热，加黄柏、赤芍、知母。理气，加紫苏梗、香附、沉香。因水，加防己、泽泻、猪苓、丝瓜络、薏苡仁。兼服鲫鱼煎（鲫鱼150~250克），紫蔻7个，将鱼去内脏，再纳入紫蔻，不加盐，熟后尽吃。血瘀，加桃仁、红花、乳香、没药、刘寄奴。气上冲，加李根白皮。睾丸肿硬，加昆布、海藻、海浮石、甲珠、白芥子。痛甚加乳香、没药、玄胡。顽麻，加川芎、槟榔。痒甚，加蒺藜、地肤子。筋缩，加薏苡仁、木瓜。

外治法：

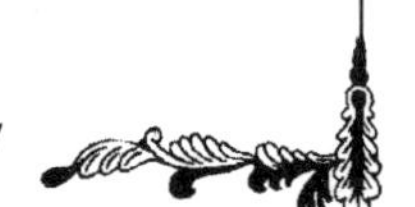

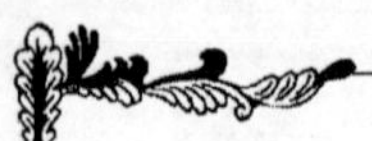

填脐灸法：肉桂10克、木鳖子5克。混合为细面，放脐孔中，外用姜片盖好，灸5~10壮，最后用绊疮膏封闭即可。

药物按摩法：取荜茇15克、樟脑5克，为细面，加酒50毫升，浸泡一小时，用手蘸药酒，按摩睾丸局部，使局部产生灼热感即可停止。

局部涂剂：肉桂10克、乳香10克、没药10克、姜黄10克、赤芍10克、川、草乌各10克。混合为面，酒调涂睾丸局部，外用热敷，使药力透入肌肤，连涂2小时，适用于水疝有效。

薰洗剂：地肤子15克、透骨草15克、艾叶10克、蚕沙15克、白鲜皮10克、苦参10克。加水煎，薰洗外阴，适用于水疝痛痒肿胀者。

针灸取穴：大敦（双）、太冲（双）、归来（双）、三角灸、三阴交（双）、次髎。请患者仰卧，腹部经穴常规消毒。先针归来行泻法，使针感放散到外阴睾丸，留针，再行温针5分钟，次灸脐三角5~10壮，然后针三阴交（双）、太冲（双）、大敦（双）、次髎，均行补法，留针15分钟，一日一次。如症见形寒肢冷，加灸神阙、足三里；兼湿热，加阴陵泉；囊肿，加蠡沟。

6. 石淋（泌尿系结石）

【案一】高某，男，44岁，技术员，1991年3月29日诊。

右侧腰痛已经年余，近日腰痛益甚，痛不可忍，并向左下肢放射，小便短赤，时有尿道刺痛，经厂医院内科做尿路X线摄片，证明在右输尿管上端和肾盂交界处有0.5cm×0.8cm大之结石一处，诊为“右输尿管结石”，经内

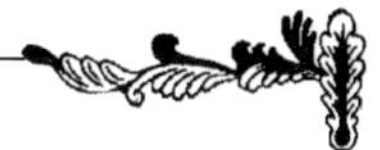

科治疗无效，令其手术，患者拒治，遂来诊治。

查：素常嗜酒，脉来细数，小溲短赤、疼痛，知为肾积湿热、尿道瘀沉所致之“石淋”。乃为之针肾俞（双）、三焦俞（双）、膀胱俞（双）、太溪（双），均行泻法，留针15分钟，一日1次。又投通淋涤石散3剂，每服7克，用海金砂50克、金钱草50克、瞿麦20克、滑石30克，水煎送服，连吃10剂，于服第5剂后，每当小溲时，尿道刺痛难忍，每努力排尿时，发现尿中有小米粒大之砂石甚多，溲止痛减，但腰痛亦然，仍用上法加杜仲20克、续断15克、桑寄生15克，又进8剂，散剂3料，针灸计25次，诸症消失，又做X线复查，证明右侧面输尿管上段结石阴影消失。

【案二】陈某，男，40岁，病志号：399，1991年7月7日诊。

近日因排尿不畅，茎痛，尿短赤，经厂医院摄腹平片，诊为右侧输尿管下段结石。

查：体健，营养佳，脉细数，苔白腻，右腰部及右下腹疼痛，时轻时重，每疼痛向外阴部放射，据此，知系湿热互结，瘀沉尿道所致石淋。乃针刺膀胱俞、三焦俞、三阴交、委阳、肾俞、太溪，均行泻法，投服通淋涤石散，每服7克，日3次，用海金砂20克、金钱草30克、滑石50克、瞿麦15克，经治5日，服药4剂，针刺5次，小溲时发现小砂石，排后溲便通畅、疼痛消失而愈。

按：石淋（泌尿系结石），系指肾、膀胱结石而言。所谓“石淋者，肾主水，水结则化为石，故肾客砂石，肾虚为热所乘。”查其原因，多系肾气不足，膀胱瘀热，津液内溢，煎久结石，瘀阻水道，则见少腹胀痛，痛引腰脊，小便短赤，甚则排尿困难，尿中带血，茎中刺痛，尿出砂石而痛减

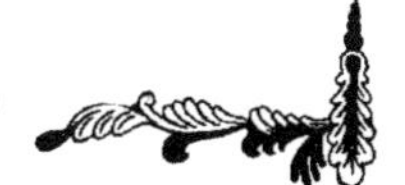

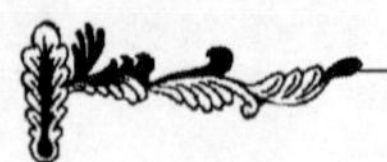

等症。

考肾气不足，虚火必炎，膀胱瘀热，气化不行，久之累及三焦，决渎失职，水、湿、热三邪互结，致使水道瘀阻，沉积而成砂石。正如《中藏经》所说："砂淋者，此由肾气弱……虚伤真气，邪热渐强，结聚而成砂。"治以清湿热，利膀胱，涤砂石，尤须开郁行气，破血滋阴，兼以补虚益肾，随症加减，坚持治疗，则积热可清，砂石涤出，水道自通而愈。为防复发，尤当益肾气，增津液，可防砂石之再生，以利砂石之下降，正所谓"肾水足而火自消，火消而水自化"，此实为经验之谈。

治疗石淋以通淋涤石散为主：煅鱼脑石20克、血竭20克、芒硝20克、海金砂50克、蒲黄20克、郁金10克、炒鸡内金20克、琥珀20克、地龙10克、火硝10克、飞滑石20克、沉香20克、没药20克。混合为面，分装胶囊，每服3~5克，日3次，白水送下。

通淋涤石汤：金钱草50克、木通5克、滑石20克、瞿麦20克、海金砂50克（包煎）、牛膝20克、石韦20克、车前子20克、木贼20克、甘草20克、冬葵子15克，水煎服。

凡有：血尿，倍牛膝、乳香、炙龟板、穿山甲、白茅根、阿胶、刘寄奴、仙鹤草。腰痛，加杜仲、续断、桑寄生。腹痛，加玄胡、乌药、川楝子、芍药、甘草。气虚，加黄芪、党参。血虚，加归尾、阿胶、赤芍、丹参。肾阴虚，加生地黄、山茱萸、枸杞子、肉苁蓉。肾阳虚，加淡附子、肉桂、巴戟天。小便艰涩，加滑石、通草、大麦杆。气滞，加青皮、乌药、广木香。血瘀，加刘寄奴、王不留行、茜草。日久正气不足，加黄芪、党参、菟丝子、补骨脂、生地黄。

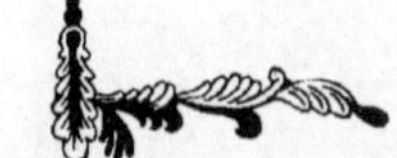

针灸取穴：肾俞（双）、三焦俞（双）、膀胱俞（双）、腹结（双）、三阴交（双）、昆仑（双）、交信（双）、中极、太溪（双）、阿是（结石区）。

施治：如结石在肾，先取肾俞（双）、三焦俞（双）、阿是穴，均行泻法，留针 15 分钟，针后加灸 5~10 壮。出针后再针中极，补不留针，最后取太溪（双）、交信（双），均行泻法，留针 15 分钟，一日一次。如系结石在输尿管者，先取中极、腹结（双）、阿是，均行泻法，留针 15 分钟，针后加灸 5 壮，出针后加针膀胱俞（双）、三焦俞（双），均行补法，最后取交信、昆仑、三阴交（双），均行泻法，留针 15 分钟，一日一次。肾结石可选肾俞、阿是，刺后加电针；输尿管结石可选用膀胱俞、阿是，刺后加电针，电流强度以引起强烈肌肉收缩为宜。

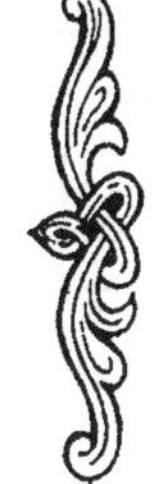

7. 虫痛（胆道蛔虫病）

【案一】常某，男，32 岁，农民，病志号：441，1977 年 8 月 4 日诊。

素患胃脘痛，经某医院诊断为胆道蛔虫症。近日受凉，脘痛又作，痛不可忍，并发干哕，吐蛔虫 2 条。自诉有上腹疼痛，并向肩背放散。

查：面淡黄，脉来大小不齐，舌苔白燥，知系素有蛔虫，加之脾胃失和，蛔虫聚结，上攻胆腑所致痛、呕、吐蛔之疾，遂取巨阙、日月（右）、内庭（双）行泻法，并温针巨阙，留针 20 分钟，疼痛缓解，即行推压鸠尾穴 5 分钟，疼痛停止。另投内服乌梅 20 克、胡黄连 15 克、川椒 15 克、枳壳 10 克、黄柏 15 克、苦楝皮 15 克、槟榔 15 克、广木香 10 克，水煎冲服雷丸粉 2 克，仅治 2 次，痛全止，排出蛔虫 10 余条而愈。

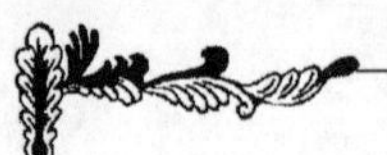

【案二】王某，男，16岁，学生，病志号：819，1977年12月3日诊。

近日饭后时发脘腹阵发性疼痛，时痛时止，于今日上午腹痛如绞，痛不可忍，并向肩、胁部放散，呕吐食物，杂有1条蛔虫，遂来诊治。

查：呈痛苦面容，巩膜有蓝点，舌淡苔腻，下唇内侧有散在白色小颗粒，脉来沉缓，诊时绞痛又作，翻滚在床，肢冷汗出，面色苍白，腹诊触到条状包块，起伏不定，忽散忽聚，剑突右侧压痛明显，知系虫积作痛，证属蛔厥。立即针刺阳陵泉（双）、右日月、太冲（双），行龙虎交战法，痛渐减，乃留针20分钟，每5分钟行针1次，起针后疼痛基本消失。投连梅安蛔汤1剂，次日排出蛔虫8条，虫痛治愈。

按：虫痛（胆道蛔虫症）以突发上腹部剧痛为主，并有四肢发冷、烦呕吐蛔、冷汗淋漓等休克症状，此是“蛔厥”。多因脾失健运，湿自内生，肝失条达，郁而化热，日久脏腑阴阳偏盛，则使蛔虫生长受损，蛔虫上窜下扰，终于窜入胆道乃作痛、烦、呕、厥，以及吐蛔之疾。正如《灵枢经》所载：“心肠痛，怅作痛，肿聚，往来上下行，痛有休止……是蛟蛕也。”

根据虫之习性，得酸则安，得苦则止，得辛则伏之理，治以连梅安蛔汤加减，以调理阴阳，纠正偏盛，止痛安蛔，常可服药而安，然后再议驱除蛔虫，以防复发。

一般常用雷丸驱蛔散：炒雷丸40克、使君子40克、苦楝皮20克、榧子肉20克、鹤虱20克、槟榔片40克、广木香40克、大黄20克。混合为面，分装胶囊，每服5克，日3次。

汤剂：加减连梅安蛔汤：乌梅20克、胡黄连15克、川

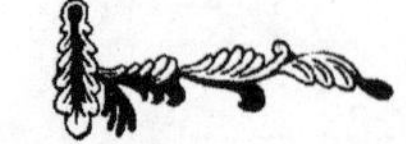

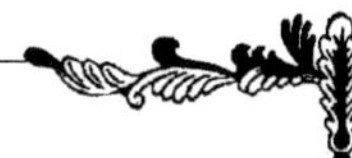

椒15克、枳壳15克、黄柏15克、广木香10克、槟榔15克、使君子15克、苦楝皮15克、白矾10克，水煎服。

凡见疼甚，加玄胡、没药、香附。便秘，加芒硝（冲）、大黄。偏热，加黄连、大黄，倍黄柏。偏寒，加附子、细辛、高良姜。伴有黄疸，加茵陈、栀子、郁金。伴有发热，加金银花、蒲公英、黄芩。伴有呕吐，加陈皮、竹茹、半夏。食积，加炒鸡内金、谷芽、莱菔子。日久正虚，加当归、党参。伴有心烦、神志障碍，加菖蒲、栀子。气滞，加香附、青皮。

针灸取穴：巨阙、日月（右）、胆俞（双）、内关（双）、内庭（双）、四缝、百虫窝、阳陵泉。

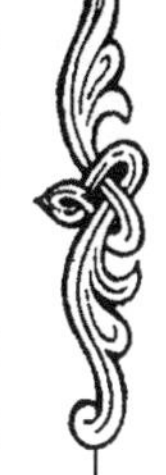

令患者仰卧，先取巨阙、日月（右），均行泻法，得气后留针15分钟，并在巨阙穴处温针，次取内庭（双）、百虫窝（双），均泻，使针感放散到胁部，即可出针，最后在四缝穴处，行挑液法，消积驱虫，一日一次，或两次。另外，在疼痛严重时，针灸之后，可在胆囊区拔罐5~15分钟。亦可用推按疗法：用手指压迫至阳、中极、悬枢10分钟，再用两手指从鸠尾穴处，分做人形向下推压，手法应轻快柔和，柔中有刚，刚中有柔，有节律、规则地推按，使指力深透有力，以便使蛔虫退出胆管之外。当疼痛停止之后，为使蛔虫退出胆外，还可在胸壁肝区前后侧三面，用拳头轻轻适当地叩击，叩击之程度，以患者感觉内脏有振荡为宜，一般30分钟行一次，每次叩击10余次即可。

8. 积聚（结核性腹膜炎）

【案一】李某，女，18岁，病志号：918，1976年4月13日诊。

患有结核性腹膜炎已经8月之久，经某二院诊治，投抗

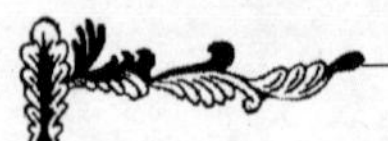

痨药物效果不显，并令加强营养，现腹胀痛、硬，纳少，消化不良，便时带脓液，月经闭止6个月。

查：体弱消瘦，面色苍白，腹微膨隆，有轻度压痛，呈揉面状，无波动，在右少腹部触到4cm×5cm、4cm×3cm、4cm×4cm大之条形块状硬结各一个，上腹已有4cm×2cm、4cm×7cm大之硬结各一个，脉来细弱，形弱神疲，知系脾胃虚弱、营养障碍所致气血双亏，但兼有硬结积聚，月经闭止，可见积聚血结已成，故治本化积逐瘀为主，兼以扶正健脾，遂投蛭桂茯苓丸二料，兼服人参养营丸、归脾丸，间日针天枢（双）、中脘、梁门（双）、胃俞（双），痞块局部浅刺多针，均行补法，留针20分钟，腹部经穴均加温针，经治45次，腹部硬结完全消失，食、便正常，月经从服药后2月即来潮，春节特从原籍来院检查，宿疾痊愈，形体健壮，已上学读书。

【案二】齐某，女，23岁，农民，病志号：1378，1977年8月24日诊。

患结核性腹膜炎已经4月之久，经某医院内科诊治，投雷米封、链霉素等，病仍不愈，现腹胀满闷，四肢无力，午后潮热，纳呆不欲食。诊其脉来沉弦，腹微膨隆，无压痛，腹壁觉硬，波动明显，诊为下焦虚寒，阳虚不运，则水湿不化，非助阳不足温化水液，乃投金甲消癥饮（炒鸡内金15克、广木香15克、肉桂20克、附子20克、椒目10克、茯苓40克、白茅根50克、大腹皮20克、干蟾皮10克，水煎服），连服2剂，小便尿液增多，腹胀稍减，原方加蝼蛄3克为面冲，温灸肾俞（双）、三焦俞（双）、大肠俞（双）、阳池（双），一日一次，又治9日水肿消退，腹胀减，食欲增，唯午后潮热，时达37.2℃，乃投炙龟板15克，青蒿40

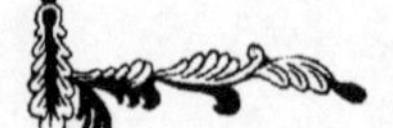

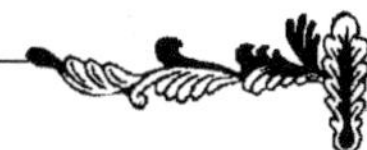

克、银柴胡 15 克、石斛 15 克、白芍 15 克、赤芍 10 克，针阳池（双）、阴郄（双）、支沟（双），又治 7 日，潮热减，食便正常，停药，仍服雷米封，6 个月后讯知，症状消失，无异常感觉而愈。

按：本病多因结核病所续发，系因结核杆菌侵袭腹膜所致全身倦怠、纳少消瘦、腹痛胀满、腹水以及积聚痞块、顽固下痢诸般症状。病属虚损、鼓胀、积聚、肾泻之范畴，治本补虚益损、健脾消胀、破瘀化积为主法，尤须消补兼施，增强营养，才能邪去正安，以收全功。余临床常用方为：炙鳖甲 25 克、百部草 15 克、三棱 20 克、鸡内金 15 克、当归 15 克、广木香 10 克、党参 15 克、肉桂 10 克、赤芍 15 克，水煎服。

凡见：往来寒热，加柴胡、桂枝、黄芩、白芍。潮热，加银柴胡、青蒿、地骨皮。腹痛，加白芍、玄胡。腹胀，加紫苏梗、川厚朴、槟榔片。胁痛，加青皮、郁金、姜黄。腹水，加泽泻、茯苓、葫芦、甘遂、炙蝼蛄（为面冲服）、大腹皮、白茅根、蟾皮。纳少，加三仙，兼服四君子汤。内热，加黄芩、黄连。正虚，倍人参、黄芪。腹泻，加山药、白术、莲子、肉豆蔻，兼服四神丸。失眠，加炒酸枣仁、夜交藤。气血双亏，兼服人参养荣丸。虚寒，加附子、炮姜、椒目。

蛭桂茯苓丸：炒鸡内金 50 克、三棱 30 克、炙龟板 30 克、海藻 30 克、莪术 30 克、陈皮 30 克、水蛭 50 克、桃仁 30 克、虻虫 20 克、木香 30 克、白芍 50 克、茯苓 50 克、桂枝 50 克、党参 50 克、大黄 30 克、牡丹皮 30 克。混合为面，炼蜜丸 7 克重，每服 1 丸，日服 3 次。

外用涂剂：阿魏 15 克、芒硝 25 克、没药 15 克、麝香

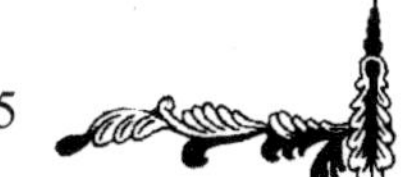

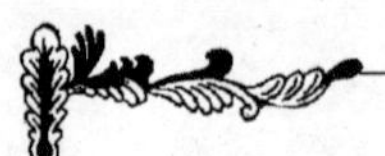

少许。混合为面，和葱白同捣成饼，放在痞块上，外加毛巾，盖以热水袋加温，使药力直透腹内，至腹中出现雷鸣为止。

针灸取穴：中脘、梁门（双）、归来（双）、大巨（双）、天枢（双）、气海、足三里（双）、三阴交（双）、阳池、大肠俞（双）。腹部经穴，常规消毒，先取中脘、气海，均行补法，再针天枢、归来补，得气后温针10分钟，使温热直达腹内，再配以阳池、足三里、三阴交均补。若有腹水者加水分、阴陵泉（双）、偏历（双）泻；若有痞块者，加痞根、章门（双）泻，痞块局部周围浅刺多针；若有潮热者，加阴郄（双）、大椎、外关（双）泻，纳少加灸脾俞（双）、胃俞（双）。

9. 狂犬病

【案一】孙某，女，14岁，学生，病志号：391，1975年3月4日诊。

左下肢被狂犬咬伤，因医疗条件所限，初未留意，然咬伤70余天后，突然发生恐水，怕风，心烦闷乱，旋即狂躁不安，经县医院诊治效果不显，时余返里，乃约诊治。

查：面赤气粗，脉来沉涩，小溲短赤，大便4日未解，舌质红，有黄干苔，乃投加味左盘龙散、加味扶危散，日各2次，交替服用，兼服下瘀血汤（大黄15克、桃仁15克、䗪虫10克、生地榆25克、紫竹根25克、金银花25克、土茯苓25克），连服4剂，得大便3次，躁狂、心烦闷均消失，又服加味左盘龙散、下瘀血汤3剂诸症消失，唯防再发，又服左盘龙散12日，病情稳定，无病痛感，随访半年如常人。

【案二】王某，男，13岁，病志号：291，1975年2月

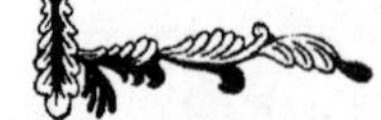

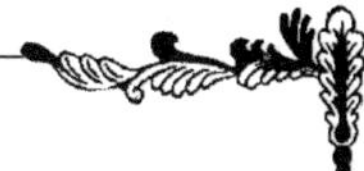

19日诊。

右下肢被狂犬咬伤，适余往诊，乃为局部用盐水冲洗，放血后加拔火罐，起罐出血甚多。次服加味左盘龙散，每服5克，日3次，晚间令卧微汗，连服7日，后经观察6个月，身体如常，无病痛之感。

按：本病因人体遭受疯狗咬伤，或被抓伤，创面接触疯犬唾液，毒邪乘虚而入，狂犬病毒侵入血中，则发生抽搐、狂躁、恐水、怕光、怕风等证候。其原因在于毒邪犯心，由于心藏神，故心受之则躁动不安、恐惧、怕风、怕水；病邪犯肝，由于肝主筋脉，故肝受之则病全身痉挛、颈项强直；病邪犯肺，由于肺主气，司呼吸，故肺受之则病声音嘶哑、其声如吠、呼吸麻痹；病邪犯脾，由于脾主肌肉，故脾受之则病肌肉松弛，出现瘫痪、口流唾涎之脏腑衰败之危症。

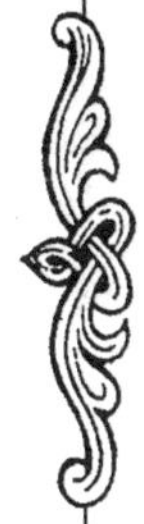

这种疾病，除被狂犬咬伤之后立即注射狂犬疫苗外，每当发病尚无可靠疗法，余认为初被狂犬咬伤（潜伏期，主症有头痛、神疲、乏力、纳呆、恶心、失眠不安、低热、脉数、伤口痛痒、麻木），应以排除毒素、不使传入血行为主法。排毒之法，除局部扩创、拔挑排毒外，速服发汗之品，使毒素尽从汗解，亦可防止毒素侵入血行，上犯神明，遭致抽、狂、恐乱之疾。若失去早期排毒之机，必须采用行血、破血、解毒之品，使毒素尽从小溲排出，仍可挽救万一。余临床常用加味左盘龙散：左盘龙15克（微焙）、地肤子15克、紫背天葵子15克、防风30克。混合为面，每服5克，日服3次，黄酒送下。一般情况下，最好在咬后即开始服用，连吃7天，每晚服药后必须盖被使之出汗为宜，并试吃黄豆有豆腥味为止。

汤剂常用：紫茯解毒汤：生地榆30克、紫竹根30克、

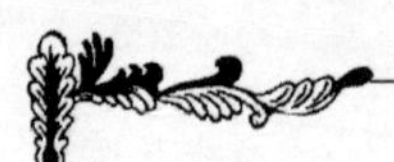

防风15克、土茯苓30克、僵蚕15克、党参15克、荆芥10克、羌活10克、蝉蜕15克、川芎10克、金银花25克，水煎服。

凡见便闭，兼服下瘀血汤（大黄、䗪虫、桃仁），或交替服左盘龙散。小溲涩痛，加血竭、滑石、牛膝。抽搐，加天麻、鱼鳔、蜈蚣、全蝎。发狂，加雄黄、麝香（冲），兼服加味扶危散（雄黄2克、麝香0.1克、滑石50克、大黄10克、煅指甲10克、斑蝥5个，与米同焙），混合为面，每服5克。

外治法：

局部处理：咬伤之后，损伤局部应立即用5%石炭酸溶液烧灼，再用75%酒精涂抹，然后用缝针放血，再用火罐拔出毒血，外涂玉真散，纱布固定即可。

针灸取穴：大椎、长强、腰俞、人中、百会、太冲（双）、合谷（双）。治疗狂犬病针灸，为配合疗法，有镇静止抽之效，凡初被咬伤之后，内放10克玉真散，蛋壳外面再糊上草纸，拈上香油，燃点，油尽再加1次，灸15~20分钟即可，如已发作，出现恐水怕光，抽搐痉挛者，可先取大椎、长强、腰俞，用强泻法，再针太冲、合谷、百会、人中，均用泻法，留针40~100分钟，留针中间，可行手法，以求缓解症状，解除痉挛。

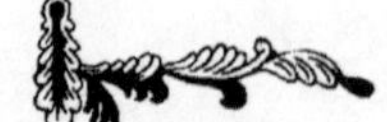

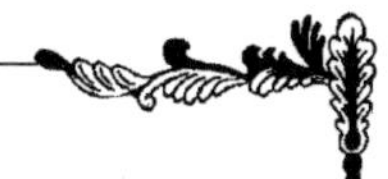

妇　科

1. 痛经

【案一】党某，25岁，病志号：367，1978年4月18日诊。

月经15岁初潮，从18岁开始，因受凉，每月月经来潮时，小腹胀痛，牵连腰胁，痛不可忍，22岁结婚，至今未孕。近日经期将至，小腹胀痛不可忍。

查：脉来弦数，面色潮红，问知月经来潮，色紫量少，并有瘀块。平素黄带较多，有腥臭味，诊为寒凝血瘀，阻于冲任所致经前腹痛，遂为之针关元补，温针，次髎（双）、三阴交、太冲，均行泻法，留针15分钟，一日一次，内服散剂一剂，脐部填药灸之，经治3个月（每月经来潮前3天治疗，连治6日），月经再至，仅有轻度腰酸、少腹微胀，经血鲜红，遂停药，观察6个月，痛经未作，后因停经2个月、恶食呕吐来诊，知痛经痊愈，现作孕吐。

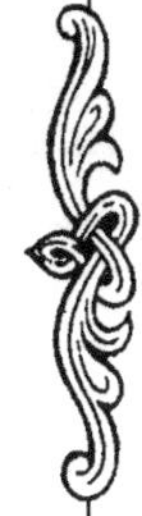

【案二】陈某，34岁，病志号：569，1978年4月3日诊。

患者系洗衣工人，行经腹痛已达10年之久。近日因洗衣受凉、过劳，而适临经期，则经行腹痛，兼发腰酸。

查：发育正常，营养一般，面淡黄，苔薄白，脉弦细，问知腹痛喜按，经色暗红，量少兼有血块，据此，知系肾阳不足，寒湿盘踞胞宫致使经血受阻，不能应时而下所致痛经，治宜暖胞宫、壮肾阳、逐瘀血，使之通则不痛，针肾

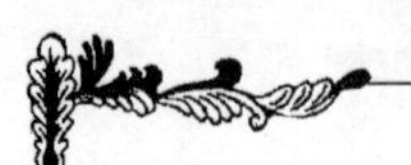

俞、中极、三阴交、十七椎下，并在中极穴处温针5壮，留针15分钟。次日腹痛减，月经排出顺利，唯仍有腰酸，知胞宫经血排出通畅，但肾气不足，任冲虚损，乃针命门、腰阳关、三阴交，均加温针，连施2日，再诊腹痛止，腰健而愈。

按：痛经以临经腹痛为主症，常由淋雨、饮冷、受寒、气郁所引起。昔时论治，分经前痛为实邪，属气血瘀滞；经后痛为虚邪，属气血虚亏。实践证明，不尽如此，应以现症为主，正如《景岳全书·妇人规》中所说："凡妇人经行作痛，挟虚者多，全实者少，即以可按拒按，及经前、经后辨虚实，固其大法也，然有气血本虚而血未得行者，亦每拒按，故于经前亦常有此症，此以气虚血滞，无力流通而然。"据此，临床不限于经前、后之时间。一般实邪为患，气血瘀滞，必见腹痛胀重，经血不畅，或紫黑成块，脉实拒按；虚邪为患，气血不足，必见腹痛绵绵，喜按脉弱，经血色淡、稀薄。治以实者破之，虚则补之，尤当开瘀行气，调理经血，才能免除后患，防止复发。余临床常用通经止痛散：炒蒲黄20克、五灵脂30克、肉桂20克、茴香20克、玄胡20克、没药20克。混合为面，分装胶囊内，每服3~5克，黄酒送服，日3次。

汤剂：加味四物汤：当归15克、川芎10克、白芍15克、生地黄15克、丹参15克、香附10克，水煎服。

血热，加牡丹皮、赤芍，倍生地黄。血虚，加阿胶，倍当归、熟地黄。气虚，加党参、黄芪。虚寒，加炮姜、附子、吴茱萸。血瘀，加桃仁、红花、刘寄奴。实热，加黄芩、大黄，兼服下瘀丸。气滞，加川楝子、玄胡、乌药、紫苏梗、柴胡、白芍。腰骶痛，加川续断、杜仲、狗脊、桑寄

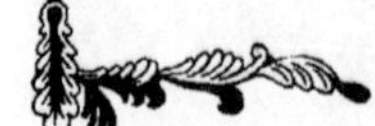

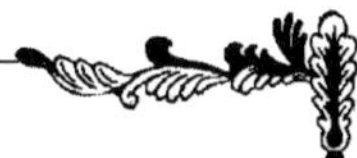

生、菟丝子。白带，加白茯苓、白果、益智仁、车前子。

外用：

填脐止痛散：肉桂15克、红花15克、当归15克、炮姜15克、附子15克、广木香10克、冰片0.5克。混合为面，取少许药物，放脐孔中，外用胶布盖好，或用姜片盖好，加灸至脐中知温为止。

针灸取穴：次髎（双）、关元、归来（双）、三阴交（双）、十七椎下。

先取关元、归来均行补法，留针15分钟，再取三阴交行泻法，最后针十七椎下、次髎，行泻法，一般可在行经前3天进行治疗，效果显著。因气滞者，加太冲、行间行泻法；因寒所致，加灸脾俞、肾俞；因瘀作痛，加天枢、血海，均行泻法；凡兼腹胀加四满；胁痛加阳陵泉；胸闷加内关；腰痛加腰阳关、志室。

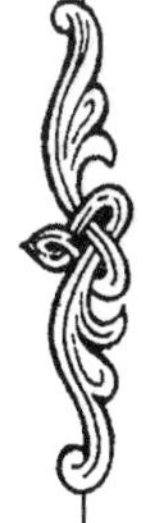

2. 崩漏

【案一】葛某，26岁，病志号：3871，1979年3月10日诊。

月经来潮，劳动过度，经水应停而仍淋漓不止，持续14天，现经水紫暗，有少量瘀块，少腹胀痛，兼有头晕、潮热等症。

查：脉来沉弦，口唇干燥，色紫暗，舌质殷红，有白腻苔。诊为瘀血内停，不得排除，瘀久化热，乃作潮热、头晕、唇干、脉弦，遂投加味失笑散，用益母草20克、大小蓟炭各20克、刘寄奴20克、白芍15克、生熟地榆各15克、红花13克、龟板15克、青蒿15克、地骨皮15克，连进4剂，漏下停止，潮热均退而愈。虑其病后衰弱，令服童子鸡，加黄芪30克、当归15克、女贞子15克、莲子10克、

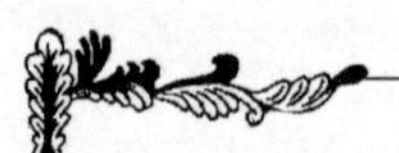

新会皮10克、沙参15克、丹参10克，加水炖熟去药食之，以恢复虚损不足而收全功。

【案二】齐某，24岁，病志号：4001，1979年3月29日诊。

月经将至，性交频甚，突然阴道下血，色鲜量多，头眩，晕倒一次。余至见其面色苍白，口唇淡灰，脉来细弱，问知脾素虚弱，纳少倦怠，诊为脾虚不能统血所致崩证。虑其脉弱，头眩，血量甚多，非速塞流止血、大补气血不足以愈病，乃投人参20克、山茱萸40克，浓煎，尽服以助气补脾固脱，又煎生熟地榆各50克、黄芪25克、艾炭20克、阿胶20克（烊化）、白芍20克、当归10克、山茱萸20克，水醋各半煎，冲服三七5克、血余炭10克、乌梅炭10克，连进3剂，脉起，崩血停止，后服归脾丸，调养2周，恢复健康。

按：崩漏是月经妄行的总称，经血突下为崩，淋漓不断为漏，虽然崩漏均有虚实，概言之崩多属实，治当散瘀清热，引血归经，以固其源为主；崩漏日久，肾精亏乏，冲任相资，则经自调，所谓"初用止血以塞其源，中用清热凉血以澄其源，末用补血以复其旧"，此实为经验之谈。余临床常用加味失笑散：五灵脂炭30克、蒲黄炭30克、棕榈炭30克、炒蚕沙30克、炒三七30克、鸡冠花炭20克。上药混合为面，每服3~5克，黄酒送服，日3次。

常用汤剂：加味地榆苦酒煎：生熟地榆各30~100克、黄芪30~100克、生熟大小蓟各30克、川续断70克、益母草30克、刘寄奴30克、白芍20克、阿胶珠20克、艾叶炭15克。水醋各半，水煎服，日3~5次。

血热瘀甚，加丹参、红花、生地黄炭。心悸自汗，加茯

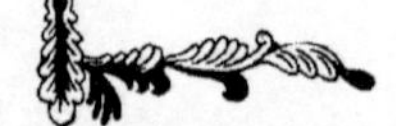

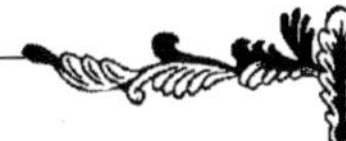

神、合欢花、牡蛎、浮小麦。失眠不寐，加炒酸枣仁、龙齿。虚寒腹痛，加炮姜、肉桂。气虚欲脱，加人参、山茱萸、升麻。虚热盗汗，加青蒿、地骨皮、龟板、鳖甲、玉竹、石斛。脾虚不固，加龙眼肉、人参、白术，兼服归脾丸。日久不止，加煅牡蛎、乌梅炭、棕榈炭、乌贼骨。血虚不约，加当归、阿胶、熟地黄、鹿角胶、龟板。阴虚火旺，加龟板、栀子、黄柏、白芍。

针灸取穴：血海（双）、三阴交（双）、隐白（双）、脾俞（双）、膈俞（双）、足三里（双）。

先取血海（双）补、三阴交（双）补、隐白（双）补，加灸5壮，留针10分钟，出针后拔血海、三阴交，留罐10分钟，最后针上加灸脾俞、膈俞、足三里，均补。

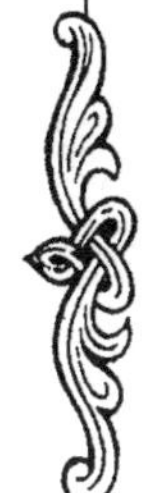

3. 恶阻

【案一】冯某，26岁，病志号：3918，1977年6月13日诊。

已婚，停经50余天，呕恶择食酸，近日每晨起必呕吐，每食或嗅知食物必作恶心、干哕，兼有倦怠无力、口干欲饮、心悸头晕等症，经某医院治疗，投静注葡萄糖之类，恶食仍然，呕吐反复频甚。

查：面色萎黄，形弱神疲，脉来细数，舌质殷红，诊为胎气上逆，胃阴受损，治以养胃阴、镇逆止呕为主法，每日针内关（双）、足三里（双）、中脘均补，留针15分钟。投姜半夏15克、伏龙肝50克（包煎）、麦冬20克、石斛20克、西洋参10克，连服4剂，针4次，呕吐停止，次进谷芽10克、白芍10克、大枣5枚、百合15克、沙参15克，呕吐停止，纳食渐增而愈。

【案二】迟某，25岁，病志号：9911，1977年5月6

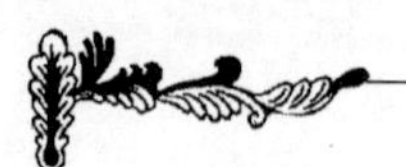

日诊。

妊娠2月余，近日择食，恶心，头晕。至产院检查，诊为妊娠恶阻，经治效差。

查：发育良好，营养一般，问知胃脘不适，频频泛恶，呕吐酸水，口干，不思饮食，面淡黄，脉弦细，苔薄白，此为胃弱所致恶阻，治疗投汤剂：姜半夏15克、茯苓20克、竹茹20克、桂皮15克、白术15克、党参15克、砂仁10克，连服3剂，呕吐止，纳食佳而治愈。

按：妇女怀孕2~3个月出现头晕目眩，倦怠喜睡，恶食择食，恶心呕吐，称为恶阻，亦名孕吐。恶阻轻者，常因胎气上逆无须治疗，逐渐自行停止，正如《景岳全书》所说："凡恶阻多由胃虚气滞，然亦有素本不虚，而忽受胎妊，则冲任上壅，气不下行，故为呕逆等证，及三月余而呕吐渐止者"，若呕吐严重，多因胃气虚弱，痰湿停滞，或因热郁于胃，气逆上攻，或因肾气不纳，冲任气逆皆可令人眩、呕，不但影响孕妇健康，胎儿亦必受损，治疗之法，虽以止呕为主，然必须佐以调气豁痰，温胃降逆，才能使胃和气顺，呕吐自然停止。止呕非半夏不能克制，降逆非伏龙肝不能除，虽然半夏为妊娠禁忌药，然昔时亦有"有故无殒"之说，但呕吐停止，不必尽剂。余临床常用半夏止呕汤：姜半夏15~30克、茯苓20克、竹茹20克、橘皮20克、伏龙肝100克。

先取伏龙肝100克包煎，取清汁600毫升，加上药再煎至200毫升，分3次食前频频饮下。

凡见胃弱，加砂仁、莲子。胃热，加黄芩、黄连。湿热，加芦根、黄柏。胃阴不足，加西洋参、麦冬、石斛。呕血，加生地黄炭、白茅根、藕节。气虚，加党参。虚寒，加

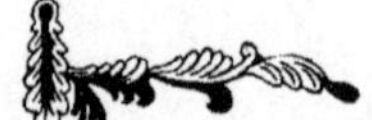

炮姜。呕吐停止，胃纳不佳，改服山药、百合、谷芽、白芍、大枣养胃生津。肝气郁结，加白芍、青皮。大便燥结，加瓜蒌仁、火麻仁。

外用吸剂：紫苏叶 20 克、藿香 20 克、砂仁 15 克、陈皮 15 克、香菜 15 克。加水煎沸，对准鼻孔，令吸其气，有宽胸镇逆、健脾醒胃之功。

针灸取穴：内关（双）、中脘、不容（双）、足三里（双）、解溪.（双）、太冲（双）、丰隆（双）、脾俞（双）、胃俞（双）。

先取内关（双）补、中脘补、不容补，再针足三里行泻法，留针 15 分钟，若胃热盛，加太冲泻，解溪泻；若痰浊盛者，加丰隆泻；若脾虚者，加灸脾俞、胃俞；若肝胆火逆，加行间、阳陵泉泻，一日一次。

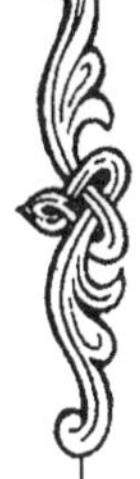

4. 不孕症

【案一】金某，27 岁，工人，病志号：865，1989 年 3 月 5 日初诊。

婚后近 4 年未孕，14 岁月经初潮，周期呈 3~5/31~40 天，经量偏少，色暗淡，平素时有头眩，腰酸膝软无力，性欲淡漠，面淡黄，舌质淡，苔白薄，脉两尺沉弱无力。

妇科检查：外阴正常，阴道畅，宫颈及子宫体均小，双侧附件无异常，输卵管通畅，诊为子宫发育不良、原发性不孕症。

治疗：根据经量少，色淡稀薄，腰酸膝软，以及尺脉沉弱无力，均属肾气不足，冲任失养，治以大补气血阴阳，滋养温煦胞宫，壮腰益肾，投益肾助孕汤加熟地黄 15 克、鹿角胶 15 克、巴戟天 15 克、淫羊藿 15 克、补骨脂 15 克、附片 10 克、杜仲 15 克、海马 5 克、鹿茸 5 克（为面分 2 次

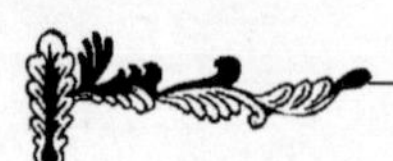

冲服），少佐红花5克、桃仁5克以逐瘀生新，于经净后连服5剂；第二次月经后10天再诊，月经量稍多而畅，腰酸膝软均减，唯尺脉仍见沉弱，知肾阳已渐恢复，亏欠有所滋养，乃单投益肾助孕汤冲服艾附暖宫丸，日3次，3个月后，来科告知经停已孕。

【案二】李某，28岁，干部，病志号：917，1989年5月15日初诊。

婚后6年未孕。13岁初潮，月经周期不准，呈5~7/28~50天不等，经量偏少，色紫有瘀块，平素有腰痛，少腹胀痛，带下量多，色黄气秽，面淡黄，舌质红，苔白薄，脉来沉数有力。

妇科检查：子宫大小正常，右侧附件增厚，压痛（+），侧腹未闻到水泡音，输卵管通液，阻力大，液体大部分回流，诊为慢性附件炎、输卵管完全阻塞。

治疗：患者月经量少，色紫黑成块，带下色黄气秽，脉来沉数，此为胞宫瘀阻，通畅不利所致不孕，乃投益肾助孕汤加穿山甲15克、王不留行15克、昆布20克、泽兰10克、土鳖虫10克、红花10克、赤芍10克，连进5剂，下次月经量多，瘀块甚多，但经期腰腹胀痛均减，知胞阻已渐消除，原方再加三棱10克、莪术10克，又进5剂，下次月经周期为29天，持续5天干净，经期腹胀痛消失，再次行输卵管通液术，证明稍有阻力，回流仅3毫升，右侧附件闻及水泡音，上方减三棱、莪术，又进3剂，三诊闭经50天，无异常感觉，乃投益肾助孕汤原方，又进3剂，20天后，尿妊娠试验为阳性，证明已受孕。

【案三】金某，29岁，病志号：1911，1990年1月3日初诊。

婚后8年未孕，13岁月经初潮，周期呈3~7/29~35天。平素仅有腰酸痛，余无感觉。

妇科检查：子宫大小正常，无附件炎症、包块，唯子宫后倾。

治疗：投益肾助孕汤养血助孕外，主要采用针刺治疗，取关元（阴交）、中极（气海）、子宫、肾俞、次髎、三阴交，出现针感，留针15分钟，均于月经净后第2天开始针灸，连续治疗7天，共治疗2个月经周期，于第3次告知闭经，乃停针，70天后尿妊娠试验为阳性，证明已受孕而停针。

按：女性不孕是指非生殖器畸形而不能受孕的育龄妇女，考其不孕原因虽然复杂，大致不外肾气不足，冲任虚损，致使子宫发育不良，肾中精气亏乏，无力受纳而不孕，或因气滞血瘀，致使胞宫受阻，影响精气的结合，以及血热、寒湿、痰浊皆能造成月经不调，影响排卵而不孕。

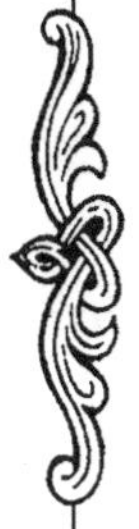

由于妇人以血为本，月经周期气血阴阳盛衰又有着不同的变化，所以治疗不孕当守月信之规律，采用周期疗法，正所谓“种子之法，即在调经之中”，然后审其发育不良者，重在助其肾气，益其阴血，使肾中精气充盈，胞宫阴血旺盛，则能排卵受孕；若系血瘀不通，当佐逐瘀之品以通之，痰浊者以祛之，有热者以清之，有寒者以温之，不足者补之，肝郁者疏之，随症施治，则可孕育。余临床常用益肾助孕汤：菟丝子15克、女贞子15克、枸杞子15克、淫羊藿15克、紫石英10克、紫河车10克（为粉分2次冲服），水煎服。

经后期（经后5~10天），此期生理特征是月经排出，耗伤气血，血海空虚，多形成脾肾亏虚的状态，可加党参、

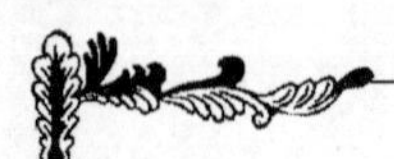

黄芪、白术、茯苓、熟地黄、当归，一般可于月经净后连续服 3 剂。

排卵前期（经后 11~14 天），此期生理特征是由阴转阳，应补肾气，调冲任，温煦胞宫，使天癸旺盛，进而诱发排卵。可加鹿角胶、熟地黄、黄精、杜仲、川续断、巴戟天、淫羊藿、补骨脂，一般可于经后 10~15 天连服 3 剂。

排卵后期（15~24 天），此期生理特征是由阴转阳，阴阳互根，治应水中补火，阴中求阳，以促进排卵，为孕卵着床做准备。可加熟地黄、杜仲、鹿角胶、龟板、山茱萸，少加丹参、赤芍、泽兰以畅通胞络，一般可于经后 15 天，连服 3 剂。

经前期（经后 25~28 天），此期生理特征，多为肝气不舒，常影响分泌排卵，治应疏肝理气，佐以活血化瘀，因势利导，使月经按时至，可加柴胡、当归、白芍、茯苓、香附、丹参、泽兰，一般连服 3 剂。

行经期，此期正值月经来潮，其生理特征是血海满盈而泄，治疗重在通畅经血，使之除旧生新，防止瘀留不散，可加泽兰、红花、赤芍、桃仁，一般可连服 3 剂。

各期若症见寒凝者，可适加肉桂、茴香、炮姜、玄胡、五灵脂，以温经散寒；湿热，可加忍冬藤、车前子、红藤、败酱草，以清热利湿；水湿停滞，可加茯苓、泽泻、香附、昆布，以通经逐水；痰盛，可加半夏、贝母、苍术、橘红、葶苈子，以逐痰饮；气郁，加柴胡、茯苓、白芍、香附、郁金，以疏肝理气；炎症，加忍冬藤、红藤、败酱草、蒲公英、功劳叶，以清热消炎；血瘀，可加丹参、牛膝、鸡血藤、益母草、五灵脂、蒲黄，以活血化瘀；肾阳虚，加仙茅、巴戟天、补骨脂、海马以温阳；肾阴虚，加知母、龟

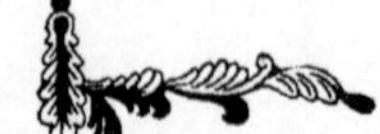

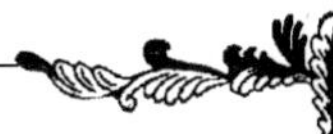

板、地骨皮、牡丹皮、黄柏，以养阴清热；幼稚子宫加巴戟天、肉苁蓉、仙茅、阳起石、锁阳、海马，以补其不足；黄体功能不全，加川续断、淫羊藿、桑寄生、小茴香，以提高黄体功能；输卵管不通，加穿山甲、路路通、昆布、土鳖虫、王不留行、皂角刺，以开瘀除塞；血瘀加丹参、桃仁、红花以逐瘀；积水加茯苓皮、薏苡仁、苍术、橘红、葶苈子，以逐水；附件包块加三棱、莪术、龟板、昆布、海藻、皂角刺以破结；附件炎症，加忍冬藤、蒲公英、黄柏、红藤以消炎；阴道滴虫，外用蛇床子、苦参、百部草、白矾，水煎冲洗阴道以杀虫；经行腹痛，加玄胡、没药以镇痛；经行腰痛，加杜仲、桑寄生、川续断以壮腰止痛；月经量少，加泽兰、刘寄奴、益母草以通经，月经量多，加艾炭、阿胶、侧柏叶、旱莲草以通经养血；少腹冷，加巴戟天、补骨脂、炮姜、小茴香以温阳散寒；赤白带多，加茯苓、车前子、乌贼骨、茜草、金樱子以清带。

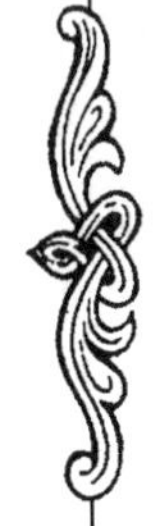

针灸取穴：肾俞（命门）、次髎（腰俞）、三阴交（地机）、关元（中极）。上穴分两组，每日取一组，一日1次。凡属肾虚不孕，加气穴、然谷以补肾气，调冲任，有头眩者加百会、太溪以止眩，腰膝酸软加腰俞、志室、阴谷以壮腰益肾；凡属血虚不孕者，加足三里、腰俞、脾俞以补益精血；凡胞寒不孕，加三阴交、命门、气海，灸之以增强暖宫散寒之力；如系痰瘀互结者，可加中极、气冲、血海、丰隆以逐瘀化痰；经滞不畅加血海以行瘀调经；经迟至加天枢、归来以调经；肝气不舒加太冲、内关以行肝气；白带多加中髎、志室以利湿止带；如系输卵管性不孕，可加足三里、太冲理冲任、泻肝实；有包块者可在其周围采用浅刺围针法以消除癥块，以利通畅；如系排卵功能障碍者，可加中极、血

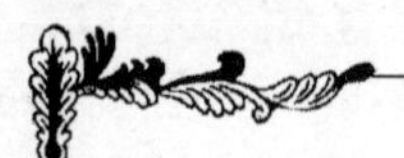

海、胞门以诱发排卵。

一般均在月经净后2~3天针治，手法以虚补实泻、寒则灸之为宜，每日一次，10次为一疗程，连续治疗3个月经周期。

5. 阴痒

【案一】孙某，27岁，病志号：4816，1976年9月10日诊。

阴户灼痒已经2月余，经某妇产科医院阴道物培养镜检，发现阴道滴虫，经多方医治，现仍灼痒难忍，入夜尤甚。自诉白带较多，有腥臭味，兼有小溲短赤，心烦欲饮等症状。

查：脉来濡弱，舌质微红，诊为湿热下注所致病，乃投洗药、坐药各3剂，令每晚坐浴一次，次投土茯苓50克、金银花25克、苦参15克、鹤虱15克、蛇床子15克、百部15克、黄柏10克、龙胆草15克、车前子15克，水煎日服2次，经治2周，阴痒完全停止。

【案二】魏某，56岁，病志号：1867，1977年3月18日诊。

阴痒已经3个月，经多方医治效果不显，近日尤甚，停经6年。

查：体弱消瘦，舌殷红，午后时发潮热、五心烦热、脉来细数。诊为血燥生风所致阴中痛痒，乃投大剂生熟地黄各50克、龙眼肉25克、党参40克、白鲜皮10克、蛇床子10克、青蒿30克，浓煎，连服6剂，外用坐剂1剂，阴中痒痛全消。

按：阴痒指外阴及阴中瘙痒难忍，甚则时出黄水，坐卧不宁，心烦易躁者。

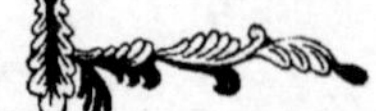

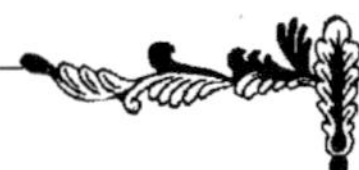

本病虽因滴虫所致病，但与肝脾气虚，湿热下注，血燥生风有关，治以杀虫、燥湿、养血为主法，兼审郁怒理气，肾虚益肾，内外合治，常收显效。余临床常用杀虫止痒汤：苦参 15 克、炙百部 15 克、鹤虱 15 克、蛇床子 15 克、白鲜皮 15 克，水煎服。

凡见：湿热，加龙胆草、车前子、金银花、土茯苓、苍术、柴胡。血燥，加熟地黄、龙眼肉、党参。溲赤，加萹蓄、瞿麦。带多秽臭，加黄柏、土茯苓、金银花。肝脾气虚，加白术、熟地黄。心烦不寐，加枣仁、柏子仁、何首乌。

外用洗剂：白鲜皮 20 克、苦参 15 克、百部 15 克、五倍子 15 克、蛇床子 15 克、白矾 15 克、龙胆草 15 克、黄柏 15 克、花椒 15 克。加水煎，取药液冲洗阴户，然后纳入下药。

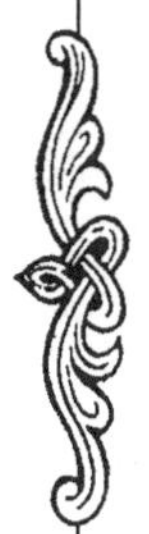

坐剂：蛇床子 15 克、白矾 15 克、大风子肉 15 克、桃仁 15 克、雄黄 15 克。混合为面，鸡肝切片，蘸药，外用消毒纱布包好，连一丝线纳入阴中，24 小时后取出。

针灸取穴：中极、归来（双）、大赫、血海（双）、蠡沟（双）、三阴交（双）、阴陵泉（双）。先取中极、归来（双），行泻法，再针血海、三阴交、蠡沟，行泻法，留针 5 分钟，一日一次。

6. 阴挺

【案一】李某，35 岁，病志号：3683，1975 年 9 月 10 日诊。

月经 14 岁初潮，经期正常，21 岁结婚，生三女一男，于第四次分娩后，因劳动过早，遭受雨湿淋身，自觉小腹胀、重、下垂，并生疼痛，向腰骶部放射，2 日后自觉阴户

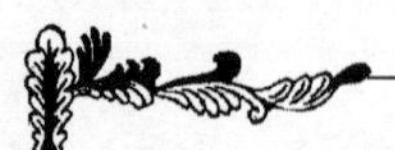

胀闷，并有头眩、干咳，遂去某医院妇科诊治，发现子宫下垂，用手法使子宫复位，外用丁字带防护，但小溲时子户又突出。

查：面色萎黄，形弱神疲，脉来濡弱，诊为生育频繁，兼受寒湿，伤及冲任，中气不固，导致阴挺，遂日针灸一次，取归来、气海、维胞，均用补法。投黄芪50克、升麻20克、白术15克、炮姜15克、枳壳25克、鹿角胶20克、归尾15克，水煎服。经治4日，症状消失，为巩固疗效，继服上方加炒乌梅20克，连进6剂而愈。

【案二】王某，38岁，病志号：3879，1976年10月2日诊。

素往体弱，13岁初潮，23岁结婚，生2胎，于第二次产后，过早劳动，乃致子宫脱垂，现已一年之久，经治时好时犯。现小腹坠胀，子宫下垂，劳动加剧，兼有纳少、乏力、便溏。

查：子宫呈二度脱垂，面淡黄少华，舌淡有薄白苔，脉来细弱，两尺尤甚，知过劳伤气，中气下陷，胞宫失摄所致阴挺。治以补益中气、收摄胞宫为主法，乃每日针归来、气海、维胞，灸百会5壮，留针15分钟，再针足三里、三阴交，一日一次，连治15次，子宫完全复位，为巩固疗效，投芪升固挺汤4剂，外用蓖麻子仁涂百会、神阙穴5天，2个月后复诊，疗效巩固，劳动时子户已不再突出而愈。

按：阴挺（子宫脱垂）又称“阴脱”“阴菌”，多因失血血虚，子宫虚冷，损伤胞络，气虚下陷，提摄无权所致阴挺下垂。由于本病易发生于产后，故又称“产肠不收”或“子肠不收”，此多由产后过早劳动，损伤脾气致气虚下陷，或因产育过多，肾气亏虚，带脉失约，冲任不固所致，少数亦

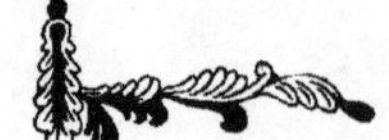

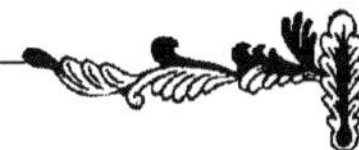

有因肝火、湿热下注所致者。治以陷者举之、虚则补之、寒则温之的法则，采用黄芪、升麻之品以调补中气，升清举陷，兼以散寒暖宫，清热利湿，益肾健脾，疗效可佳。如因接生时不善保护会阴，使其裂伤，导致子宫脱出者，应使子宫复位，采用会阴缝合术，此非针药所能治。余临床常用芪升固挺汤：黄芪30~50克、升麻15克、枳壳25克、当归15克、炒乌梅20克、五味子15克、石榴皮15克、金樱子15克，水煎服。

凡见：子宫虚冷，加淡附子、肉桂、血茸。湿热下注，加龙胆草、生地黄、栀子、车前子、泽泻。肾虚腰痛，加杜仲、川续断、桑寄生、菟丝子。日久肌肉无力，加炙马钱子。血虚不足，加熟地黄、阿胶、鹿角胶。带下量多，加芡实、桑螵蛸、白果、薏苡仁。阴虚内热，加知母、地骨皮、生地黄。

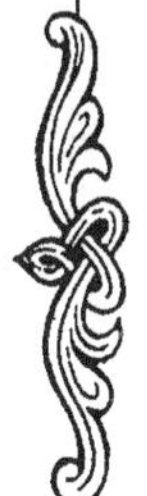

外用坐剂：五倍子15克、白矾15克、枳壳50克醋炒、椿皮15克、海螵蛸15克。混合为面，炼蜜为丸，每丸重20克，外用消毒纱布包好，连一丝线，放入阴户中，任其自化，具有收敛止血、止带、消炎燥湿之效（用时先使子宫复位，再纳入阴中）。

涂剂：

炙龟板15克、五倍子20克、白矾10克、梅片0.5克。混合为面，取药少许，涂子宫上，然后用手上托子宫，使其复位，纳入坐剂，外用丁字带固定即可。

蓖麻子20~50克、五倍子20~50克。取蓖麻子仁和五倍子面混合捣成泥状，合成两个饼，分别涂在百会、神阙穴处，外用胶布固定即可，一般涂24小时取下。

针灸取穴：归来（双）、维胞（双）、气海、次髎（双）、

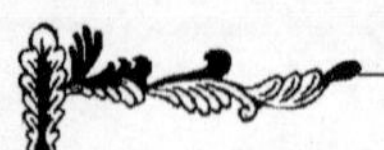

百会、太冲（双）、三阴交（双）、足三里（双）、神阙。

先取归来、气海、维胞，用捻转补法，使会阴部有抽动感，然后留针，加艾温针20分钟，再针次髎、三阴交、足三里，均用补法，留针15分钟，最后灸百会、神阙，一日一次。凡气虚者，加关元、肾俞；湿热下注者，加阴陵泉、曲泉。

针后，令患者仰卧，将臀部垫高，进行吸气，收提前后阴，即如忍住大小便的动作，一松一紧，反复进行50次，然后屈膝使两脚跟紧靠臀部，再深吸气收提前后阴，如此一松一紧进行50次，最后全身放松，休息片刻即可。

食养：取黄芪5克、升麻15克、蓖麻子根15克、生芝麻20克、枳壳25克、猪肚1个，煮熟，去药食之。

7. 乳少

【案一】葛某，24岁，病志号：2677，1976年12月3日诊。

初产无乳，经服催乳剂“妈妈多”等品，效果不显。发育良好，营养欠佳，素往体弱，胃纳不佳。

查：面色淡白，体弱乏力，脉来濡弱，乃断为平素体弱，气血不足，加之产中过劳，气血更伤，胃弱则血液来源不足，血不足则化乳之源亦乏，乃投复方钟乳石散加紫河车粉各5克，用当归15克、熟地黄15克、白术10克、黄芪15克、党参15克，水煎冲服，共服3剂，乳汁增多，足够婴儿需要。

【案二】刘某，24岁，病志号：3991，1978年2月5日诊。

初产无乳，乳房胀闷，经吸乳之后好转，旋即乳房胀闷，乳汁不出，心烦不安。

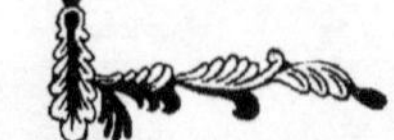

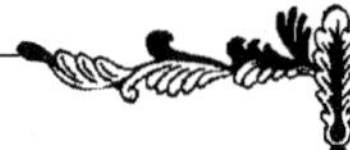

查：平素体健，脉来沉弦，问知产中惊恐、怒气，知系肝郁气结，乳腺不畅所致，乃为之针少泽出血，膻中、乳根行泻法，合谷（双）泻，当晚即排乳通畅，胀闷消失。次日再次投服复方钟乳石散加炙马钱子粉（每次 0.1 克），仅服 2 次，乳下如泉。

按：乳少、乳汁不足、不行是产妇常见疾病之一，虽然对产妇无生命危险，但往往因乳少、不行，造成母急儿哭，严重影响幼儿的发育成长。查其原因，不外产妇平素体弱，气血不足使生乳无源，所谓“无气则乳无以化，无血则乳无以生”，或因产中惊恐怒气，肝失条达，气机失畅，使其经络瘀滞，气血不和则乳腺壅塞，乳汁排泄受阻，前者多属虚证，当扶正益气以资生乳汁，后者属实证，当通乳活络，宣散气血之瘀滞以行乳，余治本病，先针刺少泽、膻中以行乳，再投“复方钟乳石散”，常有服后乳下如泉之效。余临床常用复方钟乳石散：钟乳石 50 克。取甘草 50 克，水煎，去甘草，将钟乳石装袋内，放甘草水中浸泡 24 小时，取出晒干，研成细粉，每服 5～10 克，用通草、路路通、王不留行、穿山甲、丝瓜络，水煎冲服，日服 2 次。

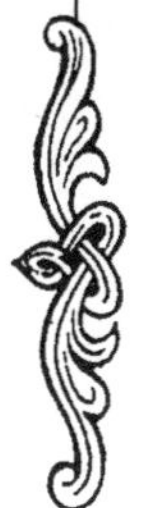

凡见：

产后失血过多，面白乏力，脉弱之血虚不能资生乳汁者，兼服参芪四物散 5 克，或用当归、熟地黄、川芎、白术、党参、黄芪，放布袋内，与猪蹄同煎，冲服复方钟乳石散，或加紫河车粉 5 克冲服。

因惊恐忧郁所致乳腺瘀滞者，用香附、青皮、瓜蒌水煎，冲服炙马钱子粉 0.1～0.2 克。

凡气滞，乳房胀、热、痛，触之有块者，用漏芦、王不留行、路路通、丝瓜络、夏枯草、穿山甲，水煎冲服复方钟

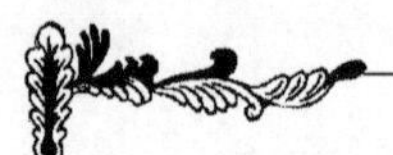

乳石散。

凡有心悸、失眠者，加炒酸枣仁、合欢花。

针灸取穴：膻中、少泽（双）、乳根、合谷（双）。

先取少泽补，或点刺出血，再令仰卧，取膻中、乳根，均行泻法，乳根、膻中均沿皮斜向乳房，使针感达乳房为佳。针后轻揉、按摩乳根穴 20~30 次，最后取合谷（双），均行泻法，留针 15 分钟。若气血不足，加足三里（双）补，以调健脾胃，肝俞、膈俞（双）行补法；若系惊恐、肝气郁结者，加刺期门（双）泻、支沟（双）泻、内关（双）泻以疏肝解郁，间日一次，一般二三次即有卓效。

食养治疗：

鲫鱼 750 克一条、漏芦 20 克、钟乳石 20 克、冬虫夏草 5 克，放布袋内，加水与鱼同煮熟吃之。

猪蹄 2 个、黄芪 20 克、通草 20 克、甲珠 15 克、漏芦 15 克，同放入布袋内，与猪蹄同煮熟吃之。

8. 乳痈

【案一】齐某，女，25 岁，病志号：1038，1976 年 4 月 13 日诊。

患者右侧乳房红肿疼痛已经 3 天，并有发热恶寒、干咳等症状，某医为之注射抗生素，外用冷敷法，仍然肿胀疼痛。

查：脉来洪数，体温 38.7℃，右乳房红肿，触之灼热，外上、下象限有 5cm × 11cm 大硬结，压痛明显，无波动感，右腋下淋巴结明显肿大如枣核，伴有疼痛。血象：白细胞总数 $15.8 \times 10^9/L$。根据乳房红肿、硬痛，知乳痈初发，内有瘀热，尚未成脓，乃为之针肩井行泻法，针感放散到乳部，即觉痛胀渐减，次针膻中、梁丘，均行泻法，留针 15 分钟，

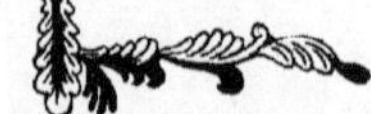

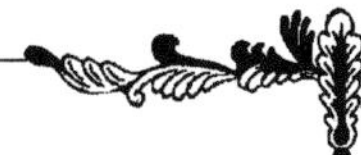

局部涂以橘核消肿散，内服鹿蜂消痈散，引用金银花25克、柴胡10克、荆芥10克、瓜蒌30克、丝瓜络15克、大贝母10克、皂角刺10克、没药10克，服后微汗，连进3剂，针3次，体温降至36.7℃，局部红肿全消，疼痛消失而愈。

【案二】朱某，女，26岁，病志号：3086，1979年6月5日诊。

产后12天，右乳房红肿、疼痛，并有恶寒发热，自服解热镇痛之品，汗后热解，但乳房仍疼痛红肿，乃注射青霉素，乳房红肿不退，遂来就诊。

查：右乳红肿，外上、下象限有6cm×8cm大之肿块，波动明显，血象：白细胞总数为15×10^9/L，知乳痈失去内消之机，现已化脓，不充分排出脓液不足以愈病，乃为之火针治疗，局部排出脓汁约20ml，次服鹿蜂消痈散，用归尾10克、皂角刺10克、甲珠15克、丝瓜络15克、金银花30克、蒲公英30克、大贝母15克、没药10克，连服3剂，火针3次。经治7次，红肿消退，压痛消失，排乳通畅，针孔闭合，继续观察15天，未见复发。

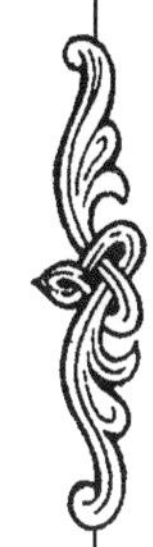

按：乳痈是乳房部位最常见的外科急性化脓、感染性疾病。它的发生，不外正气内亏，卫外失职，使外邪乘虚而入；或因情志不畅，肝气郁结，久而化火；或因阳明热盛，乳汁积滞，皆能使乳络失畅，积乳化热，热盛肉腐，则成肿痛、痈疡。正如朱丹溪所说："乳子之母，不知调养，忿怒所逆，郁闷所遏，厚味所酿，则厥阴之气不舒，乃致窍不得通，而汁不得出，阳明之气不舒，故热甚而化为脓血。"治疗该病，宜早期就诊，使其内消为宜，所谓"以消为贵，以消为畏"，此实为经验之谈。余治乳痈初发，常用金银花、蒲公英清热解毒，瓜蒌、露蜂房、鹿角霜川楝散结，尤喜用

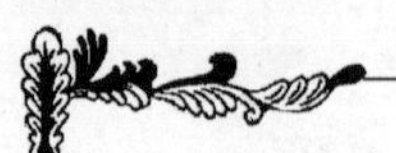

炙马钱子一味，可通经络，消乳痈，服后微汗，常可一剂知，二剂愈。

若脓成已溃，局部常用化腐生肌之品，以促使早期愈合，一般局部常规消毒，可用黄连水冲洗，塞入红纱布药条，或注入卵黄油，一日一次。余临床每用金银花消痈汤：金银花 30 克、蒲公英 20 克、瓜蒌 25 克、皂角刺 20 克、大贝母 15 克、柴胡 15 克、没药 15 克、当归 15 克、丝瓜络 20 克，水煎服。

凡见初发恶寒，减皂角刺，加荆芥、防风。热甚口渴，加生石膏、黄芩、黄连。便秘，加芒硝、大黄。气郁不畅，加香附、郁金、枳壳。局部有硬结，加桔梗、赤芍、昆布、夏枯草。乳汁壅滞，加王不留行、路路通。乳汁过多，加生麦芽、生山楂、牛膝。新产恶露不净，加红花、桃仁、益母草。脓已成，加穿山甲、倍皂角刺、黄芪。溃久不愈合，改服天龙散、人参养荣汤。

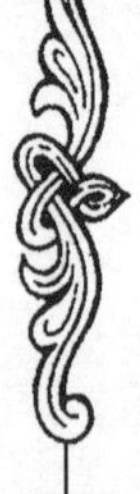

散剂：鹿蜂消痈散：鹿角霜 20 克、炙露蜂房 20 克、炙马钱子 0.5 克、穿山甲 20 克、炙蜈蚣 2 条、炙全蝎 10 克。混合为面，分装胶囊，每服 3~5 克，黄酒冲服，卧被微汗。

外用：

涂剂：橘核消肿散：橘核 50 克、大黄 30 克、芒硝 30 克、乳香 15 克、没药 15 克、全蝎 5 克、芙蓉叶 50 克、穿山甲 15 克、冰片 1.5 克。混合为面，加醋调膏状，涂患处，12 小时后取下。

吸剂：硼砂 2.5 克、章丹 2.5 克、木香 2.5 克、生半夏 2.5 克。混合为面，用棉花蘸药少许，塞鼻孔中，左乳病塞右鼻，右乳病塞左鼻，12 小时后取下。

针灸取穴：肩井（患侧）、梁丘（双）、足三里（双）、

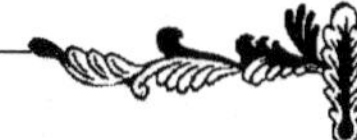

曲池（双）、太冲（双）、膻中、乳根（患侧）、阿是穴。

施治：乳痈初发，先取患侧肩井，沿皮向前斜刺，行泻法，使针感放散到乳部，出针后再针梁丘、足三里、膻中、乳根（患侧），均行泻法，留针15分钟。若胃热加下巨虚。

儿 科

1. 痄腮（腮腺炎）

【案一】郑某，男，6岁，病志号：387，1976年2月18日诊。

发烧3天，现头痛，右侧腮腺肿痛，手触痛甚，咀嚼、咽下均较疼痛。

查：面赤，脉来滑数，舌质红，有薄白苔，右腮部漫肿，色红，扪之灼手，体温38.4℃，问知郑家已有患腮肿者，乃为之针翳风、颊车、合谷、风池，均行泻法，不留针，局部叩打梅花针，闪火拔罐15次，局部外涂紫荆膏，内服汤剂：板蓝根15克、金银花15克、僵蚕10克、赤芍10克、蒲公英10克、连翘10克、玄参10克、马勃10克，水煎冲服蚤休面1克，经治3日，腮肿消退，咀嚼正常，诸症消失而愈。

【案二】啜某，男，9岁，病志号：996，1976年3月18日诊。

腮肿4天，现烦躁不安，左右腮均肿大。

查：面赤气粗，口腔扁桃体亦发赤微肿，体温37.1℃，脉来沉数，舌苔黄腻，两睾丸微肿胀痛，知腮肿，内热较

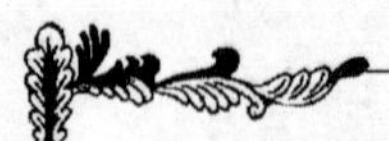

盛，影响厥阴肝脉所致病，因患者惧针，乃投板蓝根马勃饮，加橘核10克、荔枝核15克，水煎冲服蚤休面0.3克（一次量），日服3次，外用紫荆膏涂局部，连治4天，热退腮肿消退而愈。

按：痄腮（腮腺炎）又名“蛤蟆瘟”，是冬春季常见的小儿传染病，该病多因感受风湿疫毒，壅阻少阳之络，郁而不散，结于腮部，乃作肿胀疼痛，正如《诸病源候论》所述：“风热毒气，客于咽喉、颈颊之间，与气血相搏，结聚肿痛”，甚则发壮热、昏迷、抽搐之心包症状，且因少阳与厥阴为表里，肝经之脉环绕阴器，故本病常伴有睾丸红肿、疼痛，所谓“乃毒邪内陷，传入厥阴脉络”，治以清热解毒、软坚消肿为主法，初起兼表者宜宣散透达，使热毒从表而解，一般内外合治，疗效显著。余临床常用蚤休消腮散：蚤休20克、山慈菇20克、蛇蜕（炒）10克、猪胆汁1个、赤小豆20克。先将赤小豆研为面，放入猪胆内，拌匀，阴干，余药为面，混合一处，为细末，每服3~5克，日3次。

板蓝根马勃饮：板蓝根15克、僵蚕10克、金银花15克、玄参10克、连翘10克、马勃10克、桑叶10克、赤芍10克、蒲公英10克、蚤休粉1~2克（冲服），水煎服。

初发恶寒发热者，加荆芥、薄荷。高热渴饮，加生石膏、黄芩、山栀子、知母。头痛抽搐，加夏枯草、钩藤、全蝎粉（冲）。漫肿坚硬，加夏枯草、昆布、皂角刺。睾丸肿痛，加荔枝核、川楝子、橘核、玄胡。泛恶，加藿香、黄连、川厚朴。便秘，加瓜蒌、芒硝（冲）。腹泻，加葛根、金银花炭。溲赤，加滑石、竹叶。神昏，兼服牛黄安宫丸。日久腮肿不消，加土茯苓、皂角刺、甲珠。

外用涂剂：紫荆膏：紫荆皮（炒）50克、独活15克、

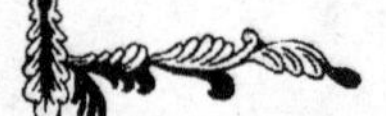

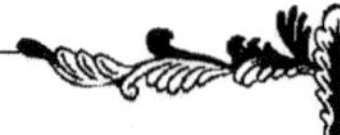

赤小豆50克、赤芍15克、白芷15克、菖蒲15克、马齿苋50克、芙蓉叶15克。上药混合为面，局部先涂粉剂（雄黄20克、轻粉5克、章丹10克、冰片0.1克为面），然后用鸡蛋清调上药，涂在腮肿处，8小时后取下，再换药1次。

涂涌泉法：吴茱萸30克、大黄20克、胆南星10克。混合为面，用醋调成膏剂，分成2个饼，分别涂在两足底涌泉穴处，8小时后取下，再换药涂之。

针灸取穴：翳风（患）、颊车（患）、合谷（对侧）、风池（患）、天容（患）、阳溪（双）、足三里（双）、外关（双）。

施治：先取患侧翳风、颊车、天容、风池，均用泻法，出现感觉即出针，再用梅花针在腮肿局部轻轻叩打至皮肤潮红，然后拔火罐5分钟，最后针对侧合谷、外关（双）泻，阳溪（双），灸5壮，轻者一日一次，重者日2次，发热加大椎、曲池以清热；睾丸肿痛，加太冲、曲泉。

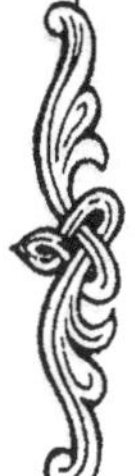

灸法（灯草灸）：取耳尖穴（角孙），取灯心草蘸麻油，燃点，在耳尖处，如蜻蜓点水一样，一触即离，再触再离，当灯心草接触到皮肤时，发出清脆的喳喳响声，即可停止。灸后局部发生水泡、轻痛无害，局部可盖以消毒纱布即可。

2. 顿咳

【案一】张某，男，6岁，病志号：678，1977年1月5日诊。

患顿咳连声已50余天，经某医院儿科诊为“百日咳”，首给链霉素、维生素C，一度好转。近日感冒，顿咳加重，观其咳时气粗面赤，曲背弯腰，脉络怒张，咳后喉发吼鸣，吐浊痰甚多。

查：其脉来濡缓，舌质红，有白腻苔，诊为初感风寒，

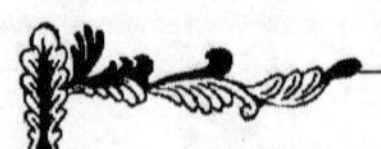

肺气不宣，兼因脾失健运、痰浊内伏所致顿咳之疾；又观前医所用之品，不外冬、贝、杏、前之品，皆为润肺镇咳之品，今患儿痰浊壅盛，非祛痰不足以愈病，乃间日针少商、内关、四缝排液，丰隆、脾俞均补，不留针，投服复方鸡胆丸，每服 3 克，午晚服皂芥豁痰散，每服 2 克，引用姜半夏 10 克、茯苓皮 20 克、桑白皮 15 克、百部 10 克、葶苈子 5 克，经上法治疗 11 日，顿咳停止，痰浊消失而愈。

【案二】周某，女，7 岁，病志号：937，1977 年 2 月 3 日诊。

顿咳连声已经 15 日，母述系外感风寒所致。现仍顿咳气逆，咳嗽连声，喉中吼鸣，兼有发热恶寒之疾。

查：脉来浮紧，体温 37.8℃，舌质红，有微薄白苔，知系外感风寒，肺失宣散，初病顿咳，治以散邪镇咳为主。乃针少商、太渊、大椎、合谷，均泻不留针，最后挑点身柱、肺俞，加拔火罐，留罐 5 分钟，内服炙百部 10 克、前胡 10 克、杏仁 10 克、荆芥 10 克、桑叶 15 克，水煎服，卧被微汗。2 日后再诊，脉来浮缓，体温 36.8℃，恶寒发热均减，知系外邪已解，乃针取穴同上法，投复方鸡胆丸，每服 3 克，日 3 次，引用炙百部 10 克、杏仁 10 克、贝母 10 克、款冬花 10 克，经治 6 日，顿咳停止而愈。

按：顿咳（百日咳），为小儿常见的肺系传染性疾患，西医通常认为是患儿感染百日咳嗜血杆菌所致病，中医认为系感受风寒，肺失清肃，脾失健运，痰涎聚结胸膈，使其气道受阻，肺气不得宣达，乃作顿咳连声，曲背弯腰，脉络怒张，眼睑浮肿，涕泪交流，喉有喘鸣，日久郁而化热，损伤肺络则鼻衄、咯血，昔称“天哮”。正如《幼科金针》所述：“夫天哮者，盖因时行传染，极难奏效，其证起咳连连，呕

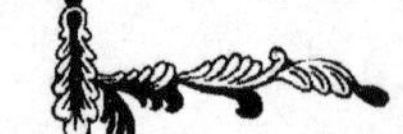

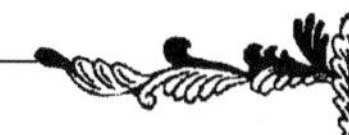

吐涎沫，涕泪交作，眼胞浮肿，口乳鼻血，呕血睛红。”治初以散邪为主，中以清热养阴为主，兼以化痰降气，末则脾肺俱虚，尤当养肺止咳、健脾和中以善其后。余临床常用百部止咳饮：炙百部 10 克、川贝母 10 克、橘红 10 克、苏子 10 克、桑白皮 10 克、瓜蒌皮 10 克，水煎服。

初感风寒，加荆芥、前胡、防风。初发风热，加金银花、黄芩、桑叶。挛咳甚，加射干、紫菀，兼服点舌丹、万应锭。咳有吼声，加射干。呕吐，加姜汁、竹茹、芦根、姜半夏。鼻衄，加白茅根、生地黄炭、栀子炭。痰中带血，加阿胶、白及。胃有伏饮，加苓皮、半夏。肺素有热，加沙参、黄芩。日久伤津，加麦冬、天冬、知母、百合。纳呆，加白术、谷芽。目胞浮肿，加车前草、赤茯苓。便结，加瓜蒌仁。胁痛，加白芍、郁金。目赤，加菊花、龙胆草。

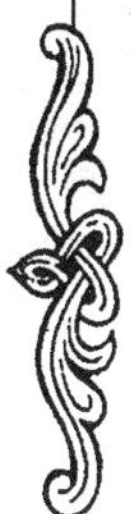

复方鸡胆止咳丸：硼砂 20 克、姜半夏 20 克、鹅管石 20 克、贝母 20 克。混合为面，用鲜鸡胆汁合药糖衣为小丸，每服 1~3 克，日 3 次，白糖水冲服。

皂芥豁痰散：皂角炭 20 克、煨甘遂 5 克、白芥子 20 克、川贝母 20 克、硼砂 5 克、沉香 10 克。混合为面，分装胶囊内，每服 2 克，或炼蜜为小丸，朱砂为衣，每服 3~5 克，日 3 次，白糖水送服。

外用：取百部 20 克、麻黄 15 克、芦根 15 克、白及 20 克、黄连 15 克、甘草 20 克，加章丹熬成膏药，分别贴在气户、库房、身柱、风市、肺俞穴处。先贴一侧，另侧每天拔火罐一次，最后贴身柱穴。

针灸取穴：少商（双）、合谷（双）、内关（双）、四缝（双）、肺俞（双）、身柱。

施治：在顿咳挛嗽时，先取少商点刺出血，不留针，针

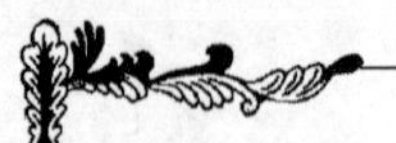

合谷、内关行泻法，不留针，四缝针挑排出液体，最后取身柱、肺俞行挑点术，再加拔火罐5分钟。若系脾湿痰盛，加丰隆（双）、脾俞（双），均行泻法，再针天突补；若痰中带血，加太渊（双）、尺泽（双），均泻；鼻衄，加迎香（双）泻，间日一次。

3. 白喉

【案一】葛某，男，6岁，病志号：769，1977年4月5日诊。

发烧、喉痛2天，兼有恶寒、咳嗽、干咳，某医院给抗生素未效，遂入传染病院。

查：面色潮红，舌质红，有白腻燥苔，脉来弦数，体温39.4℃，双侧扁桃腺微肿，右侧有点状大如蚕豆灰白伪膜一块，左侧有高粱米粒大之伪膜数个，均不易拭去。血象：白细胞$9.4\times10^9/L$，中性0.62，淋巴0.35，咽抹片，找到白喉杆菌，咽抹培养有白喉杆菌生长，诊为咽白喉。遂注射白喉抗毒素、青霉素等，中药内服。根据脉来弦数，舌质红，知系阴虚所致，乃投玄参25克、麦冬20克、生地黄20克、金银花15克、蒲公英15克，水煎频饮，局部吹药同上，印堂涂药一次，针刺少商出血，合谷、天突、曲池、内庭均用泻法，不留针，经治4天，连续针刺7次，热退，伪膜脱离，咽部稍充血，咽干欲饮，仍投上方减金银花、蒲公英，加知母20克、竹茹20克、沙参20克，观察5天，连续进行咽拭培养，两次阴性，治愈出院。

按：白喉是以咽、喉、鼻局部形成假膜为主的一种呼吸道传染病。该病秋冬多见，小儿易得，查其原因，虽为人体感染白喉杆菌所致病，但与机体感染温疫、疫气，热灼肺胃有关。由于白喉邪毒性偏燥热，最易耗伤津液，故又易生

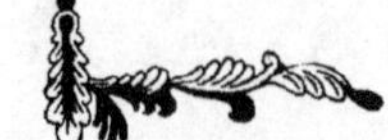

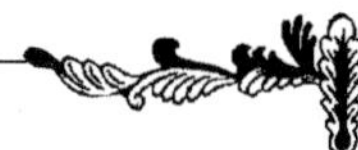

痰，形成热、燥、痰三者相互影响，故治疗本病以清热解毒、养阴润肺，逐秽化痰、益气养阴为主法，临床常内外合治，常可转危为安。余临床每用抗白喉散：马钱子炭20克、蚤休10克。先将马钱子去皮，用甘草、绿豆水泡7天，取出晒干，再于瓦上焙成炭（令黄烟除尽），与蚤休面混合一处，每服0.1~0.2克，日服4~6次，白水送下。

新订养阴清肺汤：玄参40~60克、金银花20克、麦冬20~40克、生地黄20~40克、土牛膝20克，水煎服。

凡见初发发热恶寒，加薄荷、桑叶、连翘。阳盛高热口渴者，加生石膏、黄芩、栀子、板蓝根。热毒盛，加板蓝根、蒲公英、蚤休。喉阻塞（烦躁，呼吸困难，发绀），加葶苈子、杏仁、竹沥，冲服解白散（巴豆霜10克、牙豆10克、雄黄5克、桔梗10克、贝母10克、郁金10克，为面，1~3岁，每服3~5克，冷开水加糖冲服，每4小时服一次，服后出现吐泻，轻者12小时后阻塞可解除，严重者可行插管，气管切开，给氧）。心肌受损，出现正虚者，加西洋参、炙甘草，减金银花。心悸，加朱砂、琥珀（冲）、远志、女贞子。伤液，加生地黄、龟板、牡蛎。亡阳，加红参、附子。

外用涂剂：巴朱膏：生巴豆2克、朱砂2克。混合捣膏状，先用胶布剪成5厘米圆孔，贴放在印堂穴上，用太乙膏一张，先将药粉放在膏药中央，对准印堂贴至7~8小时后取下，挑破水泡，纱布盖好即可。

涂足：吴茱萸散：淡附子20克、吴茱萸20克。

制用法：混合为面，用陈醋调成膏状，分2个饼，贴在足底涌泉穴处，24小时后取下。

吹剂：月石散：月石20克、蛇皮（炒）10克、儿茶

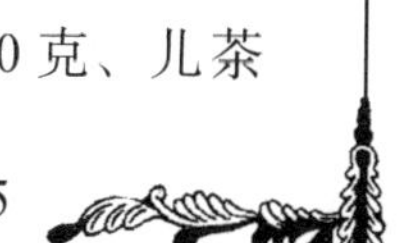

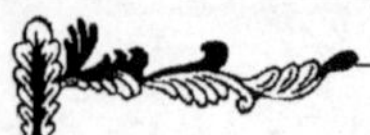

10克、凤凰衣（炒）10克、白矾10克、鸡内金（炒）10克、人指甲（炒）10克、人中白10克、巴豆霜5克、皂角10克。

制用法：混合为面，取少许频吹在咽、喉、鼻病灶处，使白膜随痰咯出。

针灸取穴：少商（双）、合谷（双）、天突、大椎、曲池（双）、内庭（双）、孔最（双）。

施治，先取合谷泻，不留针，次针天突，使之麻胀，再针内庭泻，最后刺少商出血，一日2次。若热盛者，加大椎、曲池、太渊，均行泻法，不留针，若出现喉阻者，加列缺、内庭、孔最、天突，均行泻法，留针15分钟。

4. 食积

【案】李某，男性，6岁。

患腹胀、腹痛、便泻已经2月余，经服保和丸、山楂丸以及杀虫之品，一度好转。现仍胀痛，入夜尤甚。查其发育一般，面萎黄，肌肉消瘦，上腹部膨胀，叩呈鼓音，无波动，未触及痞块。小便正常，大便次数不定，便物多为不消化食物，味臭甚，脉来弦细。诊为不知饥饱，过食损伤脾胃所致食积。治以健脾消胀为主法，乃针挑四缝穴，排除液体，加中脘、足三里泻，加灸脾俞、胃俞，投中畅丹，每服2克，日2次，并兼服人参养荣丸。经治10日，腹胀减，大便一日一次，便物黄，臭味减，仍投中畅丹7日，诸症消失。

按：食积乃指消化不良而言，多因小儿不知饥饱，食乳无度，使其脾失健运，停聚不化，迁延日久，必致胀闷飧泄，日渐消瘦，困倦无力，面色萎黄，久成食痞，影响健康。治以健脾胃、消积滞，兼审寒热分别疗之。余临床常用

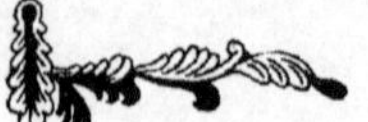

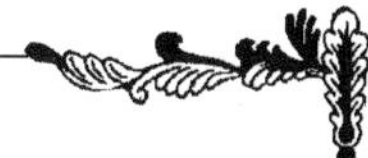

中畅丹：炒鸡内金50克、水红花子（炒）100克、生熟二丑各25克、生熟苍术各25克、砂仁25克、焦三仙各25克、白术25克、使君子肉25克、夜明砂25克、党参20克、鸡肝30个焙干。混合为面，每服3克，日服3次。

凡见脾虚者，加人参10克、白术10克、扁豆10克、莲子10克；呕吐者，加姜半夏10克、吴茱萸10克；气血不足者，加人参10克、黄芪15克、当归10克、熟地黄10克；虚寒者，加炮姜10克、紫蔻10克；脾湿热郁者，加滑石20克、黄芩10克、藿香10克、川厚朴10克；蛔虫者，加雷丸10克；目视不佳者，加谷精草15克；低热，加银柴胡15克。

针灸取穴：章门（双）、足三里（双）、四缝（双）、痞根（双）。先取章门（双）、足三里（双），均行泻法，不留针；再挑四缝穴，挤出黄色液体，间日一次。若呕吐者，加内关（双）、不容（双）补法；若食积日久，有痞满硬块者，加痞根针后加灸。

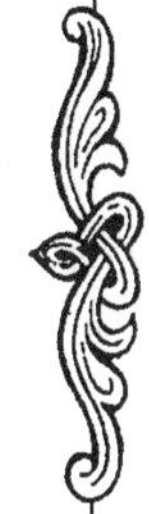

5. 遗尿

【案一】余某，男性，9岁，病志号：386。

从6岁起患遗尿，夜无不遗，每受凉后遗尿加重，甚则一夜2~3次。查其脉来沉迟，舌润苔薄白，知系下元虚冷，不能温化水液，膀胱失约所致虚性遗尿。遂针中极补，温针次髎、三阴交、百会、神门均补，留针10分钟。经治18次，遗尿停止，3个月后讯知宿疾未犯。

【案二】何某，女性，15岁，病志号：596，3月29日诊。

患遗尿已经5年之久，经多方医治，时好时犯。近日因下河摸鱼，遗尿加重，每夜甚则3次，时有小腹胀满微痛，

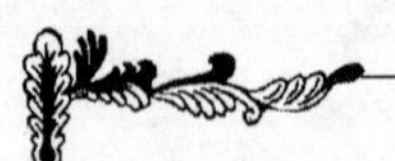

查其脉迟缓，舌质淡，苔薄白，知系肾阳不振、膀胱失约所致病。乃投桑螵蛸止遗散2料，用黄芪40克、升麻10克、补骨脂10克、淡附子5克，水煎服；间日针中极补，温针，三阴交（双）、次髎（双）、百会均行补法，服药18剂，针灸14次，遗尿停止，小腹胀闷均减而愈。

按：遗尿，是指小溲不能控制而自行排出的一种病症。考小溲所以能维持正常的排泄，全赖膀胱和三焦功能的健全，若三焦气化失职，必累于膀胱。以致膀胱不能约束而致遗尿不禁。考三焦之气化，上焦以肺为主，中焦以脾为主，下焦以肾为主。可见遗尿非皆膀胱不约，实因肺、脾、肾三脏功能失职所致。故治疗之法在于审其肺、脾、肾三脏气化之功能，尤须审其偏寒、偏热，再分别疗之。余临床常以黄芪补气固脱，升麻、桑螵蛸改善膀胱之功能，益智仁、巴戟天壮肾阳，兼以针灸振奋膀胱，充盈肾气，温下醒神，使三焦协调，小溲自然恢复正常。余临床每用桑螵蛸止遗散：桑螵蛸25克、巴戟天25克、补骨脂15克、覆盆子25克、益智仁25克、黄芪50克、菟丝子15克、炙马钱子0.5克、羊猪膀胱各一具焙、鸡肠焙二只。混合为面，每服5~10克，日3次，白水冲服。

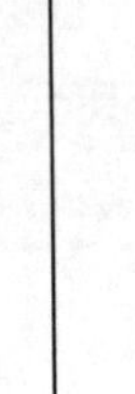

汤剂：桑螵蛸止遗汤：桑螵蛸15克、巴戟天15克、升麻10克、黄芪25克、五味子10克、黑豆20克、煅龙骨20克、煅牡蛎20克、覆盆子10克，水煎服。

凡见肾虚有热，加山茱萸20克、生地黄15克、知母10克；肾阳不足：补骨脂5克、血茸2克（冲）、淡附子5克；神志不安惊恐者：加菖蒲20克、远志10克。

外用填脐止遗散：硫黄粉5克、补骨脂5克。

制用法：混合为面，取2克放脐孔中，外用暖脐膏盖

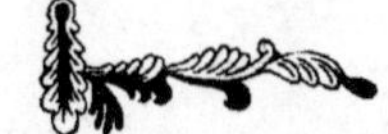

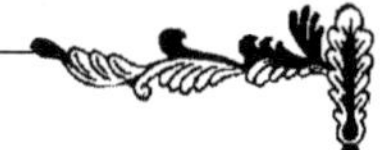

之；或外盖姜片，灸5~10壮。

针灸取穴：中极、次髎（双）、太溪（双）、百会、人中、神门（双）、三阴交（双）。

令患者先行排尿，取中极行补法，使针感放散到外阴部，再针三阴交、百会、神门、太溪、人中，均用补法，留针20分钟，并在中极穴处行温针法，最后针次髎，间日一次。

五 官 科

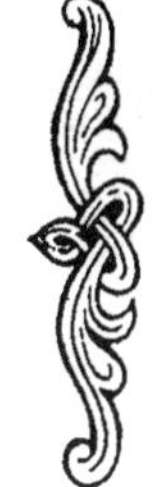

1. 鼻衄

【案一】程某，男，24岁，病志号：491，1975年9月19日诊。

新婚2日，酷暑炎热，田野劳动，中暑猝倒，醒后鼻流血不止，后经某卫生院注射止血剂，鼻血停止，时隔2日鼻衄又作，经查血象无变化，停用止血剂，以后每过劳、受暑鼻衄即作。诊脉来细数，面垢微赤，舌尖有薄白苔，问知口干欲饮，午后时有潮热，诊为胃阴不足，虚火上炎所致鼻衄，乃针迎香泻，合谷泻，太溪行补法，留针15分钟，投止衄汤，加麦冬20克、龟板25克、黄柏15克，外用吴茱萸面涂足心，连治9日，停药观察3日，鼻衄未犯。

【案二】王某，男，19岁，病志号：1011，1976年6月29日诊。

近因忙于高考，睡眠不佳，疲劳乏力，早起洗脸，鼻稍用力即流血不止，反复发病已3日。

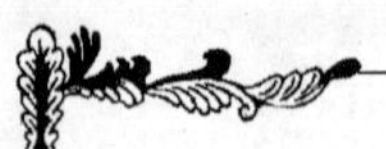

查：发育良好，面微赤，脉弦数，舌质红，有黄腻苔，大便3日未解。据此，一派阳明胃热证候，乃为之针迎香、合谷、内庭、丰隆泻，留针15分钟。内服：白茅根30克、生地黄20克、白芍15克、栀子10克、大黄10克（后下）、生石膏40克，水煎服。鼻部吹乌梅止衄散，一剂后，便通血止，唯睡眠欠佳，减大黄，加炒酸枣仁15克、合欢花15克，3日后，告知鼻衄止，已能入睡，无异常感觉。

按：血出于鼻，称为鼻衄。考鼻为肺之门户，胃脉上交鼻，故一般鼻衄常因肺素有热，迫血妄行，然又有因外感风热之邪，或因纵酒、过食辛辣之品，致使阳明瘀热，薰灼阳络，或因肝火偏旺，火升血溢，皆能引起鼻衄出血，正如张景岳所说："动血之由，唯火与气耳。"治以凉血止血治标，若为火热迫血妄行，佐用清热之品；气不摄血，治以益气摄血；肝亢，治以清肝泻火；风热犯肺，治以清肺热，随症加减疗之。

若反复出血，有因血小板减少者，系血液疾患，多属气血亏虚，损伤心脾，脾虚则无以生化气血，血无所主，溢于鼻窍，此非养血滋血不足以止血，另外外感风寒，迫血妄行，俗称"红汗"，热随衄解者亦常有之。余临床每用汤剂：茅根止衄汤：白茅根50克、生地黄20克、白芍15克、牡丹皮15克、茜草根15克、仙鹤草15克、槐花15克、枇杷叶15克、水牛角10克，水煎服。

凡见：肺热盛，加犀角、黄芩。风热盛，加金银花、荆芥、辛夷、菊花。三焦火盛，加栀子、牡丹皮。胃热盛，加石膏、大黄。肝阳亢，加牛膝、夏枯草、龙胆草、石决明。大衄不止、脉虚欲脱，加人参（浓煎）。阴虚火旺，加玄参、麦冬、阿胶、龟板、黄柏。气血不足，加太子参、生黄芪、

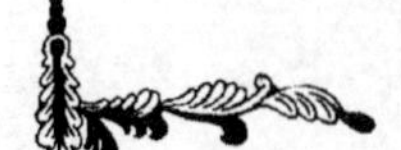

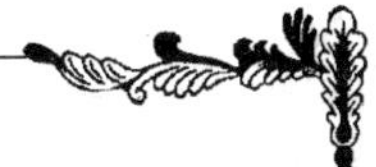

旱莲草。

外用：

散剂：乌梅止衄散：血余炭 15 克、乌梅炭 15 克。混合为面，在鼻衄时，先用冷水冲洗，再取少许药粉，吹入鼻腔内。

吹气止衄法：卒然鼻衄，可先采用耳内吹气法，如左鼻出血，可吹右耳，右鼻出血吹左耳。一般令患者正坐，离耳一寸许，用口吹气至耳内，连吹 10~20 次，鼻衄可止，双鼻出血，双耳皆同时吹之。

扎指法：如突然鼻衄，可用丝线扎无名指的根部，左衄扎右指，右衄扎左指。

涂剂：如鼻衄反复发生，可取吴茱萸粉 40 克，加大蒜，捣成膏状，交叉涂足心涌泉穴处，8 小时后取下。

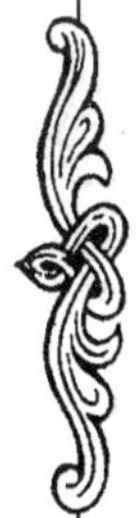

针灸取穴：迎香、合谷（双）、尺泽（双）、大椎、解溪（双）、太冲（双）。先取迎香（患侧），行泻法，再针尺泽泻，不留针。若肝亢者，加太冲、太溪均补。若系肺热，加合谷泻，留针 15 分钟，最后针挑大椎，使麻胀放散到鼻部即可出针；有胃热者，加解溪、内庭、丰隆均行泻法；肾阴虚，加太溪、复溜均补；气血不足，加足三里、三阴交、脾俞、肝俞、膏肓、膈俞，均行泻法。

2. 迎风流泪

【案一】张某，女，41 岁，病志号：667，1979 年 3 月 2 日诊。

双目迎风流泪已经 4 月之久，兼有头眩怕风。

查：面色萎黄，唇淡口和，形弱神疲，脉来沉弱，问知 16 岁结婚，妊娠 6 次，并有腰酸、膝弱、遇冷作痛等症。诊为气血双亏、肝肾不足所致之冷泪。乃投矾石洗剂以治标，

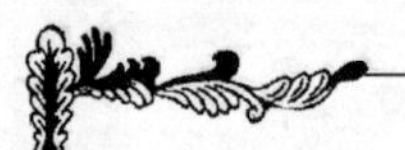

内服党参30克、当归15克、熟地黄20克、山茱萸20克、枸杞子15克、巴戟天15克、肉苁蓉15克、菊花15克、谷精草10克，水煎服，针刺睛明、头临泣、肾俞、太溪，连进3剂，针7次泪止，腰酸膝软均减，为巩固疗效，令服明目地黄丸1月，日2次，6个月后讯知，目泪停止，迎风亦不重发。

【案二】王某，男，50岁，病志号：1012，1979年11月23日诊。

双目迎风流泪已4月之久，每临风流泪更甚，因此野外不能作业。

查：目无红肿，但怕光羞明，面淡黄，脉沉弱，舌白薄，问知腰酸，小便频数，据此，知系肾气不足所致的冷泪。乃投矾石洗剂，内服：党参20克、黄芪20克、巴戟天20克、山茱萸20克、菊花15克、谷精草15克、密蒙花15克、白蒺藜15克，水煎服，连服3剂，泪止，迎风仍有泪水，又同上处方，加熟地黄20克，连进3次，再诊，迎风已不流泪，腰酸、小便频数均好转。

按：目流泪水，见风益甚，多为迎风流泪，病由风热、肝火、气郁所致；一般流泪、目赤、焮痛、羞明者，称为热泪，治以祛风清肝为主；若系迎风流泪，无目赤、焮痛者，多属冷泪，此系肝肾内亏，泪下无时，治当滋补肝肾为宜，总之，内外兼治，每收显效。余临床常用：菊花止泪饮：菊花15克、谷精草15克、密蒙花10克、白蒺藜15克，水煎服。

凡见：热泪，加金银花、防风、赤芍、黄连。冷泪，加山茱萸、枸杞子、巴戟天、肉苁蓉。气虚，加党参、黄芪。血虚，加当归、熟地黄。

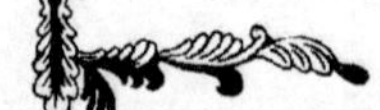

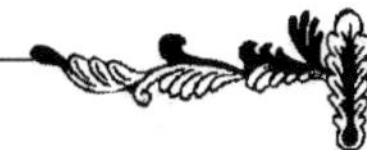

散剂：全陈止泪散：全蝎20克、陈皮40克。混合为面，每服3~5克，日3次，白水送下。

外治用复方矾石洗剂：五倍子10克、五味子10克、煅甘石粉10克、月石粉10克、精盐5克。加水200毫升，煎至100毫升，滤过3次，每日用之洗眼3~5次，亦可水煎，对准目孔薰之。

针灸取穴：攒竹、睛明、迎香、头临泣、肝俞、风池、太阳、三阴交。先取睛明（患侧）刺3分，使之产生胀痒感即出针，再针攒竹、头临泣、风池、太阳、迎香，均行泻法，留针15分钟。若系冷泪加肾俞（双）、太溪（双）、三阴交（双），均行补法；日久加肝俞（双），一日一次；目赤可在太阳穴处刺出血，拔火罐；头痛加拔太阳、头临泣。

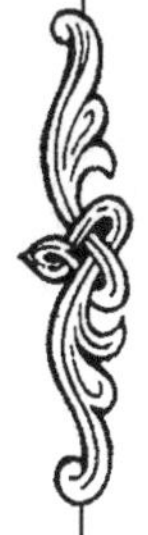

3. 失音

【案一】王某，女性，21岁，病志号：5013，1979年7月15日诊。

代诉：7月间，月经来潮，偶感风寒而发生头痛高烧，咳嗽咽痛，经某县卫生院治愈，后继发生“喑哑”，不能作声，呼吸稍有不利，经某省医院五官科检查为“喉肌麻痹”，治疗月余，病情如初，乃转针灸科诊治。

既往经常发生咽痛咳嗽，经诊为扁桃体炎、支气管炎症，皆治疗而愈。

查：发育良好，营养欠佳，神志清楚，表情苦闷，体温36.7℃，脉搏80次/分，两寸浮大，两尺细弱，呼吸20次/分，血压13.3/9.3kPa，面色一般，皮肤无异常，头部无外伤，瞳孔两侧等大等圆，对光反射正常，耳鼻外观无异常变化，唇稍干，口腔黏膜正常，舌尖发赤，微有白苔，扁桃体不肿大，颈软，气管正中，甲状腺不肿大，心肺未见异

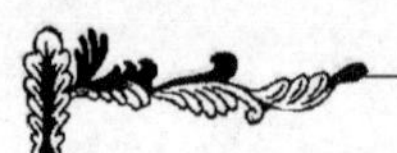

常，腹部平软，肝脾未触及，肌腱反射正常，巴彬斯基征及克匿格氏征皆为阴性。

实验室检查：血象：血红蛋白124g/L，红细胞数4.5×10^{12}/L，白细胞数7×10^{9}/L，分叶0.76，杆状0.3，淋巴0.22。尿：酸性，蛋白阴性，红细胞0~2/HP，白细胞4~15/HP，扁平上皮阴性，梅毒反应、康氏、村田氏皆为阴性。

五官科检查：双耳无异常变化，鼻腔微有充血，鼻甲未肿大，无异物，咽壁正常，软腭运动不佳，上升不灵，梨状窝有中量积液，左侧声带固定于半外展位，运动失灵。

诊断：此系阴虚火旺，偶感风寒，客留喉间，障碍气道而致“喉喑”之疾。

治疗：根据患者月经来潮，且兼素往咽痛咳嗽，此必阴血受伤，复遭外邪的侵扰，日久风邪客于喉间与浊痰凝结，阻塞气道而发生“呼吸不利，咯痰不爽，声音嘶哑”之疾。治以先散风邪，次利痰浊，滋水益肾以治其本。乃针刺合谷、列缺、鱼际、天突、廉泉、人迎、哑门、通里、孔最、照海、太溪等穴，每日一次，每次选6个经穴，共计针7次，当针到第3次时，即觉排痰容易，喉间阻塞消失，午后发音较高。针到第5次时，即能做一般对话发音，但不能持久，感觉喉干。针至第7次时，声哑完全恢复，乃令到喉科检查。诊见：发音正常，左声带稍固定于外展位置，运动灵活，梨状窝积液消失，软柔运动良好而告愈。

按：中医文献虽无“喉肌麻痹”的病名，但根据本症之主症——声音嘶哑、呼吸不利、咯痰不爽、喉间似有物阻塞等症，颇似“喉痹失音”“喑哑”诸疾。如刘元素说：“喉痹，痹不仁也，俗作闭，犹闭塞也”，冯瞻说：“喑哑，谓有言而无声也。”从有言无声，就可体会到中医很早以前就对“喉

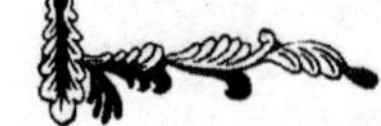

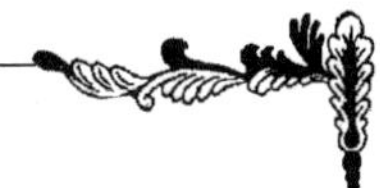

肌麻痹”一症有充分的认识。

考发生本病的原因，不外吾人素体先虚，复遭外邪而诱发本病。如《灵枢经》中指出：“人卒然无音者，寒气客于厌则厌不能发，发不能下，至其开阖不致，故无音。”《赤水玄珠》载有：“足少阴脉挟舌本，足太阴之脉连舌本，手少阴别系舌本，若此三脉虚则痰涎乘虚而闭塞其脉道，故舌不能转运言语也。若此三脉亡血，则舌无血营养而喑。”张景岳也说：“会厌者，喉者之薄膜也，周围会合，上连悬雍，咽喉食物之道路得以不乱者，以其遮厌，则气已不利，既不能发物而高，又不能抵抑而下，开阖俱有不便，故卒然失音。”这都说明吾人机体的肾、脾、心气亏损之时，再受外邪的侵扰就会发生“失音”。值得特别指出的是，喉部与肺相连，寒邪侵扰气道时，就会影响咽部、气道、谷道的通畅，或因浊痰不易排出，客留喉间，亦能影响肺金而导致“能言不能音”及“呼吸不爽”，甚则发生“吞咽困难”之疾者。

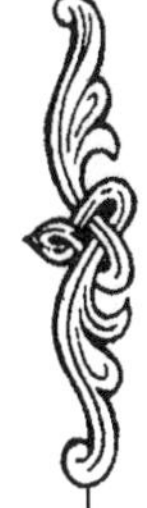

对本病的治疗：首先要分清“喑哑”是属“舌喑”或“喉喑”，古人主要根据症状来区别。如《纲目》指出“……盖舌喑，但舌本不能转动言语也，而咽喉声音则如故也”，“喉喑但喉中声嘶而舌本能转运言语也”，可见“喉喑”与“喉肌麻痹”相似。除辨别舌、喉喑之外，尚应别其虚实标本，审其病因而定治法。所以景岳指出：“喑哑之病，当知虚实，实者其症在标（心肺），因窍闭而喑也，虚者其病在本（肾），因内夺而喑也。窍闭者，有风寒之闭，外感证也……”。根据张氏的主张，说明声音嘶哑是由病因损伤“心之神”“肺之气”“肾之精”所致“喑哑”。因为心的支脉上挟咽喉，肺脉起自中焦，入属肺脏，再上喉管，肾脉挟于

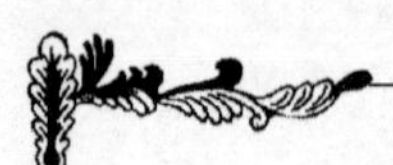

舌本，此三脉都与喉的发音有关，故当三脏发生变异时，都可导致“声音嘶哑”。另外张氏又指出“外感风寒”亦能使“肺金失职”，即所谓“金实则无声，金破碎亦无声”。从这些论点来看，治疗本病，分清虚实标本实属重要。

针治本病，亦应根据上述理论，结合病情而选用合谷、列缺、鱼际、人迎、天突散风寒、宣肺气、豁痰浊，次针哑门、通里、孔最以恢复喉肌的麻痹而使复声。因为哑门一穴具有恢复发音的作用，是治疗“失音”的要穴，如《甲乙经》谓：“哑门，入系舌本，舌缓喑不能言，刺哑门”，《玉龙歌》谓：“偶尔失音言语难，哑门一穴两筋间”，其中“舌缓”概指“喉肌麻痹”而言，通里亦具有复音之效，如马丹阳说，通里可治“欲言声不出，暴喑面无容”的疾苦。孔最是肺经之郄穴，有宣肺泻热之效，如《类经图翼》指出：“孔最主治失音”。为达治病必求本的目的，可配照海、太溪，目的在于补肾益气、滋养肾水以培其本。因照海为肾脉要穴，太溪是肾经之原穴，肾脉直行支，从肾上行至肝，通过膈肌入肺，沿喉咙，挟舌本，对阴虚火旺、水不养木而致之咽喉干燥、闭塞失音之疾，刺之有益水培源之效。

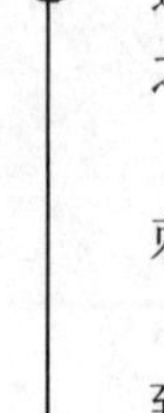

本例病人素往阴虚火旺，故常有咽痛咳嗽之疾，所以配刺照海、太溪益水降火，实为治本耳。

喉肌麻痹种类很多，临床常见为软腭部分或完全麻痹所致。引起这种疾病的机理可能是由于中枢性的损伤，如脊髓痨等疾病，次为末梢神经麻痹，常在白喉、伤寒、流感之后发生。

本例经五官科检查，发现软腭运动不佳，上升失灵，特别左侧喉肌固定在半外展位，运动失灵，说明本病是因为左侧喉肌麻痹所致“声音嘶哑”。至于致病之原因，我认为

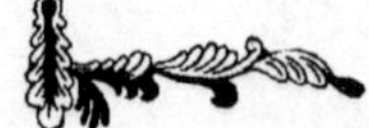

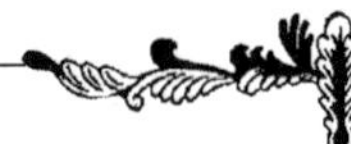

患者素无中枢神经疾患，但常发生咽痛、咳嗽，且因流感高热致使喉部发炎而导致“喉肌麻痹”，这极符合“寒邪客厌，滞塞气道”，“肺受燥热，津少失润”所致的“喑哑”。从而可说明中西医对本病的主张颇有相似之处，这一点还有待今后探讨。

皮 肤 科

瘾疹（荨麻疹）

【案一】李某，男，36岁，病志号：2721，1992年8月18日诊。

患者周身皮肤瘙痒已2月余，时好时犯，每当汗后，微感风邪立即周身瘙痒，甚不可忍，必用手搔，痒不可解。初痒之时，皮肤先起淡红色疹块，状若豆粒，逐渐增大隆起，痒后疹块自行消退，皮肤少有痕迹，瘙痒入夜着热尤甚，兼有心烦，二便正常，经某医院治疗，给以脱敏药物，效果不显。

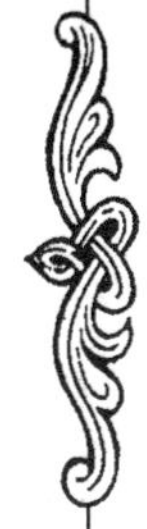

查：脉来浮缓，神志清楚，体温36.7℃，心肺正常，皮肤划痕试验阳性，血象：红细胞数$4.6\times10^{12}/L$，白细胞数$6.7\times10^{9}/L$。康氏、华氏反应均为阴性，诊为表虚，腠理不密，风邪留而不去所致病。遂为之针曲池、风池、血海、大椎，均行泻法，浅刺，加拔心俞、膈俞、大椎穴。内服白鲜皮15克、苦参15克、浮萍20克、地肤子20克、赤芍10克、桂枝10克、炒酸枣仁10克，水煎服，外用荆芥止痒粉擦之。经治11日，针7次，内服汤药6剂而愈。后因寒疝

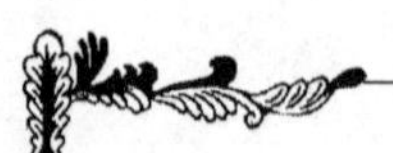

来诊，问知瘙痒未犯。

【案二】钟某，男，54岁，病志号：3624，1993年1月8日诊。

患皮肤瘙痒已3月余。因外感高热，治愈后，即感全身瘙痒，近日痒甚，神情焦躁，食辛辣尤甚。

查：脉来细数，舌尖赤，苔白薄，颈面、前胸、背腰、下肢血疹密集，疹块隆起，色黯紫，有瘀血点，且有抓痕甚多，皮肤划痕试验（+）。知系感冒伤津，瘀血内阻，郁于肌腠，造成营卫失和，乃致血燥瘙痒症。乃针刺血海、膈俞、三阴交、风市，均行补法，投浮萍20克、地肤子20克、白鲜皮20克、生地黄40克、赤芍10克、牡丹皮10克、阿胶15克（冲化），水煎服。外用洗剂。经治7日，针4次，服药4剂，痒块消失，皮肤光平而愈。

按：瘾疹（荨麻疹）是一种顽固难愈的皮肤病，该病以奇痒彻心，不堪忍受为特征。考其原因，一为风湿之邪乘卫外之虚侵袭机体，闭塞腠理，乃作奇痒，正如《诸病源候论》所载："邪气客于皮肤，复逢风寒相折，则起风瘙瘾轸"，"夫人阳气外虚则多汗，汗出当风，风气搏于肌肉。与热气并，则生痞瘰状如麻豆，甚者渐大"。治当宣通腠理，祛风散湿为主，日久风盛血燥，尤当活血、润燥、凉血、养心为宜。若因饮食不节，胃肠瘀热，治以泻热、逐积为主，所谓"有人一生不可食鸡及獐鱼动风等动物，才食则丹随发"，则"疹子先自肠胃中出，然后发于表"，说明食物过敏以泻热、逐积兼以止痒散风为宜。余临床每用鲜萍止痒煎：白鲜皮15克、浮萍15克、地肤子15克、苦参10克、生地黄15克、赤芍10克，水煎服。

凡见血热，加牡丹皮、栀子。风盛，加麻黄、防风、苍

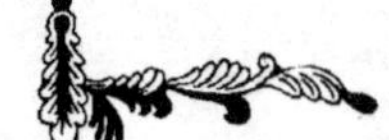

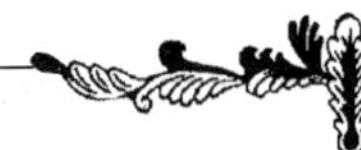

耳子。湿盛，加苍术、土茯苓、薏苡仁。虚热，加银柴胡、青蒿、地骨皮。血亏，加何首乌、阿胶、熟地黄、当归。表虚不固，加黄芪、五味子、乌梅。咳喘，加杏仁、苏子、桔梗。便秘，加大黄、郁李仁。痒甚，加龙衣、蝉蜕、皂角刺。血燥，加胡麻仁、何首乌、熟地黄。脾虚，加党参、白术。火盛，加黄芩、黄连。阴痒，加白芍，倍生地黄。食积，加焦三仙、内金。体质过敏，加升麻、乌梅、五味子、玄参。遇冷发疹，加黄芪、防风。遇热发疹，加生地黄、白芍。因食引起，加山楂、麦芽。

外用法：苦参止痒洗剂：苦参 50 克、白矾 20 克、地肤子 30 克、蛇床子 20 克。水煎，冲洗疹痒局部。

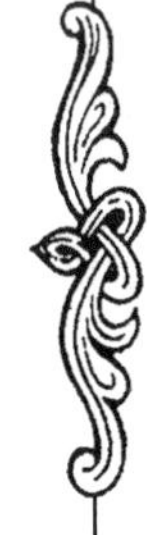

痔 瘘 科

血栓性外痔

【案一】葛某，男性，29 岁，农民，病志号：617，11 月 3 日就诊。

自诉患外痔半年余，时好时犯，近期痔痛又作，灼痛不可忍，影响睡眠，行动不便，经外用涂膏、薰洗治疗，效果不显。

肛门局部，在齿线以下，呈长椭圆形肿块，约为毛笔头大，顶部淡红，表皮淡薄，其底呈紫褐色，皮较坚硬，痔核用物触压，有明显压痛，核之表面无破溃脓血，乃诊为血栓性外痔，遂为之针挑痔疮穴以及皮肤反应点 2 个。经治一次后，局部感觉向上抽动，行第二次针挑后，痔核完全萎缩消

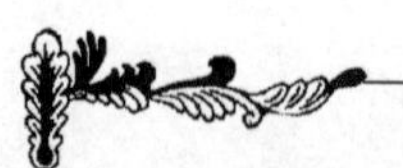

失，局部无任何痕迹而告治愈。后于次年2月得知痔核从未再犯。

【案二】李某，男性，34岁，农民，病志号：473，10月18日就诊。

自诉5日前，自觉肛门周围灼痛，行走局部痛甚，更衣时发现有痔核一枚，遂自购痔疮膏治疗，效果不显，遂来就诊。

查局部肛缘皮下呈莲花形多数肿块，顶部均呈鲜红色，基底较硬，压痛明显，核之表面无破溃胀肿，乃诊为血栓性外痔，针挑痔疮穴、闾上穴后3小时左右，即觉肛门局部抽动加重，痛不可忍，以手指触痔核感觉显著缩小。次日目视，仅肛门左侧残留少许痔核，又为之针挑上述两穴，3次后症状全部消失，痔核枯萎消退，肛门平复如常。

按：血栓性外痔多发病突然，病情较急，痛苦较重，虽有自愈趋向，但处理不当，往往形成溃烂，引起感染化脓。所以及时治疗，可以免除后患，减轻痛苦。

这种疾病的发生，常因久坐远行、嗜食辛辣，使其湿热、风燥之邪不得宣散，蕴聚肛中，久之瘀血、浊气下注肛中，使其直肠下端黏膜、肛管皮下静脉扩大，此时或因用力过猛，或因剧烈运动，摩擦肛门则易使之扩大，静脉破裂，流出少量血液，瘀积在肛缘皱襞之皮下，形成卵圆形之血肿，产生肿胀、疼痛，妨碍活动，严重者反复发生，痛苦异常。

治疗本病，常采用百部熏洗、涂药，或采用手术切除，以及枯痔疗法，虽然收效，但往往使局部形成很大的创面，久不愈合，痛苦较多。

针挑治外痔，效果较好，无任何痛苦，加之设备简单，

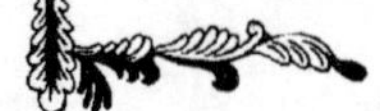

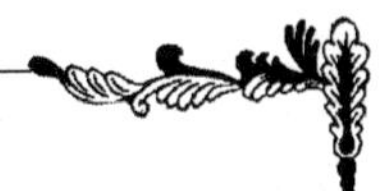

操作方便，易于掌握。

在操作中，需要注意针挑不宜过深，若针挑过深，血管破坏较大则易出血，此时可用消毒干棉球擦干再行施术。其次针刺不宜用力过猛，若用力太过，针触到神经末梢纤维，可产生疼痛，这时可暂时停止施术。

针挑每次可挑二三个穴点，隔日复诊，不宜在原处施术，可略偏一些，或另选穴施挑。由于针挑费时较长（一次需 10 分钟），若技术不熟，患者恐惧，往往发生晕针，可针百会、人中、中冲、足三里急救，醒后令卧床休息，即可恢复。

针挑治疗外痔之机制，尚不明确，不过痔疮穴、闾上穴皆分布在督脉、膀胱经脉上，考督脉起于少腹内，下出于会阴部，膀胱经脉起于目内眦，挟督两旁，络肾属膀胱，下行通过臀部。由于经脉内属脏腑，外络肢节，所以当内脏发生变化，便可在机体体表一定的部位以及经穴上出现反应，如疼点、异点，针挑这些疼点、异点，给机体一种温和刺激，或拨出一些纤维，放出一些血液，既可纠正机体阴阳的失衡，可疏通经气，消除瘀滞，使经气流畅无阻，脏腑功能恢复正常，疾病则随之而自愈。由上可知，针挑外痔，是通过良性刺激，以疏通经络，畅达气血，使血行旺盛则肛门局部营养得以改善，促使瘀血吸收、炎症消退而收治愈之功。

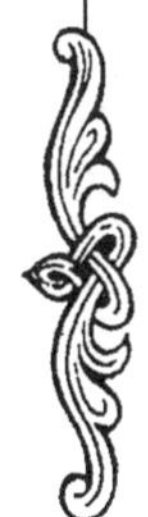

诊余漫话

毫针刺法及其临床应用

毫针刺是临床常用的一种针法，它的操作方法包括进退、提插、捻转、留针等项，它的目的就在于“通其经脉，调其血气”，因而在操作过程中，又包括了候气、行气等，因此就要求每位用针者掌握其必要的手法要领，恰当施术，才能施治无错，达到疗疾祛病之目的。

1. 术前准备

（1）检选针具：①为了防止施术中折针事故的出现，针具在术前必须严加选择、检查，对针柄松懈、针身弯曲、腐蚀，或针尖有钩曲等，必须注意修理，使之体尖圆利为宜。②要根据穴位的深浅，选出长短适当、针身挺直、光滑、坚韧而富有弹性，针圆而不锐的针具，以便应用。

（2）指导体位：为了使病人舒适且便于取穴、施术，必

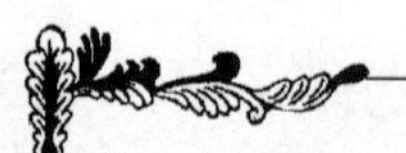

须指导病人采取适当的体位。因为针灸有时费时较久，患者体位不当，勉强支撑，不但影响治疗效果，还会因为体位不当，过劳疲倦，乃至体位移动，产生疼痛，甚至造成弯针、折针事故。至于体位的选择，可根据所选的穴位，采取或坐或卧的体位，使患者姿态自然、耐久舒服、不易疲倦为宜，临床常用的体位有坐、卧、仰、俯等。

（3）定穴与消毒：①定穴：临证时，通过各种取穴方法将腧穴找到之后，为了求得穴位的准确，施术之前，可用左手拇指爪甲在所选定的经穴周围进行循按，以探求患者的感受反应，一般皮肤浅薄处的经穴经过循按可出现酸胀感觉，其酸胀感觉最显著处，即是穴位的所在处。穴位确定后，医者可用爪甲在穴位上掐一痕迹，如“+”字形，以减少痛觉。

②消毒：消毒是施术中的一项重要工作。为了避免针刺后感染、化脓，医者在施术之前，要对所用之针具和其他用具进行煮沸消毒，或用75%酒精浸泡10分钟后再使用。穴位确定之后，要按针刺先后次序，用75%酒精棉球由里向外进行经穴消毒，待干后即可进针。如果采用刺络出血法时，须将所刺局部先用碘酒消毒，然后再用75%酒精棉球脱碘后即可施术。因为医者的双手与针具、穴位接触密切，所以术前亦应用肥皂水洗手，并用75%酒精棉球进行手指消毒，以防间接感染。

2. 进针法

（1）进针三式：

①捻入进针法：《灵枢·官针》载：“微旋而徐推之”，微就是捻针，推就是进针。它的操作方式是以拇、食二指合作，挟持着针柄部，针尖放在穴位上，左手配合不同的押手

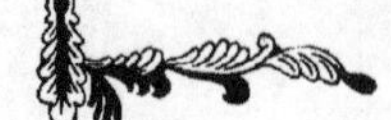

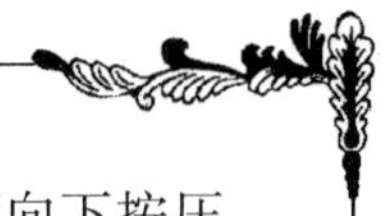

方法，持手拇、食二指一面前后捻转针身，一面向下按压，将针缓缓捻入到一定深度为止，正如《标幽赋》所述：“左手重而多按，欲令气散，右手轻而徐入，不痛之因”，这样可使气血宣散，免伤营血，减少疼痛。

②弹入进针法：选稍短而略粗的毫针，一般以28~30号、1~2寸长的针身为宜。

方法是：左手食、中二指相并，拇指放在中指的对面挟持着针体部，针尖与中指的下廉平齐，放在应针的穴位上，固定角度不动，然后再以右手的拇、食指做成环形，食指爪甲对准针柄的顶端，借二指分开的弹力，将针弹入2~3分深，如此连续的几次叩弹，便可将针刺到一定的深度。

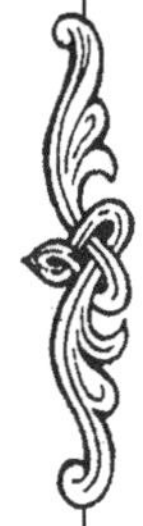

③插入进针法：此法适用于较长的毫针，术者左手爪甲切按在穴位的侧方，右手拇、食指二指尖端挟持着针体部，针尖露出2~3分长，对准穴位用力快速将针下插，一次可刺入2~3分深，再将右手上移3~5分（针不动，手上移），仍用力下插。正如《流注指微赋》上所讲的：“手入贵速即入”，就是先迅速将针刺入皮内，由于操作快、进针快，故病人亦不觉痛。这样经过几次的插入，便可将针刺入到一定的深度。

（2）持手动作：持就是拿针，临床通常用右手持针，常用方法有以下三种：

①平指持手：是用右手拇、食指持住针柄，两指尖呈平行，进行针刺。

②垂指持手：是用右手拇、食指持住针柄，两指尖呈垂直向下状，进行针刺。

③执笔持手：是用右手拇、食指持住针柄，中指挟持针体，形同握笔，进行针刺。此法多用于长针。

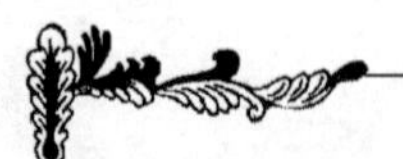

刺手的动作，古今论述虽然很多，基本不外以下几种：

插法：又称按法，就是进针、插针，是由浅入深的操作过程。具体操作方法，是在捻转的基础上，指力向下稍加用力，使针体由浅表而渐深入里。插进的速度快、距离大则刺激量强，插进的速度慢、距离小则刺激量弱。

提法：提法就是退针，是由深至浅的操作过程。具体操作方法是在捻转的基础上，指力向上提针，使针体由深部而渐退到皮下，提退的速度快、距离大则刺激量强，提退的速度慢、距离小则刺激量弱。

捻法：捻法就是左右来回地捻转，或向一个方向捻转。进针要捻，退针也要捻；捻得快、次数少、角度大，刺激力就强，反之捻得慢、次数少、角度小，刺激力就弱。

摇法：摇法是用右手持针柄，扳动针柄左右往复摇动，或边摇边提。其目的是行气和散气，就是出针之时摇大针孔，使凝滞之邪气得以消散。

弹法：弹法是用右手食、中指轻弹针柄上端，通过振荡，使机体产生针感，此法多用于气虚不足、得气迟慢的虚证，有催气的作用。

刮法：刮法是用右手拇指刮针柄的上端，通过振荡，使机体产生针感，此法多用于气虚不足、得气缓慢的虚证，有催气的作用。

捣法：捣法是用右手持住针柄，做捣米状，即进退提按连续并用的操作过程。它的目的是找感觉，加强刺激，使针感圆满。如上下提插的速度快、距离大、次数多，则刺激量大，反之上下提插的速度慢、距离小、次数少，刺激量就小。

临床应用捣法时，提插的距离不要太大，穴下有较大血

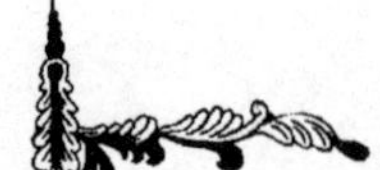

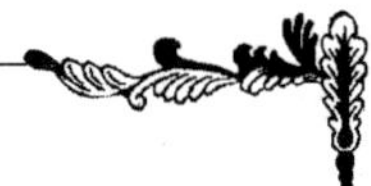

管、神经时，不可任意乱捣，以免因刺激过强而发生晕针。

以上插、提、捻、摇、弹、刮、捣七法，不是孤立而是密切联系的。

如插进、提退的速度快，捻转的幅度大、次数多，提捣的频数多、距离大，就会产生强刺激，再配合摇法，可以达到泻实的目的。此法适用于实证，对疼痛较剧烈者有止痛作用。

如果插进、提退的速度慢，捻转的幅度小，提捻的频数少、距离小，就会产生轻刺激，此法适用于虚证，对感觉迟钝或虚寒性疾病，再配合弹、刮手法，可以达到补虚的目的。如果刺激不轻不重，介乎轻、重二者之间，为中等刺激，可以起到平补平泻的治疗作用，适用于治疗无大虚、大实之类的疾病。

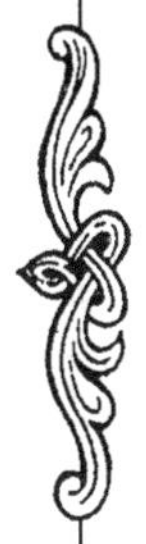

从患者的感觉方面，轻、中、重三者的刺激标准是：通过上述手法的刺激，使穴下产生轻度的酸麻胀感，为轻刺激；在此基础上微加强刺激，使穴下感觉范围扩大时，为中等刺激；如果刺激手法继续加重，或针向一个方向捻转、提插，穴下必然产生强烈、向远隔方向放散、如同触电的感觉，此为重刺激。

临床医者，无论采用任何手法，必须注意患者的表情，勿使太过，也应忌不及，要适应病情，才能针到痛止，消除疾病。

（3）押手动作：押手的动作通常用左手操作，它的目的是：①固定经穴、减少疼痛；②把持针体、帮助进针；③防止折针，其法常用以下四种：

①指切押手法：用左手拇指爪甲尖端，直切按压在穴位的一边，右手持针，沿着指甲边缘将针刺入穴位的深部。此

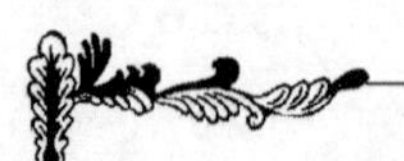

法多用于短针和直刺的穴位。

②骈指押手法：用左手拇、食两指指球相并，挟持着针身的下部，放置在穴位上，右手一面捻转针柄，一面下按，以进入到一定深度为止，这种方法适用于长针的施术。

③舒张押手法：用左手拇、食二指平放在穴位上，并向两侧分开，使受针局部之皮肤撑开，便于进针。此法多用于皮肤松弛的穴位以及腹部经穴。

④挟持押手法：用左手拇、食二指将穴位两边肌肉掐起，右手持针于掐起处之中部刺入，此法多用于斜刺或沿皮刺。

押手的动作古今论述虽然很多，基本不外以下几种：

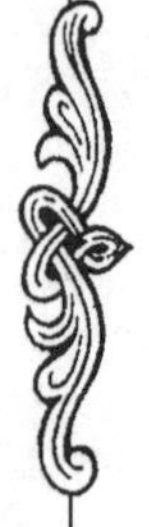

揉法：用左手拇指在穴位上轻轻按揉，以便宣散气血，减少疼痛，临床常分前揉法、后揉法两种。

切法：也就是按法，它的目的是催行气血，迫令邪气消散，此法多用于针下沉紧而涩，捻转、出针困难时，可在其针穴的周围，随其经线上下用左手拇指上下切按，使凝滞之邪得以消散。

循法：循法的目的是促进气血通畅，使针感速至、圆满，此法多用于下针之后，经气不盈，针下无明显的感应时，即可用左手拇指轻轻循摩静候，反复循摩数次，便可激发经气，使至圆满。

压法：压法的目的是使经气向一侧传导，使针感尽达病所的一种方法。它的操作目的是欲使经气上行，则用左手拇指用力压迫针穴的下段，不使针感向下放散；欲使经气下行，则用左手拇指用力压迫针穴的上段，不使针感向上放散，所以这种方法又叫按截法。

扪法：此法又叫压法，它与摇法相反。具体操作方法是

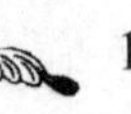

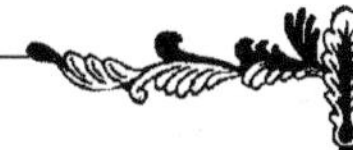

在出针之后，迅速用左手拇指扪闭其穴，使针孔迅速闭合，达到真气留存扪穴、养气、防止出血的目的。

以上五法，临床运用，可互相配合，辅佐持针，发挥手法的应有作用。

3. 行针法

针刺入穴内之后，就要抓住机体的反应，确定行针手法，适当施术，才能发挥针刺的效能。

（1）治神：凡刺之道，必先治神，故养神者，必知形之肥瘦，营卫血气之盛衰。血气者，人之神，不可不谨养。粗守形，上守神。要掌握病人的具体情况，因病、因人而施，使病与针相适应，才能取得好的效果，也就是术者的手法要符合病人的需要，要根据病人的客观条件来治疗，否则单凭主观愿望，不会收到好的效果

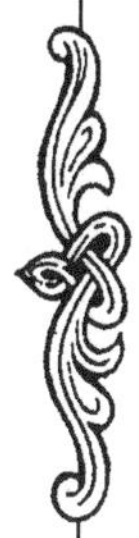

（2）候气：行针就是刺激，得气就是行针后针下所产生的酸、麻、胀、重等感觉。

在施治中，气至与否，与治疗效果关系甚大，所以说："刺之要，气至而有效""宁失其时，毋失其气""行针者贵在得神取气"，都说明行针得气的重要意义。

得气表现：在患者方面，针刺入穴位之后，受针局部出现酸、麻、胀、重以及有如触电状的感觉；在术者方面，就会感到针下沉、紧、涩、滞，此谓针下得气。

如果将针刺入穴位后，患者受针局部不发生酸、麻、胀、重，而医者针下又仅出现轻、浮、虚、滑的现象，这表明气未至。

临床常根据针下气至与否，产生感觉的快慢，从中可以辨别机体的虚实和测知疾病预后的善恶，如果得气迅速而且圆满，说明病人正气盛，正能胜邪，所以奏效快，易于治

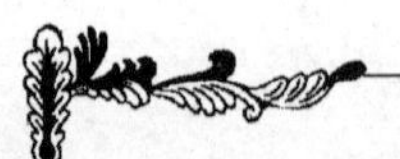

愈；反之得气慢，感觉小，多为正气弱，正不胜邪，所以收效迟，预示着疾病难医；若反复进行刺激，施用手法，针下无任何反应，则多属危重证，须慎重处理。所谓："针若得气速，则病易痊而效亦速；若气来迟则病难愈而有不治之忧。"对这种病危正虚的病人，我们医者就要根据病情，加以调治。

（3）催气：下针之后，穴下没有酸、麻、胀、重的感觉，就要进行候气、催气、取气，其目的是增强反应，取得疗效。至于不得气、得气慢的原因，一是体弱气虚所致，二是找穴不准，手法不当所致。

从患者方面来说，主要是体弱、气虚、正不胜邪，故不得气，从术者方面来看，主要是找穴不当，刺激力达不到应有的反应，这叫人为的不得气。现列表如下：

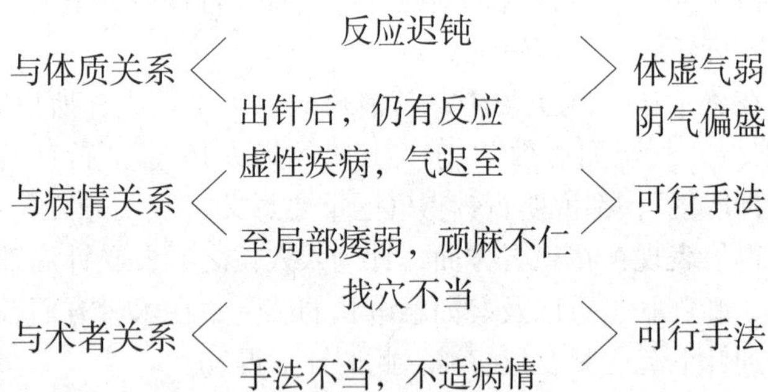

为了增强反应，就必须针对上述三种情况分别处理。

①对体弱、气迟至者，行一定手法后，可卧针候气，所谓"静以久留，以待气至"。临床实践证明，有些人针下之后，感觉圆满，此类病人，无须再施手法，也无须再留针，所谓"气至则速去针"。有些人反应迟钝，必须通过"捻、

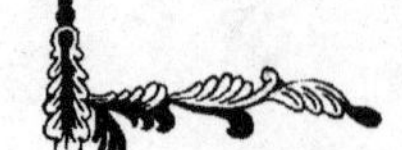

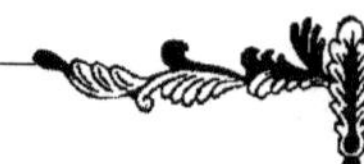

捣、循、留”，以加强外界的刺激量，唤起反应。还有一些人，针下之后，针感之来，不急不徐，这类病人，仅须稍加手法，即可使针感圆满。

由上可知，增强反应法是通过外界刺激来唤醒机体的阳性反应。而外界刺激量的强弱、久暂、多少，必须依据“针感反应”的强弱，分别处理，只有使针感适应机体的需要，才能达到治病疗疾的目的。

②对虚性疾病，气虚顽麻者，要进行爪切循按以催气。要行接气通经法，如上臂麻痹，可先针合谷，再针肩髃，后针曲池，使针感圆满。要行温针灸法，如气虚、局部顽麻者，可行针上加灸，针后加灸，以发动针感。

③对手法不当，找穴不准者，可将针轻轻上提，再向左右前后方向下行，并施以轻微提捣术，即可找到感觉。如果因为针刺的深度不够，可将针再深刺一些，即可得气。

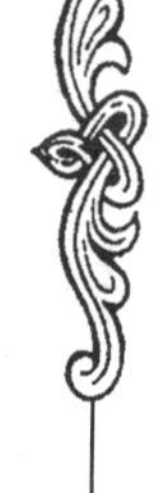

得气要得真气，真气是正常反应，针下沉紧，有如鱼吞钓饵，但仍可转动，所谓“谷气来，徐而和”，而邪气是不正常的反应，针下滞碍，转动不灵，有如东西缠绕一样，所谓“邪气来，紧而疾”。

（4）缓解反应：凡下针之后，穴下异常沉滞，局部肌肉紧张，针体进退转动都不灵活，即可留针不动，以待邪气散结，并可用循、揉法，按循针刺局部，以减少肌肉紧张，达到缓解反应的目的。

（5）控制感传法：临床经验证明：使针感直达病所，则效果较佳。控制传导方向的要领是：①使针尖、针刺方向斜向病所，正如《金针赋》所论：“退针至人之分，待气沉紧，倒针朝病，进退往来，飞经走气，尽在其中矣。”例如笔者曾对列缺穴进行137次的针刺，当斜针向上，用捻转法时，

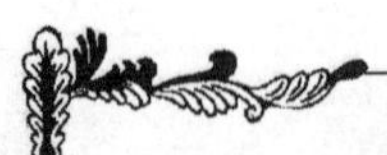

针感达肘关节以上者为93例。②按截封闭反应向与病所相反的方向放散，而使针感向病所放射，所谓“欲气上行，按之在后，欲气下行，按之在前”。“按之在前，使气在后，按之在后，使气在前，运气走至疼痛之所。”实际是关闭法，此即《针灸大成》上所述：“凡针下得气，如要使之上，则须关其下，要下，须关其上。”具体操作方法是：用左手拇指贴近针刺部位，不宜太远，用力要强，以截住经气，向一个方向放散。③接气通经，如腹部疾患，取足三里，欲使针感上达腹部，进针时针尖向上斜刺，用左手按压在上巨虚处，截住经气，不使下行，再施用提插、捻捣的强刺激，就可使针感传到腹部，如痹证，取环跳，反应向下仅能放散到膝部，即可在阳陵再刺一针，以引经气下达足部，使针感圆满，直达病所。

（6）止痛唤醒法：凡诸般疼痛，欲达止痛的目的，必须采用强刺久留法。具体方法是：采用略粗的毫针，反复行捻捣、提插，增加留针时间，必要时可针上通电，给机体足够的良性外界刺激，就可以达到止痛的目的。

另外腹部诸般疼痛，又可以采取“运气止痛法”，就是下针之后，行捻捣、提插，针下出现反应后，再将针柄向一侧扳倒，使针尖朝向病所，同时令患者连续吸气5口，以便使机体正气充盛，驱散病邪，达到止痛的目的。

人体发生疾病，有时会产生疼痛，用针之时，也会产生良性疼痛，它可以借皮肤感觉神经向脊髓发出冲动，同时又与病灶之冲动同时传达到大脑皮层，两个冲动混合在一起，外来针刺的良性反应必然要影响来自病灶的冲动，从而使中枢全部或一部分不再接受到来自病灶的冲动，这叫作痛觉刺激重叠作用，因此凡痛得越厉害，刺激则应越强，反之则

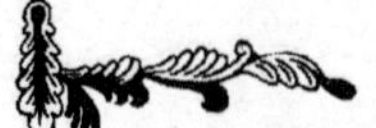

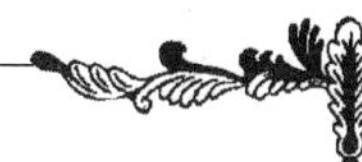

轻，才能使良性刺激胜过疾病的痛觉而达到止痛的目的。

唤醒法，适用于休克、昏迷者，多因一时性脑贫血，大脑皮层处于暂时静止的状态，当此时，用锋针在人体最敏感处，如人中、中冲，通过针刺（用暂短的强刺法）使其产生良性刺激，产生疼痛，就可以唤醒昏迷，使其头目清醒，精神爽快。正所谓："虚脱休克死来临，速刺人中泄频频，百会轻灸醒神志，起死回生可还魂！"

（7）补虚泻实法："虚者补之。"补法适用于虚证，如四肢麻木疼痛、瘫痪，以及遗尿、阳痿等。具体操作是针下出现酸、麻、胀、重反应后，欲达补虚之目的，可将针慢慢下压，或轻捻转，退针要快，捻转的角度要小，提插的距离小，一般可不留针即可达补虚的目的。

"实者泻之"，泻法适用于实证，如中风闭证、目赤、咽喉肿痛……等。具体操作是当针下有酸、麻、胀、重反应后，欲达泻实的目的，可用较重力快速提插，提插的距离要大，捻转的角度要大，并可留针，以增强反应，达到泻实的目的。

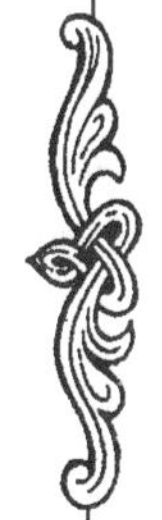

（8）留针法：所谓留针，就是将针停留在穴内不动。一般情况下，在保证疗效的基础上，尽量做到不留针、少留针，但有些疾病，如剧痛、痉挛仍须留针。同时留针的目的有：

①为了候气。凡属虚证、气弱正虚者，虽行一定手法，气仍不至，则应留针不动，以候气至。临证时，应根据疾病的性质，确定留针时间长短。

少留针：如热痰（咽痛昏迷），少留针或不留针，脉象缓、滑，应疾发之，婴儿血少气弱，皮肤浅薄，应浅而疾，凡刺阳经宜浅而疾之，凡经络病亦应如此。

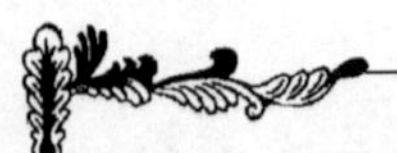

久留针。如飧泄，此乃脾胃虚寒所致，当久留温针，凡壮人，肥胖气血充盈，肤皮坚固，当深而久留，阴经可根据病情，宜深而久留之。

不留针的病例：凡发热、昏迷、吐泻、失水、肝风、惊悸，因气血逆乱，应轻刺开窍息风，疏通经络，正如《灵枢经·逆顺篇》所说："方其盛也，勿敢毁伤，刺其已衰，事必大昌。"

凡气逆喘息、痉挛震颤、癔病、癫痫强直，因体位难以掌握，易发生意外，勿留。

凡小儿高热不宜留针，因小儿形体未充，血少气弱，在高热时，应开窍泻热、镇静安神为主，只宜轻刺；二则小儿皮嫩肉脆，一疼即哭，难施补泻，体位不易掌握。

总之，应根据病情来分别留针之时间，如有些病人，常觉留针后很舒服，没有疲劳之感，甚至入睡，则宜久留，反之不留。再如神经痛，去针则又病，则应多留针。

②为了调气：留针调气，是决定施行手法的性质，所谓："补法以留针，以增强补的作用""泻法以留针，以增强泻的作用"，从而说明留针调气，可使针下保持一定的得气感觉，以增强或补、或泻的作用。

③为了施术：临床上有些疾病，须经反复施用补、泻，这就需要留针，在留针的过程中再反复行使手法，以达治疗的目的。

至于留针时间久暂，须视病情决定，一般以5~15分钟为宜。留针时必须将针根露出二三分以上，勿将针根全部刺入穴内，以防万一折针。还须嘱咐病人不要改变体位，以免引起弯针，胸背、颈项不宜留针，避免因为呼吸和肌肉的活动引针深入，刺入内脏，发生意外。

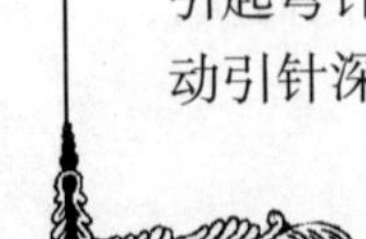

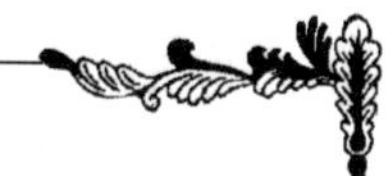

④为了逐邪：凡针下之后，穴下沉紧，针体捻转、提插发生困难，多为肌肉紧张，邪聚气滞，应留针不动，以待气散驱邪。

4. 出针法

出针也叫起针，从进针到行针、留针完毕后，已达治病目的，便要出针。出针可用左手拿一消毒干棉球，轻压在针旁皮肤上，右手持住针柄，将针拔出穴外，轻揉穴位局部，以减少疼痛，防止出血，消除遗留感，出针一般有以下方法：

（1）提出法：它是根据“出针贵缓，急则多伤”的原则制定的。具体方法：就是边捻转边出针，提至皮下层稍停针，然后捻出皮肤之外。正如《针灸大成》所述：“如出针至于天部之际，须在皮肤之间留一之许，少时方可出针也。”就是退至皮下，停留片时，方可出针，以防出血。

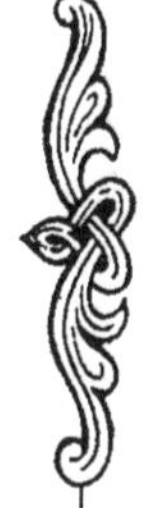

（2）抽出法：右手持针，提针迅速抽出，至皮下层，仍须稍停，抽出皮肤之外。

5. 注意事项

（1）术中之注意事项：在进行施术之时，医者必须要细心大胆，要一切为病人，做到认真、负责、严肃、集精全神。所谓“目无外观，心无内慕”“语徐而安静，手巧而心谛”，心安者，不苟，安静者，不乱，手巧者，轻重疾徐有妙，心谛者，精思详察无遗。反对粗心大意、举止轻浮、不负责任的医疗行为，同时要注意患者的表情，以防晕针。其次要了解针感，以决定手法的轻重、多少、久暂，再次解决异常感觉，如针尖下突感空虚，可能刺中血管、腹腔，针尖下有物顶住，说明刺到骨头上，可将针上提到皮下，转换方向进行施术。

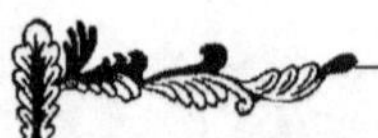

（2）术后之注意事项：术后起针，医者必须注意：①拔针之时，要缓慢上提到皮下，将针稍停，再拔出体外，以防出血。②对照处方，防止遗留针具。③对局部血肿、变色，令做揉法，或用热敷以消散瘀血。④出针之后，应令患者休息片刻，再行离去。

6. 针刺异常情况的处理

（1）晕针的防治

①晕针的原因：患者平素对针灸疗法没有认识，在受针当中，精神过分紧张，所谓“恐怯”所致晕针，称为心理恐怖性晕针。由于术者手法不熟，刺激过重，没能适当安放患者的体位，所谓“直立”“过刺”所致晕针，称为人为性晕针。由于患者身体过分衰弱，如久泻、大汗、大出血后，所谓“空心，气血未定”所致晕针，称为生理衰弱性晕针。

②晕针的先兆表现：术中最好早期测知病人预发晕针，这对防止晕针的发生有重要意义，至于晕针的先兆表现，不外患者突然感觉头眩、烦渴、受针局部疼痛，或时感恶心、心中难受等症状，这些症状的出现，都标志着将发生晕针。

③晕针的临床症状：有了上述症状外，继续发生面色苍白，四肢厥冷，呼吸微弱，或急促，烦渴出汗，不省人事，脉来频数，沉伏无力，严重者呈现昏厥假死状态。

④晕针的救治：救治晕针，首要在于争取时间，早期发现，及时处理为宜，术中出现先兆表现者，应立刻停针，将针拔出，令患者卧床休息，并给热浓茶（或开白水），即可防止晕针的形成。若晕针已经形成，可按下列方法进行解救：

迅速针刺人中、中冲、百会，如因针上部经穴发生晕针者，可加针足三里，如因针下部经穴发生晕针者，可加针合

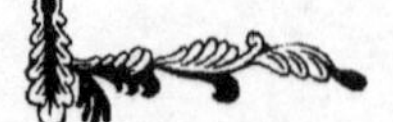

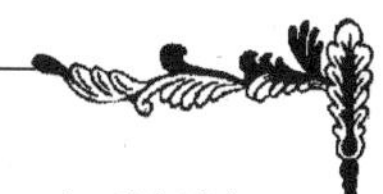

谷，均采用暂短的强重刺激，通过产生良性刺激，达到复神唤醒的作用。

或术者用两手将患者之上下口唇用力捏住，勿使其从口唇呼吸，令从鼻呼吸亦效。

更换体位，使之安静，卧床休息，头部勿过高。

当晕针恢复后，由于出汗，体内津液过分耗损，应给热浓茶，以补充体液的损失。

当患者意识恢复，应向他解释晕针的经过和道理，以消除误解，坚定治疗信心。

⑤晕针的预防：晕针不是受针者都会发生的，同时晕针又完全可以防止，一般能做到下列数项，就可以减少晕针的发生：

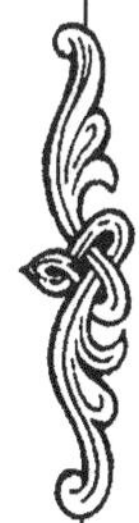

对第一次受针者，术前应耐心解释针灸安全、不痛，没有什么可怕的，以消除恐惧心理，同时嘱其将术中的“反应”告诉术者，另外要少取穴，手法要轻一些，以使患者习惯。

术者平素应熟悉解剖，进针要避开较大的动静脉，以免刺破引起出血、溢血、血栓，进针不可过深，若已有针感，不可任意乱捣。

尽量争取卧位，以便减少紧张感。

术中注意患者表情反应，如发现面色表情发生变化，应立即停针，以防昏晕。

对远道、空腹、过劳、怒气的患者，应令休息，待精神安定，气血平定后，再行针治。

（2）滞针的处理：所谓滞针，就是针刺入穴位后，捻转、提按不灵，进退针发生困难者，就叫滞针。应根据不同原因加以处理：

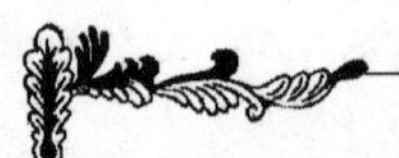

①因穴位局部肌肉紧张者，可以停针静候或循按局部，或在邻近处再加刺一针。

②因捻转不当，针身被肌纤维缠绕者，可轻轻地向相反方向捻转，等针松动后即可出针。

（3）弯针的处理：弯针多因进针时刺力过猛，针下碰到坚硬的组织，或在卧针中患者体位移动，或因针柄受到外界物质的触碰，均能致使针身弯曲。如轻度的弯针，勿再行捻转，可慢慢将针退出即可；如针身弯曲角度较大者，要顺着弯曲的方向将针拔出；如因体位移动将针致弯者，应先轻轻地矫正体位，使之复原，然后再顺弯退出。

（4）折针的处理：折针的原因，主要因针身先有损伤腐蚀，进针前失于检查，或因病人体位移动较大，或因肌肉强力收缩，或因医者进针用力过猛，均能造成折针。

发现折针后，医生必须沉着、冷静，嘱病人勿移动肢体，勿惊慌乱动。

若针折断处尚暴露在皮肤外面者，可用镊子拔出；若针身断折之残端已入皮肤之内，医者可用一手下托其局部向上顶针，另一手压迫局部肌肉，使残端露出体表，然后拔出，若残端针已入皮下或肌肉深层，或折断在重要脏器附近，应行局麻，手术切开取出。

为了防止折针，术者应细致检查针具，发现坏针，应除掉不用，术中勿令患者肢体动摇，行针时要用押手帮助进针，不得将针全部刺入到针根部，应将针根留 2~3 分于体外，以防折针，残端尚在即可拔出，同时折针多在针根部，如用押手，当折断后，押手仍然持住针体，即可马上拔出。

另外，金属本身有疲劳现象，所以虽然损伤不会一次折断，但不易恢复，只有回炉再炼，所以要注意易折处。

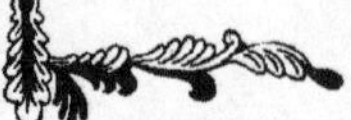

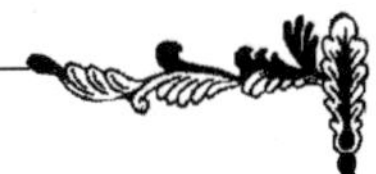

（5）血肿的处理：出针后，针孔出血，或针孔周围肿胀，皮肤变青紫色，是由于刺破穴位血管所致。

对针孔出血者，可用押手轻轻揉、按，即可孔闭血止，凡针孔肿起青紫色，除轻揉外，必要时再用热敷法，以助吸收消肿。

（6）针刺胸部锁骨上窝，过深、角度不当时，误伤肺脏，即可发生气胸。患者常在针刺20~30分钟后，突然胸部刺痛，呼吸困难，须端坐呼吸，或频频作咳，并有发绀等证候，严重的病例可有虚脱现象，表现为冷汗、脉频和血压降低等。发现此种情况，应立即进行急救，首先，使病人静卧，以减少过大呼吸，其次是防止感染，给抗生素，胸腔穿刺排气。对素有肺疾者，胸背、锁骨下应注意，勿深刺。

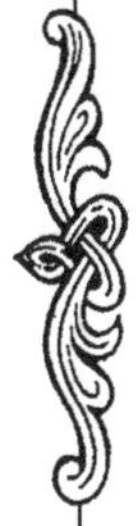

（7）出针后遗感：出针后，受针局部仍留有酸重不适的感觉，名为针刺后遗感，多因手法不熟，刺激力太强，或当发生极重的酸重针感时，立刻出针之故，一般无须处理，待自行消失，或轻揉循穴位局部，或在局部加灸，或在附近部位上、下、左、右，再刺2~3针，即可消除后遗感。

7. 针刺的禁忌

（1）病人精神情绪不安，如大饥、过饱、大怒、过劳、酒醉者，不宜立即针刺，俟平息后方可施术，以免引起不良反应。

（2）凡严重的出血性疾病，不适于针刺治疗。

（3）凡恶性肿瘤、肿大的肝、脾及胆囊，均不宜直接在局部针刺施术。要正确判断有无心脏扩大、肝脾肿大，以防刺伤内脏，如刺伤肝胆，可造成破裂出血、腹痛、腹肌紧张、反跳痛，严重可出现休克。

（4）孕妇，少腹诸穴禁针；怀孕3个月以上者，上腹部、腰尾部以及一些敏感的穴位，如人中、十宣、合谷、三

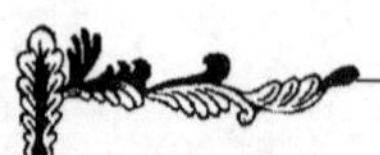

阴交、昆仑、至阴，皆不宜针，以防流产。

（5）穴位局部有瘢痕，穴下有较大的动静脉，以及脏腑（心、肺、肝、脾、肾、胆囊）部，皆不宜直接针刺。

（6）眼球、睾丸、耳鼓膜均不宜针刺，延髓属生命中枢，不可深刺。

几种痛症的针灸治疗

针灸医学是中华民族创立的一种独特疗法，它不仅能治疗一些疑难慢性疾病，且对急救、止痛疗效显著。近年针麻镇痛为治疗痛症提供了依据，一般来说，只要选穴准，手法恰当，都可以获得止痛的效果。本文仅就临床常见的几种痛症，运用针灸施治的法则，简介如下，以供参考。

1. 心绞痛

心绞痛古称“真心痛”“厥心痛”。是指冠状动脉供血不足，心肌急剧的、暂时的缺血缺氧所引起的疼痛证候。其表现主要为突然发作的胸骨后和左前胸疼痛，呈压榨性或窒息性，可向左肩、左臂直至无名指与小指放射。绞痛常为过劳、饱餐、情绪激动所诱发，发作时，常伴有面色苍白、焦虑苦闷，以及冷汗肢凉等症。

绞痛发作时，根据急则治其标的原则，应迅速通阳宣痹以止痛，可速取内关（郄门）（这显示了按经选穴的规律），配建里（所谓“建里、内关扫尽胸中之苦闷”）宽胸止痛，以及膻中（巨阙）、心俞（厥阴俞）（这体现了募俞配穴，并与神经节段相吻合），刺膻中要沿皮向下透鸠尾，可宽胸理

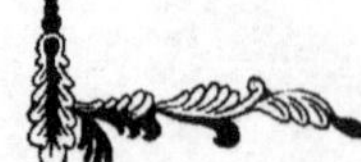

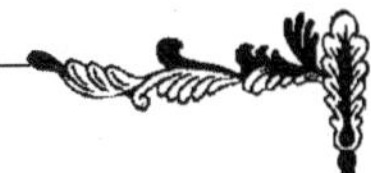

气，以解气急、胸闷。一般留针 15 分钟，或加用电针。

四穴配合，可加强心脏的收缩力，调整心率，改善冠状动脉的供血不足，解除引起绞痛的诱因，阻断恶性循环。同时针刺使血液内“徐缓激肽形成酶”活性降低，从而起到镇痛作用。

经用上法，治疗心绞痛 78 例，总有效率为 88.2%，心电图有效率 55.1%。

2. 三叉神经痛

三叉神经主要分布在面颊及额部，属经络中的阳明与太阳经所过处。主要出现反复的阵发性暂短剧烈的疼痛，有如触电、刀割、钻刺、火灼之感。

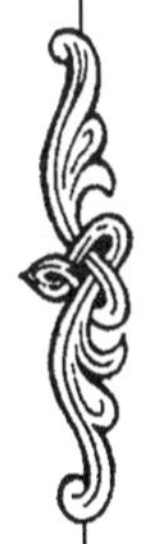

针刺治疗原发性三叉神经痛有显效，为攻克本病开辟了一条新的途径。

针刺治疗，应先循经取穴，待疼痛缓解之后，再取局部穴位以防痛甚，所选穴位如下表（表 1）：

表 1　三叉神经痛取穴表

取穴分支	远取（循经）	近取（局部）
第一支	合谷（大肠经上面，散风止痛）	攒竹透鱼腰、太阳、阳白（眶上孔）、四白透迎香、翳风、巨髎（眶下孔）、大迎透承浆、颊车颏孔）
第二支	内庭（清胃热之上冲）	
第三支	太冲（泻肝息风）	

局部宜轻刺，远隔循经穴位要重刺，用泻法、久留针以加强诱导镇痛之效，痛甚可用辐射刺以加强疗效；凡有面肌痉挛者加合谷、太冲以平肝风、止抽搐，配风池、风府、百会镇痉息风，然后取局部之四白、地仓；血虚加肝俞、膈

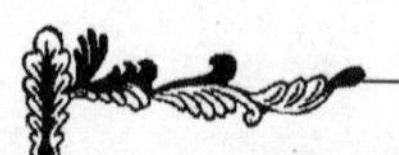

俞、足三里以健脾滋血；阴虚加太溪、三阴交以滋阴增液。

经用上法治疗105例原发性三叉神经痛，痛止率为55.2%，显效率为29.1%，总有效率为99.1%，对80例病人进行1年随访，复发率为36.2%。

3. 偏头痛

偏头痛为临床常见的一种血管舒缩功能障碍，或某些体液物质暂时改变所引起的疼痛，常见于女性，其临床表现为：发作前有幻视、偏盲等轻度、短暂性脑功能障碍，继则呈现一侧性头痛，多为搏动性钻痛、刺痛或钝痛，剧烈时常伴有眩晕、出汗、恶心、心悸等症状，一般疼痛持续数小时，并呈周期性发作。

偏头痛，多系手足少阳经受邪，经气瘀滞，不得宣散所致，因手少阳三焦经，行于侧头部，足少阳胆经上达头角，故一般局部可取率谷、悬颅，循经可刺外关、足临泣以疏调手足少阳之经气，或取中渚、列缺、头维（患侧）、风池（患侧）、后溪（双）、太阳（患侧）以通经止痛，痛甚不可忍者，可单取患侧太阳一穴，一针直刺，一针向颧弓斜刺二寸，使之产生针感，可立止疼痛。

经用上法治疗122例，止痛率为77.9%，有效率为18.1%，总有效率为94%，大部分均在2~3次内症状改善。

4. 胆道蛔虫病

该病是由肠道蛔虫上窜，钻入胆道，引起胆道括约肌的强烈痉挛，乃致痛（突然剑突下阵发性钻顶样剧烈疼痛）、厥（四肢冷）、烦（不安）、呕（吐蛔），以及脉来乍大乍小，时静时烦（痛则烦，止则静）、痛止疲倦思睡。针刺治疗本病的机理：经实验证明，针刺对奥狄括约肌有明显解痉作用，并能使胆总管收缩，从而达到驱除胆道蛔虫的目的。

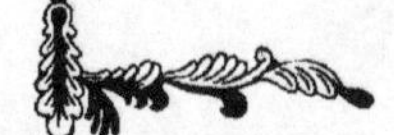

针刺治疗，一般在疾病初发，没有炎症时，对于属气痛蛔滞者，可请患者屈膝仰卧，使腹壁放松，找到压痛点（约在剑突下稍偏右侧的肋缘下，即相当于十二指肠乳头处）用四指并拢，用力猛地按压一下，迅速抬起，钻痛即可消失或缓解，一次无效，可再进行一次，然后再压痉胆穴（右肩胛骨下外 1/3 下 2cm 处）、输胆穴（平右季肋，骶棘肌缘上），取坐位，用右拇指压之，上下滑动，逐渐加大指力，左手压输胆穴，五分钟后可止痛。

针刺可选压痛点（在足三里下方），用 28 号毫针，采用捻转、提插法，使之产生酸、麻、胀、痛的感觉，两侧齐刺，留针 30 分钟，再配中脘、鸠尾以调整肠胃，温胃制蛔，取胆俞、丘墟以利胆驱蛔，凡呕吐加内关止呕，炎症加阳陵泉、胆俞、大椎、曲池以清热。

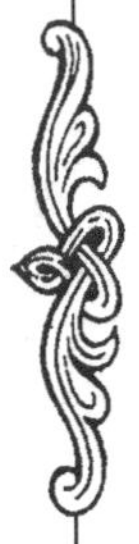

住院病人，可采用综合治疗的方法：①先针刺压痛点。②内服 APC 片，加食醋适量，每天三次（因本病常因胃酸减低，胆管括约肌松弛，蛔虫则易钻入胆道，引起痉挛收缩，服醋酸可蛔安痛止）。③进高脂餐。④痛止 24 小时后针百虫窝、大横、四缝以驱虫，兼服驱蛔灵 7 克，分早晚两次服，以驱除蛔虫，以防复发。

经用上法治疗 128 例，治愈率为 95%，1~3 次治愈率为 61%。

5. 急性阑尾炎

阑尾炎古称“肠痈”，早在 20 世纪 50 年代即应用针刺治疗。经统计，针刺治疗 154 例各型阑尾炎，有效率达 84.2%，20 世纪 60 年代针刺治疗急性单纯型阑尾炎，有效率为 80.06%，近年的实验研究表明：针灸可改善阑尾血液供应，可使肠蠕动增强，一般针刺 15 分钟左右可见阑尾白

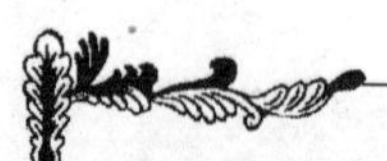

尖端向基底部蠕动，继而阑尾内钡剂全部排空，说明针刺有利于阑尾内容物的排出，并能增强白细胞的吞噬功能，有利于炎症的吸收。

治疗肠痈，于初发尚没有肉腐化脓瘀滞者，以泻去肠中的蕴结为治疗要点，消除其壅滞，可免腐烂成脓。针治内痈，早见于《灵枢·上膈》有“微按其痈，视气所行，先浅刺其傍，稍内益深，还而刺之，毋过三行”，说明先浅刺痈痛局部，使之气行以消痈肿。具体治法是：取右天枢、左大迎、上巨虚、阑尾点以宣通大肠的气机，调整腑气，促进肠蠕动，排空肠内容物，以消散痈肿。为达此目的，局部宜浅刺，循经穴位宜深强刺，留针时间要长或加用电针，并每隔5分钟捻转、提插一次，以加强疗效，达到清热、消肿、散结、止痛之效。

凡兼见呕吐者，加刺内关、中庭点刺出血，加拔火罐以和胃降呕逆，凡兼见高热、白细胞增高者，加大椎、曲池以清泻郁热；凡兼见腹胀者，加胃经荥穴内庭，以疏利腹部的气机，使达健胃消积除胀之力；凡兼见便秘者，加大肠经合穴曲池以疏泻邪热而存津液，兼刺支沟、丰隆清肠热以通便。一般要强刺激，留针60分钟，每5分钟捻转一次，每隔4小时再针一次。局部可取大蒜200克、芒硝100克为面，加食醋适量涂患处，2小时后加侧柏叶10克、大黄10克、黄柏10克、泽兰10克为面，混合涂患处。

经用上法治疗52例，治愈率为78.9%，随访远期疗效，未行手术率为41.2%，未复发率为31.5%。

6. 胆绞痛

胆绞痛常由胆囊炎与胆石病所引起，以往治疗依靠手术，20世纪50年代采用针刺为主的非手术疗法，经统计，

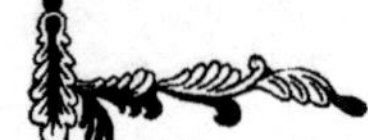

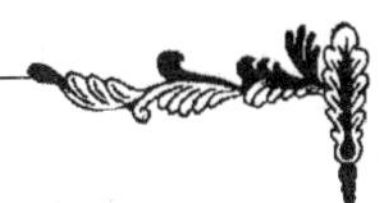

有效率为69%~96.6%，排石率为46.23%~82.1%。

针刺可促使胆汁流量增加，胆囊容积缩小，促进胆囊的蠕动和排空，对括约肌有反复的紧张和松弛作用，从而有利于胆石的排出。一般来说，针刺排石适用于胆总管结石直径在1cm左右、胆管下端无器质性狭窄以及肝内胆管复发性结石直径小于1cm的胆囊结石病。

针刺治疗胆腑疾病，应从少阳胆经和阳明胃经，以及胆俞取穴，以清热利胆，然后再针右期门、日月以促进胆腑之收缩力，加速排空，痛甚加至阳、中枢、太冲解肝之瘀，疏胆之滞，以解除胆道口括约肌的痉挛，凡呕甚者加内关、中脘以和胃止呕，便秘加支沟、丰隆通便。局部经穴可加电针，用疏密波，强度以病人能耐受为宜。起针后服50%硫酸镁50ml，一日一次，10天为一疗程。

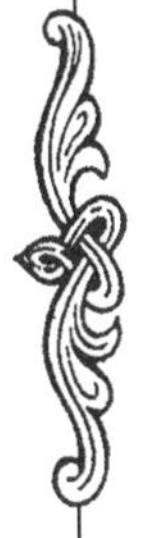

为加强疗效，针刺后，还可采用耳穴压丸法，即取王不留行籽贴于压痛点、肝、胰、胆、十二指肠、交感、内分泌等耳穴处，一次可选3穴，嘱病人每于饭后20分钟自行按压10分钟，每周贴穴2次。

经用上法治疗68例，痛止率为88.5%，排石率为62.3%。

7. 溃疡急性穿孔

溃疡病急性穿孔，临床多见突发剧烈腹痛，伴有恶心呕吐，烦躁不安，发烧，甚则出现休克，其体征有腹式呼吸减弱、腹肌痉挛、强直、触痛明显及反跳痛等。

针刺治疗穿孔有特殊疗效，多数病人经针刺后，腹痛减轻，精神安定，腹肌松弛，肠音较快恢复，板状腹解除，而客观上呼吸波明显增大，尤其是腹式呼吸，腹直肌肌电发放逐步减少乃至消失，前者说明针刺可迅速止痛，后者说明穿孔正在闭合。

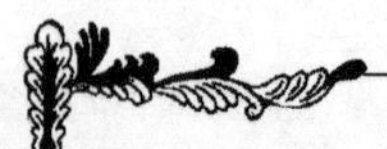

经实验证明，针刺能使穿孔闭合的原因是针刺后促使大网膜向病灶处转移，早期尤为明显，其次是炎症渗出消失、被吸收，再次是针刺能提高腹膜吸收力，加之腹腔渗出白细胞增多，提示了针刺能提高机体防御功能。

具体治疗方法，是在胃肠减压、常规输液的配合下，针刺取足三里及其压痛点，腹部中脘、梁门、天枢为主穴，恶心加内关，得气强刺，加电针留针一小时，两次间隔 4 小时，宜观察 10～12 小时为宜。

8. 胃扭转

胃扭转指胃的正常位置发生改变，本病与解剖上的异常有密切关系。一般急性扭转多突然发生上腹部剧烈疼痛，并牵涉背部及下胸部，同时伴有频繁的呕吐（食物中不含胆汁）以及上腹部膨隆而腹部平坦等体征。

针灸对暴饮暴食，以及韧带松弛等所造成的扭转均有疗效。

针刺宜取中脘、足三里、胃俞温脾胃、健中州，加灸命门、关元培补元阳，尤宜取筋缩，强刺使之产生针感，或加电针，使扭转的胃得以恢复正常。

经用上法治疗的 8 例扭转者，均恢复正常，其中二例为急性胃扭转，属暴饮暴食所致，曾配服厚朴、大黄、枳实、槟榔片、三仙、莱菔子除停滞、消胀满。

9. 急性疝痛

疝痛指少腹痛牵引睾丸或睾丸肿大者，针灸对急性睾丸炎及附睾炎疗效较好，特别是受寒、涉水以及气疝（精索神经痛）等疗效显著，不仅能迅速止痛，且对消除水肿、肿胀均有一定效果。

凡因寒引起的急性睾丸炎及附睾炎，可取大敦、三阴

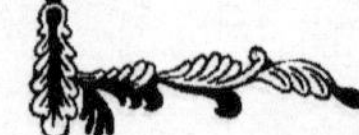

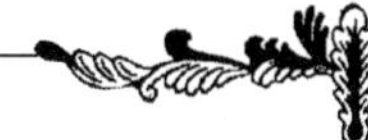

交、太冲、气海通畅厥阴、任脉之经气，佐以关元、神阙温灸以温散寒湿，兼以葱、盐熨少腹，可收温阳散寒之效。

凡因涉水受湿，症见阴囊肿大，状如水晶者，可取大敦、三阴交、太冲、气海通畅厥阴、任脉之经气，佐以曲泉、水道以疏通厥阴而利水，兼服五苓散加川楝子、橘核、茴香以助利水之功效。

凡因情志不畅，肝气郁结，窜攻阴器所致疼痛者，可取大敦、三阴交、太冲、气海通畅厥阴、任脉之经气，佐以行间、足临泣以疏散郁结之肝气，经通气散则寒痛止。

用上法治疗急性睾丸炎 32 例，治愈率为 93.5%。

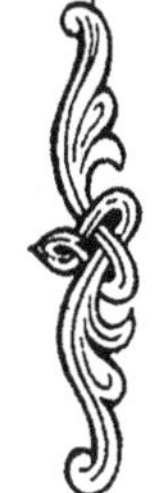

按症状取穴法

症状是疾病的反应，又称证候、病候，一般是指患者自身觉察到的各种异常感觉，或由医生根据四诊所得的患者病理变化的外部表现。针对病因进行治疗，固然可使症状缓解，然而针对症状进行治疗，同样也有助于疾病的治愈。有些症状在临床中的严重性往往超过它的原发疾病，如不及时处理，就可能造成不良的后果。疾病变化多端，在不同的情况下或不同的阶段中，表现的症状各有不同，因而熟练掌握对不同症状的治疗，更便于立法处方，提高疗效。现将古今临床名家的经验，分类归纳如下，对临证很有裨益。

1. 内科症状

（1）全身症状

①寒热：依据“寒者热之”的原则，治疗寒证多以任脉

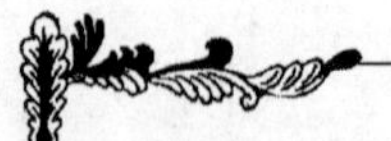

腧穴为主，配以足少阴、太阴经腧穴，温针久留，以温里散寒，回阳助气。依据“热者清之”的原则，治疗热证多以督脉腧穴为主，配以手、足阳明经腧穴，重刺疾出，以泻阳邪。

发热：针大椎、曲池、合谷、风门、肺俞、大杼。

伤寒大热不止：针曲池、绝骨、陷谷，或针二间、内庭、前谷、通谷、液门、侠溪。

伤寒热退后再热：针风门、合谷、行间、绝骨。

发热恶寒：针列缺、风门、合谷、风池。

伤寒手足厥冷：针灸大都。

骨寒髓冷：灵道针灸之。

体温过低：灸气海、神厥、大椎、膏肓、足三里。

疟热多寒少：针灸间使、足三里。

疟寒多热少：灸复溜、大椎。

久疟不愈：针灸公孙、内庭、厉兑。

②津液：津液的生成、输布和排泄的过程，是由各脏腑协同完成的。治疗津液症状，多以脾、肾经的腧穴为主，伴虚寒者常配任脉腧穴，并施以灸法，以调节体液的代谢平衡。

多汗：先泻合谷，次补复溜。

大汗不止、体温低：灸神阙。

盗汗：针阴郄、五里、间使、中极、气海。

虚损盗汗：针百劳、肺俞。

少汗：先补合谷，次泻复溜。

痰饮：必取丰隆、中脘。

胸中痰饮、吐逆不食：针巨阙、足三里。

溢饮：灸中脘。

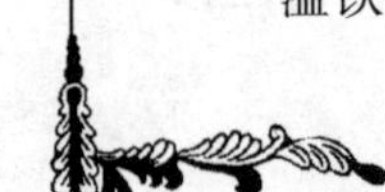

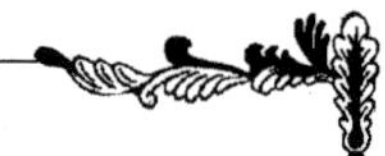

痰饮久患不愈：灸膏育。

三焦停水、气攻不食：取维道、中封、胃俞、肾俞。

颜面浮肿：针水沟、支沟、液门、解溪、公孙。

四肢、面目浮肿：针照海、人中、合谷、足三里、绝骨、曲池、中脘、脾俞、胃俞、三阴交。

下肢浮肿：针三焦俞、肾俞、足三里、下巨虚、阴陵泉、三阴交、复溜，灸水分、气海。

水肿盈脐：灸水分、阴陵泉。

全身浮肿：灸水分、气海。

浑身卒肿，面浮大：针曲池、合谷、足三里、内庭、行间、三阴交，灸内踝下白肉际。

浮肿膨胀：针灸脾俞、胃俞、大肠俞、小肠俞、膀胱俞、水分、中脘、足三里。

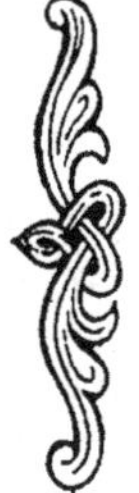

③神：作为生命活动表现的神，是通过意识状态、语言呼吸、形体动作、反应能力等方面表现出来的。神的病证多因七情为患或久病所致，牵及心、肝、脾、肺、肾各脏，其中与心关系最为密切。治疗时除选用相应经脉的腧穴外，还可取督、任脉腧穴，以镇静安神，宁心益智。

神疲乏力：针灸曲池、足三里、阳辅，或灸大椎、身柱、膻中、大包、气海。

懒言嗜卧：针通里、大钟。

喜静恶闻声：针内庭。

精神萎靡：灸关元、膏肓俞。

少气：针灸间使、神门、大陵、少冲、足三里。

羸瘦：针灸足三里、膏肓俞。

健忘：针灸神门、心俞、列缺、中脘、足三里、少海、百会。

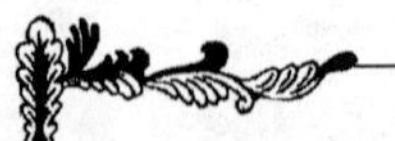

嗜眠：实证，针水沟、风池、合谷、关冲、足三里、丰隆；虚证，针曲池、内关、足三里，灸百会、大椎、膻中。

不寐：针灸印堂、神门、曲池、三阴交、照海、涌泉。

多梦：针灸心俞、神门、内庭、足窍阴、太冲。

梦魇不安：针厉兑、隐白。

痴呆：灸神门、中冲、鸠尾、百会、后溪、大钟。

妄言妄笑：针神门、内关、鸠尾、丰隆。

癫痫：昼发灸申脉，夜发灸照海。均灸百会、风池。

癫狂：针丰隆、期门、温溜、通谷、筑宾、阳谷、后溪、阴谷、涌泉，再灸间使或天枢。狂者多取阳经穴，癫者多取阴经穴。

晕厥：针人中、合谷、足三里、中冲。

虚脱：针灸人中、素髎、神阙、关元、涌泉、足三里。

（2）头项症状

①头：头部症状除参考全身症状外，应取相应经的有关腧穴，额部多取足阳明经，颞部多取手、足少阳经，枕部多取手、足太阳经，顶部多取督脉及足厥阴经。

正头痛：针百会、上星、神庭、太阳、合谷。

偏头痛：针太阳、头维、曲鬓，配外关、阳辅。

前额痛：针上星、印堂，配合谷、列缺、足三里、内庭。

巅顶痛：针前顶、百会、后顶，配太冲、三阴交。

后头痛：针后顶、风池、天柱，配腕骨、昆仑。

头项俱痛：针百会、后顶、合谷。

②面：十二经脉之气皆上于面，多种疾病均可在面部有所表现。治疗多以局部取穴为主，配肘膝以下的特定穴。

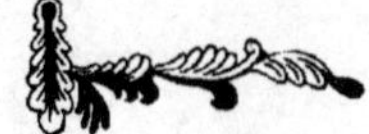

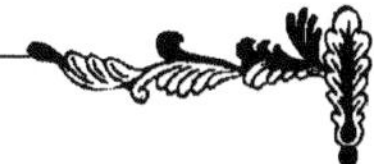

面肿：见本节津液颜面浮肿。

面痛：额部痛针攒竹、阳白、头维、率谷、后溪；上颌痛针四白、颧髎、上关、迎香、合谷；下颌痛针承浆、颊车、下关、翳风、内庭。

面上虫行：针迎香。

口眼㖞斜：针灸听会、颊车、地仓、翳风、下关。

颊肿：针颊车、合谷。

面颊红：针通里。

③目：依症状而言，目疾兼表证者，取手、足太阳经穴；兼口苦、咽干、耳痛者，取手、足少阳经穴；兼口渴、便秘者，取手、足阳明经穴；角膜混浊、弱视者取足少阴经穴。

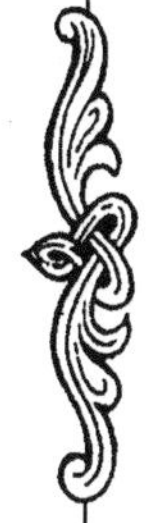

目痛：针风府、风池、通里、合谷、申脉、照海、大敦、窍阴、至阴，或针睛明、合谷、清冷渊。

目痒痛：针光明、合谷、太阳（刺出血）、上星、地五会。

目肿痛睛欲出：八关（十指间歧缝处）各刺出血。

羞明：针攒竹、睛明、太阳、合谷、光明、太溪、二间。

目赤肿翳羞明：针上星、百会、攒竹、丝竹空、睛明、瞳子髎、太阳、合谷，内迎香刺出血。

白睛溢血：急性者，针睛明、上星、太阳（刺出血）合谷、足临泣（刺出血）；慢性者，针睛明、合谷、大陵、肝俞、行间。

诸障翳：睛明、四白、太阳、百会、商阳、厉兑刺出血，灸合谷、足三里、命门、光明、肝俞。

赤翳：针攒竹、后溪、液门。

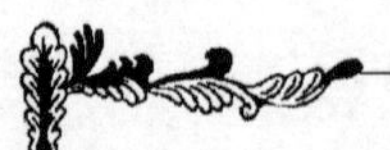

胬肉攀睛：针少泽、肝俞，或睛明、风池、期门、太阳刺出血。

暴盲：攒竹、太阳、前顶、上星、内迎香俱刺出血。

青盲：灸巨髎，针肝俞、命门、商阳。

色盲：针睛明、攒竹、瞳子髎、风池、四白、光明、行间。

雀目：针睛明、行间，或神庭、上星、前顶、百会、睛明，或灸肝俞、照海。

近视：针承泣、睛明、风池、翳明、合谷、足三里。

目昏暗：灸足三里，针承泣、肝俞、瞳子髎。

迎风冷泪：针头临泣、合谷，灸大、小骨空；或针睛明、攒竹、风池、肝俞、肾俞。

迎风热泪：针睛明、攒竹、合谷、阳白、太冲。

目眦急痛：针三间。

④耳：耳区为少阳部位，故耳的症状常取手、足少阳经穴，以近部取穴为主。至于虚证，还应配足少阴经穴，这是因为肾开窍于耳的缘故。

耳痛：针耳门、听会、翳风、完骨、颊车、合谷、足三里。

耳鸣：针听会、翳风、命门、阳溪、太冲，肾虚者针肾俞、足三里、地五会。

重听：针耳门、听宫、听会、翳风。

耳聋：针中渚、外关、禾髎、听会、听宫、合谷、商阳、中冲。

暴聋：针天牖、四渎。

耳内流脓：针耳门、翳风、合谷。

⑤鼻：督脉与手、足阳明经均通于鼻，故鼻疾常取此三

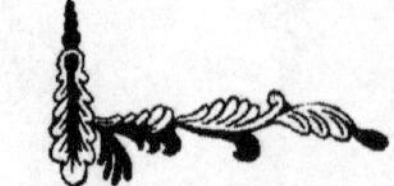

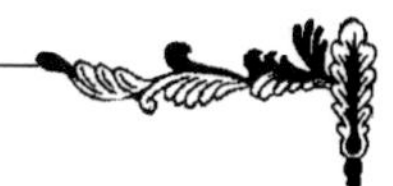

经腧穴。

鼻塞、不闻香臭：针迎香、上星、合谷，不愈则灸人中、百劳、风府、前谷。

流涕：灸上星，针人中、风府，不愈再针百会、风池、风门、大椎，久病流涕不禁者灸百会。

鼻衄：灸囟会、上星、大椎，或以三棱针刺气冲出血，再针合谷、内庭、足三里、照海。

鼻中息肉：针风池、风府、禾髎、迎香。

⑥口：手、足阳明、足厥阴经都环绕口唇，故口唇症状常取这三条经脉的腧穴配以局部腧穴。

口干：针尺泽、曲泽、大陵、三间、少商、商阳。

口渴：针人中、承浆、金津、玉液、曲池、劳宫、太冲、行间、然谷、隐白。

口臭：针水沟、大陵。

口疮：针承浆、合谷、人中、长强，或针太冲、劳宫，又刺金津、玉液出血。

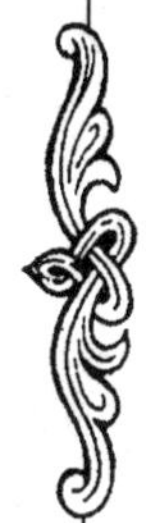

口㖞：针颊车，针支沟、外关、列缺、厉兑。

口噤：针地仓、颊车。

唇肿：针迎香。

流涎：针地仓、颊车、中脘、幽门、大陵、下巨虚、然谷。

唇动如虫行：针人中。

⑦舌：舌尖属心，凡舌尖红肿等症，除取阳明经穴以泻热外，常配手厥阴经穴；舌根属肾，凡舌根发干、发热者，常取手、足少阴经穴；舌体属脾，凡舌体病症，常取足太阳及足阳明经穴。

舌肿：廉泉、金津、玉液均以三棱针刺出血，针天突、

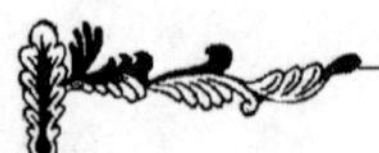

少商、然谷、风府。

舌卷：针液门、二间。

舌缓：针风府、太渊、内庭、合谷、冲阳、三阴交。

舌纵：灸阳谷。

舌强：针哑门、廉泉、合谷、劳宫，或刺金津、玉液、少商、中冲出血。

舌缓不语：针哑门、关冲。

舌强不语：针通里。

⑧齿：足阳明经入于上齿，手阳明经入下齿，治疗齿的症状常按这种关系取穴。又因肾主骨，而齿为骨之余，经久不愈的齿痛，也常配足少阴经穴。

上齿痛：针下关、太阳、合谷、内庭、禾髎。

下齿痛：针承浆、合谷、颊车。

⑨咽喉：通过咽喉的经脉较多，治疗时除取位于患处的任脉穴外，常根据其症状辨识有关病经。凡急性疾患以咽喉红肿热痛为主者，取手、足阳明经穴；凡口苦咽干、咽痛而牵及耳部者，取手、足少阳经穴；凡颊部、颈部两侧肿痛且累及咽喉者，取手太阳经穴；凡由慢性疾患而致咽喉干涩不适，红而不肿或肿而不红者，取手、足少阴经穴。

咽喉肿痛：少商、合谷、金津、玉液刺出血。

咽喉急痛：针风池、大椎、曲池、合谷、三间、液门、少商。

慢性咽痛：针廉泉、天突、合谷、三间、大陵、然谷、太溪。

喉痛：针液门、鱼际、风府。

喉中如梗：针太冲、膻中、丰隆、鱼际、神门。

暴喑：针神门、廉泉、通里。

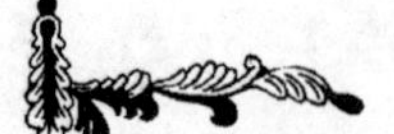

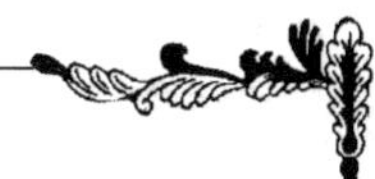

嘶哑、失音：针哑门、廉泉、合谷、灵道、间使、支沟、涌泉。

⑩颈项：治疗颈项症状，在局部取穴的同时，多配合手、足三阳经在肘膝以下的腧穴。

项痉：针灸风池、天柱、大椎、后溪、悬钟、昆仑、申脉。

项强：针承浆、风府。

颈肿：针合谷、曲池。

颈项强痛：针阿是、风池、完骨、大杼、后溪、悬钟。

项强反折：针合谷、承浆、风府。

项强恶风：针束骨、天柱。

（3）胸胁症状

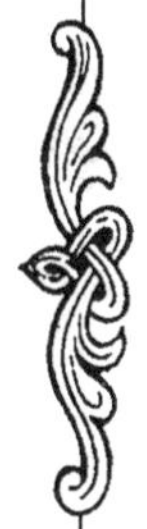

①胸：心、肺藏于胸中，胸部症状主要是心、肺病变的反应。对于肺疾，凡新病且有表证者，重点取阳经穴；凡病不久，且无表证者，应阴、阳经并取；凡久病体虚者，应重点取阴经穴。对于心疾，急性者首取手厥阴经穴；伴虚寒者，配督、任脉及有强壮作用的腧穴，以升阳益气；伴心肾不足者，配手、足少阴经穴，以补益心肾。

缺盆痛：针灸太渊、商阳、足临泣。

胸满：针经渠、阳溪、中冲、大陵、隐白、太白、少冲、神门。

胸满噎塞：针中府、意舍。

胸满食不下：针阴陵泉、承山。

咳嗽：针灸列缺、经渠、尺泽、足三里、昆仑、肺俞。

咳嗽有痰：针灸天突、肺俞、丰隆。

咳嗽上气，多吐冷痰：灸肺俞。

咳喘不得卧：灸膏肓俞、肺俞。

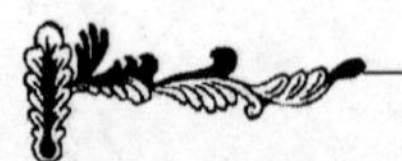

喘满痰实：针太溪、丰隆。

哮喘：灸肺俞、天突、膻中、璇玑、俞府、乳根、气海。

喘急：灸肺俞、天突、足三里。

心悸：针灸风池、神道、巨阙、大陵、神门、通里、足三里。

心中懊侬：针神门、阳溪、腕骨、少商、解溪、公孙、太白、至阴。

心中痛：针内关。

卒心痛：针灸然谷、上脘、气海、涌泉、间使、支沟、足三里、大敦、独阴。

心痛引背：针京骨、昆仑，不已再针然谷、委阳。

心胸痛：针灸曲泽、内关、大陵。

呃逆：针膈俞、中脘、内关、足三里。

②胁：肝、胆居于胁下，所属经脉“布胁肋”“循胁里”或“过季胁”。另外，手厥阴经“出胁”，脾之大络“布胸胁”，故治疗胁肋部症状当以上述四经的腧穴为主。

胁痛：针灸足窍阴、大敦、行间。

胁满：针灸章门、阳谷、腕骨、支沟、膈俞、申脉。

胁肋痛：针支沟、外关、曲池。

胸胁支满：针章门、公孙、足三里、太冲、三阴交。

腋肿：针委阳、天池。

腋窝痛：针极泉、肩贞、少海、内关、阳辅、丘墟。

（4）腹部症状

①上腹部：脾、胃、肝、胆位于上腹部，其所属经脉及任脉循行于此处，该部症状多为脾胃疾患所致，治疗多以胃、脾、任脉经穴及俞、募穴为主。

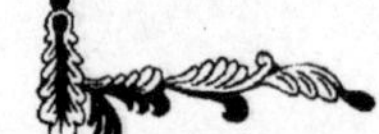

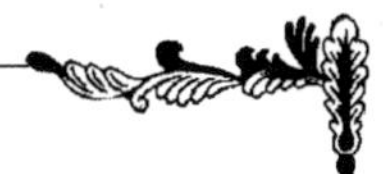

恶心、呕吐：针中脘、内关、胃俞、足三里。

吞酸：针风池、大杼、肝俞、期门、下巨虚、太冲。

胃胀、嗳气：针灸巨阙、中脘、期门、合谷、足三里、内庭。

干呕无度，肢厥脉伏：尺泽、大陵灸3壮，乳下1寸灸30壮，间使灸3壮。

食欲不振：针灸中脘、脾俞、足三里、然谷，或然谷刺出血。

胃冷食不化：针灸魂门、胃俞、足三里、下脘。

胃痛：针灸中脘、内关、足三里、胃俞。

善食易饥：针内庭、三阴交、脾俞、胃俞。

反胃：灸膏肓俞、膻中、足三里、肩井。

朝食暮吐：灸心俞、膈俞、膻中、巨阙、中脘。

吐血：针中脘、气海、气冲、合谷、鱼际、足三里，灸乳根、膻中、大陵。

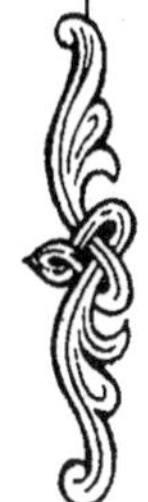

②下腹部：该部主要表现为肠道症状。《灵枢·本输》中“大肠、小肠皆属于胃”，是说胃的功能直接关系着整个消化系统，因此，凡是消化系统病症，首先应考虑取足阳明经穴，再根据症状配用其他经穴。

腹部：针内关、支沟、照海、巨阙、足三里。

脐腹痛：针灸天枢、公孙、三阴交、足三里。

小腹痛：针灸下廉、复溜、中封、大敦、关元、肾俞。

腹胀：针灸中脘、气海、足三里、内庭、三阴交、公孙。

腹中肠鸣：针灸陷谷、内庭、合谷。

肠鸣泄泻：灸水分、天枢、神阙。

脐中痛溏泄：灸神阙。

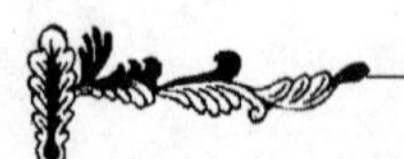

（5）背腰症状

①肩背部：肩胛处为手三阳经所过之处，治疗其症状多取手三阳经穴；脊膂处为督脉、足太阳所过，治疗其症状多取此二经穴。

肩胛痛：针灸肩井、肩中俞、肩外俞、秉风、天宗、支沟、后溪、腕骨。

肩背痛：针手三里、中渚。

脊强：针水道、筋缩。

脊膂强痛：针人中、委中。

肩膊烦痛：针肩髃、肩井、曲池。

膂疼：针身柱。

背连腰痛：针白环俞、委中。

脊反折：针哑门、风府。

②腰骶部：该部为督脉及足太阳所过，治疗其症状常以上述经穴为主，其中委中穴应用最广，正如《四总穴歌》所说："腰背委中求。"

腰痛：针灸肾俞、太冲、承山、委中。

肾虚腰痛：灸肾俞，针委中。

腰脊痛：针人中、委中。

腰强痛：针命门、昆仑、志室、行间、复溜。

腰如坐水中：灸阳辅。

腰屈不能伸：委中刺之出血。

腰痛不得俯仰：针人中、环跳、委中。

腰尻痛：针昆仑。

腰如坐水中：灸阳辅。

腰屈不能伸：委中刺之出血。

腰痛不得俯仰：针人中、环跳、委中。

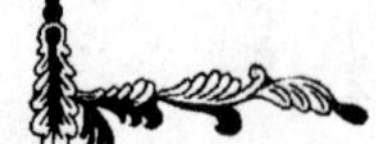

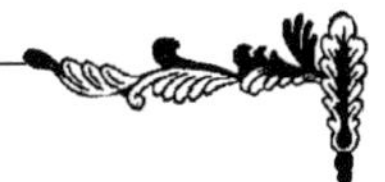

腰尻痛：针昆仑。

（6）四肢症状

①上肢部：手三阴、手三阳经行于手臂的内、外侧，治疗上肢症状基本采用此六经腧穴，其特点是以近部取穴为主，手三阳经穴应用较多。

肩臂痛：针灸曲池、肩髃、巨骨、清冷渊、关冲。

臂寒：灸尺泽、神门。

臂酸挛：针灸肘髎、尺泽。

手臂冷痛：灸肩井、曲池、下廉。

肘臂腕痛：针前谷、液门、中渚。

腕痛：灸阳溪、曲池、腕骨。

手指拘急：针灸曲池、合谷、阳谷、后溪。

五指痛：针灸阳池、外关、合谷。

上肢麻、痛、瘫：针灸肩髃、曲池、手三里、外关、合谷、大椎。

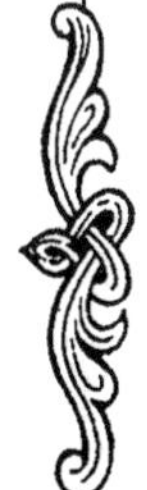

②下肢部：足三阴、足三阳经行于下肢的内、外侧，治疗该部症状，以近部取穴为主，配以循经取穴，其中足三阳经穴应用较多。

髀枢痛：针环跳、阳陵泉、丘墟。

髀胫急痛：针风市、中渎、阳关、悬钟。

髀痛胫酸：针阳陵泉、悬钟、中封、足临泣、足三里、阳辅。

股膝内痛：针委中、足三里、三阴交。

腿膝酸痛：针环跳、足三里、阳陵泉、丘墟。

两膝红肿痛：针灸膝关、委中、阳辅、三阴交、复溜、冲阳、然谷、申脉、行间、脾俞。

腿转筋：针承山、昆仑、阳陵泉。

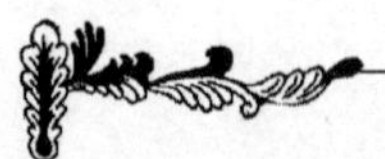

足踝痛：针灸丘墟、昆仑。

足心痛：针昆仑。

足寒如冰：灸肾俞。

下肢麻、痛、瘫：针灸环跳、风市、阳陵泉、足三里、悬钟、解溪、昆仑。

（7）二阴症状

①前阴：该处主要表现为泌尿、生殖系统的症状，治疗偏重于取足三阴经穴，若属虚寒，可配任脉腧穴施以灸法。

小便频数：灸肾俞、关元。

小便黄赤：针三阴交、太溪、肾俞、气海。

小便疼痛：针膀胱俞、中极、阴陵泉、行间、太溪。

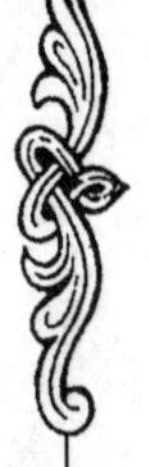

小便不通：针中极、三焦俞、膀胱俞、次髎、气海、三阴交。

小便失禁：针灸关元。

遗精：针灸肾俞，针命门、志室、气海、中极、关元、三阴交。

精浊自流：灸中极、关元、三阴交、肾俞。

白浊：针灸肾俞、关元、三阴交。

阳痿：针灸肾俞、气海、关元、足三里、阴陵泉、八髎、百会。

阳举不衰：针曲骨、少府、三阴交、照海、蠡沟。

阴茎痛：针灸阴陵泉、曲泉、行间、太冲、阴谷、肾俞、中极、三阴交、大敦、太溪。

阴肿：针灸曲泉、太溪、大敦、肾俞、三阴交。

阴缩：灸大敦、关元，针中封。

睾丸肿痛：针八髎、气海、关元、中极、归来、足三里、三阴交、膀胱俞。

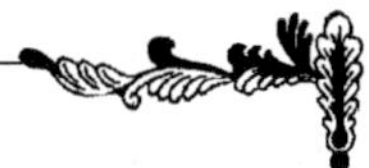

卒疝睾肿暴病：针蠡沟、大敦、阴市、照海、下巨虚、小肠俞，或灸关元、大敦。

诸疝气上冲欲绝：灸独阴。

②后阴：泻、痢、便秘、便血，症在后阴，病在肠胃，故治疗以足阳明、太阴及任脉腧穴为主，并配以胃、大肠、小肠的俞、募穴。

腹泻：针灸水分、天枢、气海、大肠俞、足三里、三阴交。

暴泄：针灸隐白。

霍乱暴泄：针大都、昆仑、期门、阴陵泉、中脘。

大便不禁：灸大肠俞、关元。

大便秘结：针大肠俞、天枢、支沟、上巨虚。

大便下血：针灸承山、解溪、太白、带脉。

下痢赤白：针灸合谷、天枢、照海。

里急后重：针灸下脘、天枢、照海。

脱肛：针灸大肠俞、百会、长强、肩井、合谷、气冲。

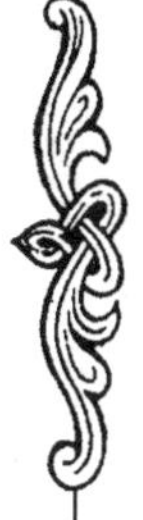

2. 妇科症状

妇科病症主要与任、冲二脉有关，治疗应从调其二脉入手，任脉自有专穴，冲脉则合于足少阴，所以多取任脉、足少阴经穴。另外，妇科疾病多属血分，故常配足厥阴、足太阴经穴。

经行后期：针气海、气穴、三阴交。

经行先期：针关元、血海。

经行先后无定期：针关元、三阴交。

崩漏：针气海、大敦、阴谷、太冲、然谷、三阴交、中极，灸隐白。

经闭：针脾俞、肾俞、气海、关元、中极、合谷、足三

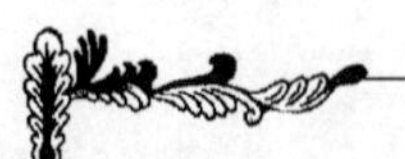

里、血海、三阴交。

经行腹痛：针灸关元、三阴交、次髎。

白带：针带脉、气海、三阴交。

妊娠呕吐：针风池、中脘、建里、内关、足三里。

妊娠肿胀：针脾俞、三焦俞、支沟、足三里、阴陵泉、复溜。

子痫：针百会、印堂、人中、风府、风池、合谷、内关、足三里、三阴交、行间，久留针。

胎位不正：灸至阴。

滞产：针合谷、三阴交、至阴、独阴。

胞衣不下：针中极、气冲、肩井、合谷、三阴交、昆仑、照海，灸隐白、至阴。

产后腹痛：针腰阳关、中极、水道、归来、三阴交，灸关元。

阴挺：针灸百会、气海、大赫、维道、太冲、照海。

乳汁不行、不足：针乳根、膻中、少泽。

不孕：针灸关元、三阴交、石关、中极、涌泉、筑宾。

3. 儿科症状

儿科病症多因外感或内伤饮食所致，其在表者，可按表证论治，病在里者，可取手、足阳明和手、足太阴四经的腧穴为主。

吐乳：灸中庭，针合谷、内关、足三里、中脘。

小儿腹泻：针中脘、天枢、气海、关元、足三里，灸中脘、神阙。

疳积：挑刺四缝。

夜啼：灸百会，刺人中。

急惊：针人中、印堂、十宣、合谷、太冲。

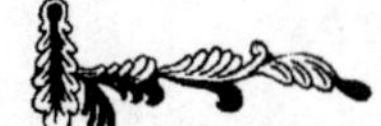

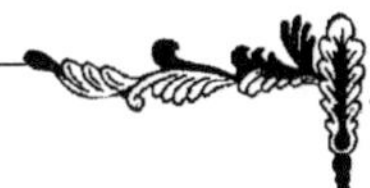

慢惊：针灸脾俞、胃俞、肝俞、肾俞、气海、足三里、太冲、百会、印堂、筋缩。

遗尿：灸气海、大敦。

顿咳：针风池、大椎、风门、肺俞、天突、膏肓俞、曲池、合谷。

痄腮：针颊车、翳风、外关、合谷、少商。

小儿痿证：病在上肢，针灸颈部夹脊穴、脾俞、肩髃、曲池、手三里、合谷；病在下肢，针灸腰阳关、八髎、环跳、殷门、伏兔、足三里、阳陵泉、悬钟、申脉。

4. 外科症状

治疗外科病症，多取邻近穴及与该部位有经络联系的远部穴。

疔肿在面部：针灸合谷、足三里、神门。

疔肿在手部：灸曲池。

疔肿在背部：针灸肩井、足三里、委中、足临泣、行间、通里、少海、太冲，灸骑竹马穴。

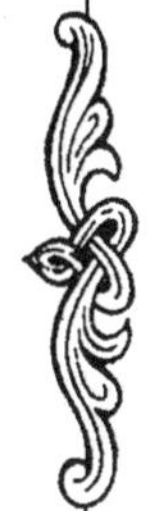

臁疮：针足临泣。

乳房肿痛：针足临泣。

乳房红肿：针膺窗、乳根、下巨虚、复溜、太冲。

肠痈腹痛：针上巨虚、天枢、地机、阑尾点。

瘰病：针肩井、曲池、天井、三阳络、阳陵泉。

瘿气：针气舍、间使、太冲、太溪、囟会。

脱发：针阿是穴、百会、风池、膈俞、足三里、三阴交。

腰部疱疹：取患部邻近的穴位及身柱、合谷、曲池、血海、三阴交。

皮肤风疹：针血海、三阴交、曲池、合谷，或针大肠俞。

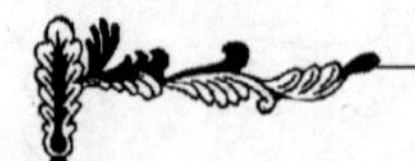

穴性归类法

药有药性，穴有穴性。掌握了药性，可据以处方遣药；同样，掌握了穴性，在随症取穴时，就有了依据。本节将常用的主要腧穴，依其性能，大致分为42类，可作为临床辨证施治、立法选穴的参考。

1. 补气穴：气海、气海俞、中脘、关元、足三里、三阴交。

2. 理气穴：膻中、内关、气海、太冲、行间、大陵。

3. 补血穴：脾俞、膈俞、章门、三阴交、阴陵泉、足三里。

4. 通脉穴：太渊、内关、神门、心俞、厥阴俞、膈俞、血海、三阴交、足三里。

5. 止血穴：

（1）止鼻衄：上星、膈俞、尺泽、禾髎、血见愁（上星与囟会间）。

（2）止咳嗽唾血：承山、孔最、膈俞、二白。

（3）肠风下血：长强、承山、二白。

（4）经漏：交信、合阳、冲门、气冲。

6. 散瘀穴：

（1）急性腰扭伤：委中（刺血）。

（2）胸中瘀血：足三里。

（3）胁肋扭伤：大包、阳陵泉。

（4）腕关节扭伤：阳池、大陵。

（5）肩臂扭伤：肩井、曲池。

（6）踝关节扭伤：丘墟、昆仑。

（7）膝关节扭伤：膝眼、阳陵泉。

7. 通经穴：天枢、水道、归来、血海、水泉、地机、太冲。

8. 催产穴：合谷、三阴交、至阴、独阴、昆仑。

9. 通乳穴：乳根、膻中、少泽、足三里。

10. 止呕穴：内关、足三里、天枢、中脘、公孙、中魁、膻中、劳宫、三阴交。

11. 催吐穴：内关、中脘。

12. 止泻穴：天枢、大肠俞、足三里、大横、曲泽、委中、内庭。

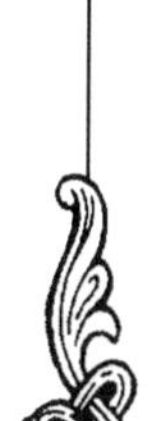

13. 通便穴：天枢、大肠俞、足三里、丰隆、支沟、阳陵泉、照海、大敦、内庭。

14. 生津止渴穴：金津、玉液、海泉、液门、照海、三阴交、然谷、太溪、胃管下俞。

15. 发汗穴：合谷、复溜、大杼、大都、经渠。

16. 止汗穴：阴郄、后溪、合谷。

17. 利尿穴：中枢、膀胱俞、三焦俞、阴陵泉、三阴交、关元、肾俞、水分、气海、列缺、兑端。

18. 止咳穴：列缺、太渊、尺泽、肺俞、天突。

19. 定喘穴：列缺、四缝、定喘、喘息、膻中、肺俞、璇玑、气海、膏肓。

20. 祛痰穴：丰隆、中脘、内关、巨阙、脾俞、列缺、肺俞、上脘、天突。

21. 消食穴：足三里、公孙、脾俞、璇玑、中脘、天枢、合谷。

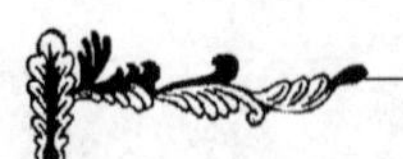

22. 消散穴：

（1）瘰病：天井、少海、肘尖、臂臑、五里、建里。

（2）乳蛾：合谷、少商、中商、老商、照海。

23. 解毒穴：灵台、合谷、委中、百劳。

24. 消炎穴：

（1）扁桃体炎：少商、合谷、天突。

（2）急性中耳炎：耳门、听会、听宫、翳风、中渚、外关、阳陵泉、丘墟。

（3）风湿性关节炎：肩髃、曲池、合谷、环跳、阳陵泉、绝骨、风市、足三里、膝眼、肾俞、腰阳关、腰眼。

（4）急性单纯性阑尾炎：上巨虚、足三里、阑尾穴、天枢、曲池。

25. 清热穴：大椎、曲池、合谷、陶道、陷谷、内庭、血海、肺俞、劳宫、少商、商阳、中冲、少府、少冲、鱼际、二间、前谷、液门、解溪、行间、大都、然谷、侠溪通谷。

26. 祛寒穴：神阙、中极、命门、中脘、温溜、地机、阴陵泉、气海、关元、章门、隐白、列缺、膻中。

27. 舒筋穴：

（1）上肢：肩髃、曲池、合谷、阳陵泉、筋缩、颈臂。

（2）下肢：环跳、阳陵泉、绝骨、筋缩。

28. 抗疟穴：大椎、陶道、崇骨、至阳、间使、后溪、肝俞、胆俞、复溜、合谷、足三里。

29. 壮阳穴：命门、肾俞、精宫、关元、气海、关元俞、神阙、中极。

30. 温中回阳穴：气海、关元、神阙（皆灸），足三里、内关、百会（皆针）。

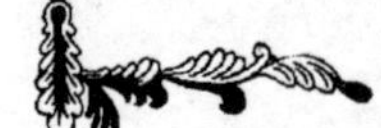

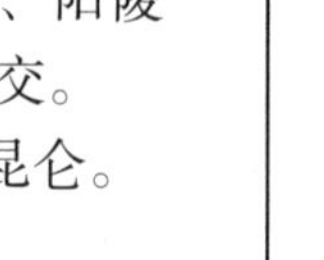

31. 祛黄穴：至阳、腕骨、阳纲、胆俞、日月、阳陵泉、后溪、阴陵泉、脾俞、劳宫、涌泉、中脘、三阴交。

32. 祛风穴：风池、风府、百会、风门、曲池、昆仑。

33. 升血压穴：内关、患门。

34. 降血压穴：血海、足三里、曲池、少海、太冲、涌泉。

35. 醒脑穴：水沟、百会、十宣、十二井穴、劳宫、涌泉、四神聪。

36. 镇静穴：百会、定神、四神聪、腰奇、间使、后溪、丰隆、涌泉、太冲、印堂、神庭。

37. 镇痉穴：百会、大椎、印堂、后溪、曲池、阳陵泉、承山、太冲、昆仑、筋缩、水沟、攒竹、风府、合谷。

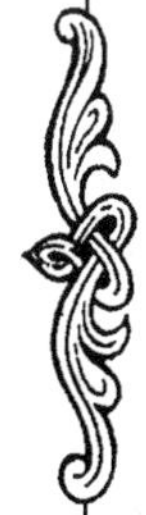

38. 安神穴：百会、神门、内关、心俞、三阴交、太溪、安眠。

39. 开窍发音穴：哑门、廉泉、颊车、通里、天突。

40. 抗痨穴：中府、肺俞、膏肓、魄户、百劳、结核穴、足三里、四花、患门、大椎。

41. 提托穴：提托穴、子宫穴、会阴（均针），气海、百会（均灸）。

42. 止痛穴：

（1）头痛：太阳、风池、印堂、列缺、头维、攒竹。

（2）牙病：颊车、合谷、内庭、下关、承浆、太溪、尺泽。

（3）喉痛：少商、商阳、合谷、大突、照海。

（4）项痛：列缺、后溪、天柱、大椎、落枕、昆仑、风池、人抒。

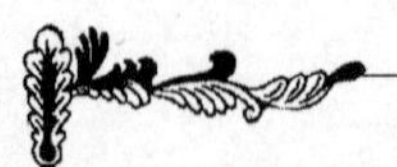

（5）胸痛：内关、膻中、丰隆。

（6）心绞痛：大陵、内关、神门、郄门、心俞、巨阙。

（7）胃痛：中脘、内关、足三里、内庭、公孙。

（8）腹痛：中脘、气海、足三里、三阴交、天枢。

（9）胁肋痛：支沟、期门、日月、太冲、阳陵泉、丘墟、章门。

（10）腰背痛：后溪、膈俞、命门、肾俞、委中、昆仑、大椎、肝俞。

（11）腰尻痛：十七椎下、次髎、秩边。

（12）手背痛：合谷、后溪、八邪。

（13）肘关节痛：曲池、手三里、天井、少海、阳溪、养老、外关。

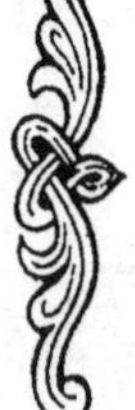

（14）腕关节痛：阳溪、阳池、阳谷。

（15）肩关节痛：肩髃、肩髎、臑俞、肩内陵、巨骨、肩贞。

（16）髋关节痛：环跳、承扶、环中、秩边、居髎。

（17）膝关节痛：膝眼、鹤顶、膝中、阳陵泉、秩边、承山。

（18）下肢痿痹痛：髀关、伏兔、四强、足三里、绝骨

（19）踝关节痛：解溪、昆仑、商丘、丘墟。

（20）足趾肿痛：太冲、足临泣、八风。

（21）痛经：中极、气海、三阴交。

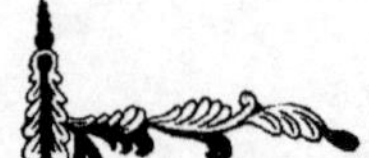

常见疾病配穴法

1. 感冒

感冒取大椎，风池连合谷，外关配列缺，头痛加天柱，太阳刺出血，高热泻曲池，鼻塞迎香效，咳嗽灸肺俞，痰多求丰隆，少商咽痛轻。

2. 头痛

头痛凭天柱，百会效堪佳，太阳加合谷，头维和列缺，偏风寻中渚，顶痛刺昆仑。

3. 齿痛

上齿内庭取，下关肿痛消，颊车配合谷，下齿要留针，风热攻外关，虚热补太溪，痛甚不可忍，速泻足昆仑。

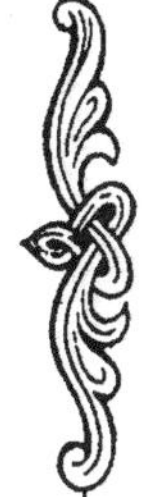

4. 喉痛

喉肿凭少商，泻血热可清，太溪配合谷，天突针最灵。

5. 咳嗽

咳嗽灸肺俞，列缺太渊求，痰多刺丰隆，天突针下消，合谷清肺热，浅针中府灵，脾虚灸太白，运土求脾俞。

6. 哮喘

膻中平哮喘，肺俞灸又灵，天突丰隆取，定喘连风门，阳虚加气海，关元益真阳，喘平灸膏肓，三里亦可针。

7. 目赤

日赤取合谷，睛明不可深，太阳宜出血，光明眼日清，大椎拔火罐，耳络刺血消。

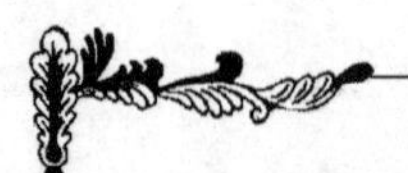

8. 痄腮

痄腮取颊车，合谷少商穴，风池配翳风，三里外关针，天应拔火罐，阳溪灸即消。

9. 鼻渊

鼻渊取通天，上星及印堂，合谷迎香效，肺俞灸即通。

10. 口眼㖞斜

㖞斜凭合谷，地仓透颊车，四白下关好，人中与承浆，颊内点点刺，针后灸拔灵，还有牵正穴，初发效如神。

注：颊内点点刺，是在颊中黏膜处刺出血。

11. 落枕

落枕悬钟好，天柱灸按摩，后溪穴可泻，留针痛即消。

12. 失眠

失眠取神门，安眠三阴交，大陵和百会，睡前针即安，和胃求厉兑，隐白助同功，心火泻太溪，养心心俞寻，肝扰寻窍阴，平肝仗行间。

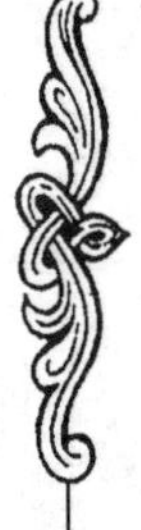

13. 肝风（高血压）

肝风取三里，神门三阴交，百会配内关，曲池风池消，太溪和涌泉，太冲肾俞好，大椎刺出血，拔罐疗效高。

14. 疟疾

疟疾取后溪，大椎陶道安，间使内关应，发前二时针，疟母灸痞根，章门留意针，高热泻曲池，复溜汗液消。

注：发前二时针，指在疟疾发病前两小时针刺，可提高疗效。

15. 痫证

痫发刺百会，人中立见功，痫止求神聪，腰奇刺最捷，间使鸠尾妙，隐白连筋缩，长强刺出血，丰隆痰浊清，日发灸申脉，夜发照海应。

16. 腹泻

腹泻取天枢，肠俞三里求，热渴加四边，寒邪灸关元，日久寻脾俞，腹胀大横消，水泻求水分，食积攻内庭。

注：四边，指脐中四边穴。

17. 痢疾

痢泻取大巨，天枢合谷针，赤加颈大椎，内庭配曲池，寒甚灸神阙，益脾有脾俞，温针阴陵泉，后重长强针，昏睡背刮痧，抽搐人身柱，寒灸肾命门。

注：①人，指人中穴。②肾，指肾俞穴。

18. 呕吐

呕吐三里求，内关和不容，寒吐灸胃俞，热呕刺内庭，饮多丰隆效，食积下脘消，中虚补章门，冲逆求太冲，热甚兼口渴，金津玉液针。

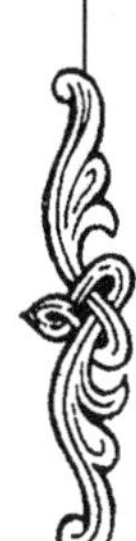

19. 呃逆

呃逆巨阙好，天突配内关，膈俞要频灸，太冲不可离。

20. 便秘

支沟除便秘，肠俞配天枢，热结加合谷，寒秘气海温，气滞行间使，巨虚针便通，还有丰隆穴，腹结针最灵。

21. 吐泻

吐泻寻内关，三里不可离，热甚曲泽好，十宣委中求，金津和玉液，放血吐泻除，转筋加承山，心烦拔巨阙，热昏背刮痧，寒邪灸最良。

22. 食积

食积章门好，痞根三里针，四缝也要刺，挤液积便消。

23. 肠痈

肠痈寻阑尾，痛点处下针，天枢通肠腑，巨虚效更佳，热甚曲池好，大椎内庭清，秘便大肠俞，吐甚内关谋，强刺

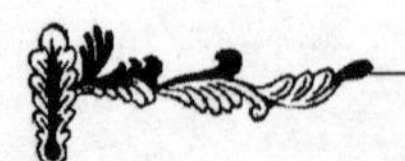

留针效，不瘥快开刀。

24. 肠结

肠结取腹结，天枢与大横，三里阳池穴，四缝配丰隆，曲池发热好，食积公孙求，重刺灸留针，不效速转医。

25. 虫痛

虫痛巨阙妙，胆俞和章门，阳纲配内关，四缝百虫窝，痛止要留意，速服乌梅汤。

26. 寒疝

寒疝灸三角，大敦配太冲，归来针上灸，三阴交内求，中极并行间，调肝疝可除。

27. 遗尿

遗尿中极好，百会灸法高，次髎也要刺，太溪三阴交，人中能醒神，宣肺有列缺，膀胱三焦俞，针灸酌情施。

28. 脱肛

脱肛灸百会，长强针即收，虚补命门穴，湿加二白安。

29. 痹痛

上肢曲池主，肩髃连肩贞，下痛阳陵主，风市麻木灵，肩痛取天宗，外俞不可离，髀痛针环跳，承扶杖即离，腕痛寻阳池，踝痛有解溪，腰痛求委中，承山配肾俞，行痹攻风门，血瘀膈俞通，湿盛阴陵泉，热痹大椎消，治疗要坚持，针灸随症添。

30. 胁痛

胁痛寻日月，章门配支沟，阳陵丘墟好，肝俞不可离。

31. 中风

绝闭针合谷，颊车与劳宫，涌泉连百会，人中神志清，天突丰隆穴，太冲配中冲，脱证须多灸，关元百会收，神阙着大灸，气海纳浮阳，扶固护真阳。

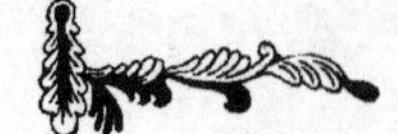

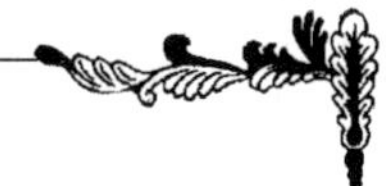

32. 中暑

暑厥点人中，中冲委中求，十宣兼百会，出血热暑消。

33. 痧胀

痧胀吐眩烦，十宣放血安，胸背刮痧妙，人中委中针。

34. 溺水

溺水需急救，头低臀要高，人中涌泉刺，隔盐灸神阙。

35. 痛经

痛经首次髎，关元配太冲，命门归来好，三阴交处针。

36. 带下

带下三阴交，白环带脉求，温加行间好，寒灸关元高，四花和三里，健脾湿带清。

37. 滞产

滞产灸至阴，合谷三阴交，独阴引产下，催产效堪夸，转胎求至阴，妊七灸最灵。

注：①转胎，指胎位不正。②妊七，指妊娠七个月。

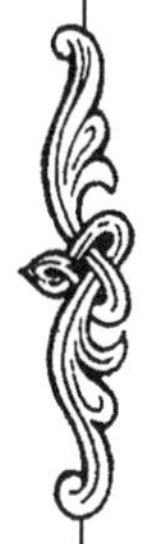

38. 阴挺

阴挺灸归来，维道配次髎，三里三阴交，益气又固摄，气海需多灸，太冲百会收。

39. 乳少

乳少灸膻中，乳根少泽多，虚补足三里，惊实泻太冲，胁胀寻期门，脘胀中脘消。

40. 惊风

急惊取合谷，太冲镇抽强，身柱筋缩好，水沟曲池安，印堂丰隆效，涌泉泻热良。

41. 破伤风

抽搐取筋缩，大椎连长强，太冲配合谷，百会人中详，颊车劳宫好，留针昼夜安。

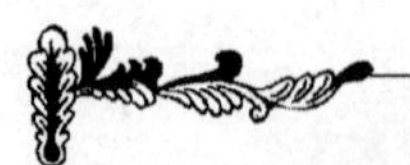

42. 风疹

风疹痒曲池，血海三阴交，天井合谷刺，浅针深不灵，大椎刺出血，膈俞挑血真。

43. 疔毒

疔毒身柱好，合谷效甚佳，委中出毒血，高热曲池清，红浅隔寸挑，首尾也要针，灵台拔火罐，出血毒热消。

44. 乳痈

乳痈初发妙，肩井不可深，梁丘配三里，曲池太冲针，膻中需平刺，乳根按灸灵。

注：按，指按摩。

45. 瘰疬

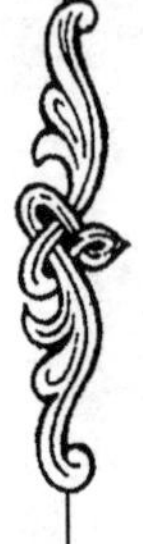

瘰疬阿是穴，天井曲池针，肝俞和臂臑，针灸火针消。

46. 瘿气

瘿气取囟会，天突配翳风，列缺兼合谷，阿是不可离。

47. 扭闪伤

扭伤针局部，病痛处下针，闪挫龈交刺，泻留灸温通，上下交叉刺，同名经上寻。

48. 耳鸣聋

耳聋鸣听会，翳风和中渚，风市求外关，虚补肾太溪，失眠刺神门，降压有曲池，腰酸加命门，遗精三阴交。

49. 失语

失语求哑门，廉泉通舌本，天突注意针，通里也要刺，痰浊泻丰隆，热盛刺合谷，气郁巨阙通。

50. 痿证

痿发足三里，上肢合后溪，曲池连肩髃，下肢寻委中，阳陵透阴陵，解溪京骨针，肉痿加脾俞，骨痿大杼安，日久血络闭，膈俞血海除，更有夹脊穴，环跳承扶针，膝软求太

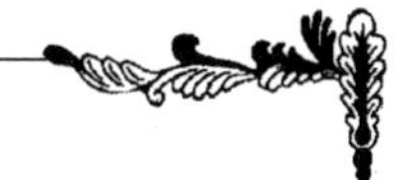

溪，三阴交内求。

51. 尿闭

尿闭针中极，阴陵癃闭消，合谷清肠热，太溪益肾阴，复溜除湿热，阻闭一时消。

52. 心悸

怔忡心悸症，心俞配大陵，膻中除胸闷，失眠神门安，内关调心律，灵道可安神，太冲疏肝气，和营血海求，惊加四神聪，宁心效若神。

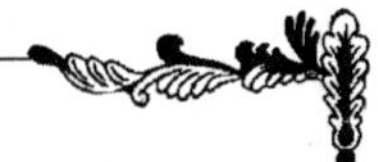

年　谱

1930年1月出生于吉林省辉南县。

1943年至1949年随舅父田润周先生及洪哲明先生学医六年。

1949年9月参加辽东省医师资格考试，成绩合格，成为中医师。

1950年于辽源市中医门诊部任医师。

1951年1月至1952年2月，于辽东省卫生技术学校医训班学习。

1952年2月至1953年2月，于辽东省卫生厅中医进修班任讲师。

1958年8月任长春中医学院《针灸学》教研室主任。

1978年5月由上海科技出版社出版《脉诊》一书。

1979年当选吉林省中医学会副理事长、理事长。

1980年7月当选全国针灸学会理事。

1982年5月任长春中医学院附属医院副院长。

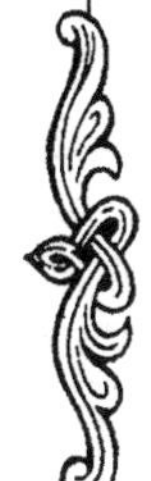

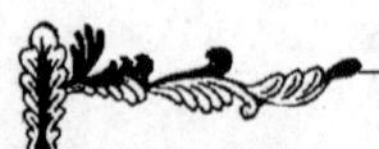

1982 年 6 月至 1983 年 2 月，于全国中医学院院长学习班学习并结业。

1983 年 10 月任长春中医学院附属医院院长、教授。

1984 年 7 月当选全国中医学会理事。

1985 年由人民卫生出版社出版《现代针灸医案选》一书。

1985 年，“麝香抗栓丸”获省科委三等奖。

1986 年 6 月被评为长春市劳动模范。

1986 年 8 月被大阪教育文化研究所聘为顾问。

1987 年，“人体智能模型”获国家乙级奖，并被选送日本国际博览会参展。

1987 年 1 月由上海科技出版社出版《中医针法集锦》一书

1988 年 3 月获省级三等功。

1989 年由湖南科技出版社出版《针灸学》一书

1989 年由光明日报社出版《针灸学》一书。

1989 年由吉林科技出版社出版《急证针灸学》一书。

1989 年 7 月被选为国际针灸师考委会委员。

1990 年由人民卫生出版社出版《针灸明理与临证》一书。

1990 年由江西科技出版社出版《中医灸疗集要》一书。

1992 年 12 月被卫生部评为先进工作者。

1994 年 9 月出任《针灸学》终身教授。

1994 年 12 月由韩国一中社出版《中医基础学》《临证学》《针灸学》《方药学》等书。

1997 年由江西科技出版社出版《中医针灸经穴集成》一书。

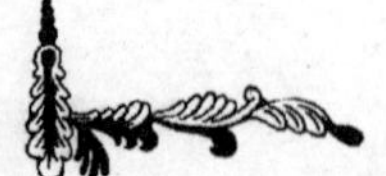